セラピーのためのポリヴェーガル理論

調整のリズムとあそぶ

The Polyvagal Theory in Therapy: Engaging the Rhythm of Regulation

著 デブ・デイナ
Deb Dana

序文 ステファン・W・ポージェス
Stephen W. Porges

訳 花丘ちぐさ
Chigusa Theresa Hanaoka

春秋社

この偉大な冒険に加わるよう誘ってくれたことへの感謝と共に、スティーブへ
私はひとりではないと思い出させてくれる、「ポリヴェーガル理論」の家族へ
そして、毎日私の心を喜びで満たしてくれるボブへ

序文

ステファン・W・ポージェス

一九九四年に「ポリヴェーガル理論」を発表して以来、私は本理論を臨床に応用する旅をしてきたといってもよいでしょう。この旅は、ポリヴェーガル理論の概念とその構成要素を、研究室の制約から解き放ち、カウンセリングルームへと移行させました。カウンセリングルームでは、セラピストが革新的な介入を行い、人々によい体験を提供し、彼らの状態を最適化しています。当初、ポリヴェーガル理論は、クライアントがトラウマを引き起こす出来事に遭遇したとき、どのように反応したのかということに、新たな視点をもたらし、それを説明できる言語をセラピストに提供しました。本理論を知ることにより、クライアントは、自分の反応が適応的だったということを理解することができました。本理論を臨床応用したセラピストたちは、洞察力に富み、共感力がありました。彼らは、ポリヴェーガル理論の概要をクライアントに伝え、それを理解したクライアントは、トラウマから生還した自身の体験は、英雄的であって、自分は犠牲者ではないと感じられるようになっていきました。彼らは自らの体験の意味を捉え直しているのです。本理論は、当初は実験的科学から生まれましたが、精神医学的障害の神経生物学的メカニズムを解読するための応用研究へと移行し、デブ・デイナや他のセラピストの洞察を通して、臨床に応用されるようになっていきました。

研究室からカウンセリングルームへの旅は、一九九四年一〇月八日にアトランタで始まりました。このとき、心理生理学研究学会の会長講演で、「ポリヴェーガル理論」が科学界に発表されました。数ヶ月後、本理論は『心理生理学』という専門誌に掲載され、広まっていきました（Porges, 1995）。この論文の題目は、「防衛的な世界へのオリエンテーション：哺乳類における進化的遺産の変化 "Orienting in a Defensive World: Mammalian Modifications of Our Evolutionary Heritage. A Polyvagal Theory."」です。この題目は、本理論の構成要素を暗号的に埋め込むために作成されました。つまり、哺乳類は敵対的な環境の中で進化したこと、その環境の中で生き延びるには、安全で信頼できる状態、つまり協調的な行動と健康が支持されている状態における、防衛反応を下方調整する能力が不可欠だった、ということを強調しようと意図しました。つまり、本理論がトラウマの理解に重要な役割を果たすことになるとは、まったく想像していませんでした。一九九四年当時、私は本理論を臨床医が採用するとはまったく夢想だにしていなかったのです。私は臨床医ではなく科学者として、自律神経系が精神的、行動的、生理学的プロセスにどのように影響するかを理解することに興味を持ち、研究を進めていました。私の臨床的関心は、出産時と生後一日目の新生児の健康リスクの監視に重点を置いた、産科と新生児学に限定されていました。私は研究者であり、その立場としては当然のことながら、私の興味は作用機序に向けられていました。私は、うまくいったら自律神経機能の新しい評価方法を作り出すことができるかもしれないと密かに期待はしていましたが、臨床応用といっても、せいぜいそのレベルのことしか考えていませんでした。一九九〇年代初頭、私は、感情、社会的行動、健康における社会的相互作用の重要性や自律神経系調整には、興味がなかったのです。私の研究が心理療法における介入の戦略につながるとは、微塵も考えてはいませんでした。

「ポリヴェーガル理論」の発表後、私は、いくつかの精神医学的診断を受けた人の特徴に興味を持ちました。私の研究では、何か危機に直面したとき、心臓の迷走神経緊張の低下、すなわち、呼吸性洞性不整脈などの心拍数の変動性の低下に代表される、心臓の非定型的な迷走神経調整が出現することが明らかにされていました。また、精神障害を持つ人の多くは、聴覚過敏、聴覚処理の困難、無表情、弱々しい視線、そして韻律（プロソディ）の欠如に代表される、抑うつや社会交流システムの機能不全として説明できる症状を持っていることに気づきました。そこから私は、自閉症、場面緘黙、HIV、PTSD、脆弱X症候群、境界性人格障害、虐待歴のある女性、吃音のある子ども、早産児などの、さまざまな研究分野での交流を行うようになっていきました。これらの研究では、こうした精神障害は「腹側迷走神経複合体の調整不全」として考えるとつじつまが合うため、ポリヴェーガル理論をもとにした議論が行われるようになったのです。「腹側迷走神経複合体の調整不全」においては、心臓迷走神経緊張の低下と、それに伴って顔と頭の横紋筋《おうもんきん》の機能低下が起こるために無表情と韻律の欠如をもたらすことがわかってきました。

二〇一一年に、いくつかの臨床研究の成果が、『ポリヴェーガル理論：感情・愛着・コミュニケーション・自己調整の神経生理学的基盤 *The Polyvagal Theory: Neurophysiological Foundations of Emotions, At-*

tachment, Communication, and Self-Regulation』〔未邦訳〕という題名で書籍にまとめられ、ノートン社から出版されました。この出版により、臨床医がポリヴェーガル理論について学ぶことができるようになったのです。本理論は、もはや大学や研究機関に関連するデジタル図書館にのみ収蔵されている論文ではなくなりました。この書籍が出版されると、ポリヴェーガル理論は、臨床界、特にトラウマ専門医に大きく注目されました。私は、本理論がトラウマ体験に関して納得できる神経生理学的説明を提供することになるとは、予想していませんでした。本理論は、人が生命の危機を体験した後、神経系が防衛を中心とする偏向した状態に再調整され、「安全である」と感じられる状態に戻るためのレジリエンスを失うことについて、明確に説明したのです。

これによって、臨床家の会議で話をし、臨床医のためにポリヴェーガル理論のワークショップを実施するように依頼されることが増えました。過去数年の間に、いくつかの臨床領域にわたって、ポリヴェーガル理論の認識が拡大していきました。臨床界には歓迎されましたが、むしろこれによって私の知識の限界がはっきりしました。私は、臨床医と話をし、彼らの臨床症例の発表を、本理論に基づいて分析することはできましたが、私は臨床医ではありません。臨床診断、治療、結果に、本理論をどのように関連づけるか、については限界がありました。

このとき私は、デブ・デイナに出会いました。デブは才能あるセラピストで、トラウマに対する鋭い洞察力を持ち、ポリヴェーガル理論を臨床治療に統合したいと強く願っていました。デブにとってポリヴェーガル理論は、彼女とクライアントとの直観的なつながりを説明する身体言語を提供していました。本理論は、彼女と彼女のクライアントの体験に、神経系のメカニズムに基づいた名前を与えることができたのです。本理論は、彼女がクライアントをどのようにサポートし、どのようにクライアントに反応したかを理解するためのレンズであり、基本概念になりました。本理論は、クライアントのナラティブを、「単なる出来事の記録」から、「言葉にはできないが、身体的な生存への意志を伴った安全の探求」へと、変容させました。本理論が彼女の臨床モデルに注入されると、彼女は、他のセラピストを訓練する方法論の開発を始めました。そこで本書が誕生しました。『セラピーのためのポリヴェーガル理論』で、デブ・デイナは、神経生物学に基づいた本理論を、臨床実践に見事に応用し、ポリヴェーガル理論に生命を吹き込んだのです。

はじめに

同僚やクライアントに「ポリヴェーガル理論」を教えるとき、私は、「あなたたちは、安全の科学、つまり人生に恋をし、生きることにまつわるリスクを負っても、なおかつ生きることは素晴らしいと感じられるための科学を学んでいるのだ」、と伝えます。ポリヴェーガル理論は、クライアントが、「可動化」、「つながりの欠如」、「社会的交流」という継続的なサイクルを、どのように、そしてなぜ移動するかについての、生理的、心理的理解を提供します。ポリヴェーガル理論のレンズを通して、私たちは、自律神経系がクライアントの安全の体験を形成し、人とつながる能力に影響を与える、ということを理解します。自律神経系は、私たちが何者であるか、または誰であるか、ではなく、私たちがどのような状態であるか、を伝えることによって、日常生活のさまざまな出来事に反応します。自律神経系は、私たちの生理学的状態を変えることで、リスクを管理し、つながりのパターンを生み出します。多くの人々にとって、こうした生理学的状態の変化は、ごく小さいもので、なおかつ、もし大きな状態の変化が生じたときには、比較的早期に調整された状態に戻ることができるレジリエンスを備えています。いっぽう、トラウマは、安全なつながりを実現するための自律神経回路を構築するプロセスを遮り、調整とレジリエンスの発達を妨げます。トラウマを持つクライアントは、より激しい、極端な自律神経反応を体験します。これは、関係を調整し安全を感じる能力に影響します。ポリヴェーガル理論を理解すると、セラピストは、クライアントの行動は、生き残りをかけて反射的に採用した適応的な方法であり、それが神経系に深く染み込んでしまっているものなのだということがわかります。

トラウマは、人とつながるパターンを防衛的パターンに置き換えてしまい、そのため他者と関わる能力を損ないます。それが未解決の場合、早期に適応したこれらの生存反応は、習慣的な自律神経系のパターンになります。トラウマを受けたクライアントの場合は、生存欲求が、他者とのつながりへの渇望とぶつかりあってジレンマが生じています。このとき、ポリヴェーガルのレンズを通したセラピーは、彼らの自律神経系がうまく作動する方法を再構築することを可能にするのです。

この本は、ポリヴェーガル理論をセラピーの実践に取り入れるのに役立つように作られています。自律神経反応をマッピングし、安全のための自律神経システムを形成する方法を提示することで、介入への包括的なアプローチを提供します。この本では、ポリヴェーガル理論を学習し、ワークシートと体験的なエクササイズを使って、その知識を実践の基本とします。

第Ⅰ部「神経系と友達になる」では、「つながりの科学」を紹介し、ポリヴェーガル理論で用いられる概念とその言語で、基本的な流れを作ります。本章では、ポリヴェーガル理論の重要な要素を説明し、知識のしっかりとした基盤を構築し、本書の残りの部分で示される臨床応用作業の土台を設定します。

第Ⅱ部「神経系をマッピングする」では、反応のパターンを認識する学習に焦点を当てます。本章に記載されているワークシートは、自律神経系の階層に沿ったそれぞれの配置を理解し、自分がどこにあてはまるかわかるようになる力を醸成するのに役立ちます。

第Ⅲ部「神経系をナビゲートする」は、自律神経系の状態の識別に関して新たに得られた専門知識に基づいて、プロセスの次の段階に進みます。つまり、反応パターンのトラッキング、トリガー（引き金）の認識、そして調整的なリソースの識別を学びます。行動、つながりの欠如、社会的交流のパターンに順応する、新しい方法をサポートするために、さまざまな「社会交流システム」の演習を提示します。

第Ⅳ部「神経系を形作る」では、自律神経系の調子を整え、反応の柔軟性を高めるために自律神経系を再形成するための、受動経路と能動経路の使い方を探求します。本章では、つながりの中で安全を見つけるためにシステムを変化させるための、タイミングのよい介入と演習の両方を通して、腹側迷走神経システムの調整能力を高める方法を提供します。

本書で示された概念を用いて、セラピーで「ポリヴェーガル理論」を使用すると、トラウマ・サヴァイヴァーに働きかける臨床の有効性が、大幅に高まることがわかるでしょう。このプロセスでは、セラピーの実践が変わるだけでなく、世界の見方や在り方も変わります。私の個人的な体験と、セラピストとクライアントに「ポリヴェーガル理論」を教えた体験では、本理論を学ぶと、「使用前・使用後」に大きな質の差があらわれます。いったん、私たちの人生を形作る自律神経系の役割を理解すると、そのレンズを通さずに世界を見ることはできなくなります。

〔注：ポージェス博士のポリヴェーガル理論では、「腹側迷走神経複合体」および「背側迷走神経複合体」という用語が使われている（『ポリヴェーガル理論入門』「用語解説」(18)、(20) ページ)。本書でデイナ氏はこの語を用いず、「腹側迷走神経系」あるいは「腹側迷走神経経路」、「背側迷走神経系」あるいは「背側迷走神経経路」と表記しているため、原文に合わせて訳文においてもこの用語を採用した。解剖学的背景については『ポリヴェーガル理論入門』を参照のこと。〕

セラピーのためのポリヴェーガル理論——調整のリズムとあそぶ　目次

セラピーのためのポリヴェーガル理論——調整のリズムとあそぶ

第Ⅰ部　神経系と友達になる

あらゆる教育において最も大切なことは、私たちの神経系を敵ではなく味方にすることです。

――ウィリアム・ジェームス

検索エンジンのGoogleで“Polyvagal Theory”《ポリヴェーガル理論》を検索すると、五〇万件を超えるヒットがあります。また、“Stephen Porges”《ステファン・ポージェス》を検索すると、一五万件を超えるヒットがあります。「ポリヴェーガル理論」は、かつてはあまり知られておらず、論争の的となっていた時期もありましたが、今では心理療法の分野で広く受け入れられています。その変遷は驚くべきものであるといえるでしょう。

ポリヴェーガル理論は、その起源を一九六九年に遡ります。ポージェス博士は、当時「心拍変動と生理学的状態を監視することは、臨床的相互作用の中にあるセラピストの指標として役に立つ」という洞察を得ていました（Porges, 2011a, p.2）。その初期の研究について、ポージェス博士は、「私はこれらの技術を臨床集団に適用する新たな発見があることを楽しみにしていた。しかし何らかの理論を創出する意図はなかった」と述べています（p.5）。

ポリヴェーガル理論は、神経系の一つである迷走神経とその緊張が、レジリエンスを表す指標である一方、新生児の生命を危険にさらす因子であるという矛盾への注目から生まれました。ポージェス博士は、迷走神経の計測を行っており、その矛盾に気づきました。現在、「迷走神経パラドクス」として知られているこのパズルを解く過程で、ポージェス博士はポリヴェーガル理論を作り出しました。本理論は、三つの系統化された原則に基づいて展開されています。

階層：自律神経系は、三つの反応経路を通して、身体感覚と環境からの信号に反応します。これらの経路は、あらかじめ決まった順序で機能し、予測可能な方法で困難な状況に反応します。進化において最も古いものから新しいものへと順に並んだ三つの経路と反応パターンがあり、それらは、「不動化を引き起こす背側《はいそく》迷走神経系」「可動化を引き起こす交感神経系」そして、「社会交流とつながりをもたらす腹側《ふくそく》迷走神経系」です。

ニューロセプション：これは、私たちの自律神経系が、自身の身体内、まわりの世界、他者とのつながりから、「安全」、「危険」、そして「生命の危機」という三段階の「合図」に反応する方法を説明するために、ポージェス博士によって造られた用語です。知覚とは異なり、これは「意識を介しない検出」(Porges, n.d.) であり、意識的思考領域のはるか下で起こる、皮質下の体験とされています。

協働調整：本理論は、協働調整を生物学的必須要件と見なします。これは、生命を維持するために満たさなければならない必須のものであり、自律神経状態の相互調整を通して、私たちは安全を感じ、互いにつながり、信頼関係を作り出します。

自律神経系は、私たちの生きた体験が築かれる基盤であると考えることができます。この生物学的リソース (Kok et al., 2013) は、あらゆる体験の下にある神経基盤です。私たちが世界をどのように移動するか、つまり、向きを変えたり、背を向けたり、時にはつながったり、時には孤立したりする動きは、自律神経系によって導かれます。協働調整する関係に支えられて、私たちはレジリエンスを高めます。もし共鳴を感じられない体験ばかりしていくと、私たちは生き残ることに関する達人になります。さまざまな人との関わりを体験する中で、自律神経系は世界について「学習」していき、つながるかあるいは防衛に走るかの判断を行い、こうした反応を習慣化していきます。

神経系は、人生初期の体験によって形成されますが、希望もあります。新たな体験によって神経系が再構築されることも可能だからです。脳が体験と環境に応じて絶えず変化しているように、自律神経系にも、意図的に影響を与えることができます。個々の神経系が触れ合いと協働調整を求めて他者と関わるとき、そこに共鳴が生まれることもあれば、不協和音が生じることもあります。そのとき、つながりが感じられたり、あるいは防衛に入ったりします。ある人の自律神経系から別の人の自律神経系に安全や危険の「合図」が送信されると、それによってお互いの間に調整が起きたり、あるいは反発しあったりします。カップルにおいては、意見の相違が急速に拡大し、二つの神経系の間で危険の「合図」が伝達されると、お互いの中に防衛反応が起こり、反発しあうことになります。対照的に、セラピストとクライアントの同調関係においては、安全の信号が送り出され、自律神経的なつながりへとクライアントを導き入れます。

人間は、行動の「理由」を理解したいと強く願います。私たちは、動機と意図をもとに、責任を割り当てます。社会は、ある人が危機に瀕したときに、しかるべき行動を取らなかったといって、トラウマ・サヴァイヴァーを裁きます。その人が戦ったり、逃げようとせず、加害者に服従してしまったとき、社会がその人を非難することが、いまだに起きています。私たちは、人の行動に対して審判を下し、その人に「適切な行動がとれない人だ」というレッテル貼りをします。トラウマ・サヴァイヴァーは、しばしば「自分が悪かった」と考え、社会の見方をそのまま内在化させて、厳しい批評家を自分の中に住まわせてしまいます。家族、友人、仲間との日々のやり取りの中で、さらには見知らぬ人との何気ない交流でさえ、私たちは、彼らが私たちと関わっているやり方から、その人がどういう人であるかを評価します。

ポリヴェーガル理論は、人々の特定の行動を説明するための、神経生理学的な枠組みをセラピストに提供します。ポリヴェーガルのレンズを通すと、「行動は意識レベルよりはるか下にある自律神経系によって生み出された、自律的で適応的なものである」ということがよくわかります。これは、認知的な選択をする脳によってなされる決定ではありません。防衛パターンで動く自律的なエネルギーです。そして、この新しい認識により、共感への扉が開かれます。

自律神経系の働きの原則は、「すべての反応は、生存に役立つ行動である」というものです。他所から眺めると、ある特定の行動がひどく不調和に見えても、自律神経系の観点からは、それはつねに適応的な生存反応なのです。自律神経系は善悪について判断しません。自律神経系は純粋に危険を管理し、安全を求めて行動します。クライアントが自律神経反応の防衛的な意図を理解できるように助けることは、トラウマ・サヴァイヴァーが頻繁に感じる恥や自責の念を軽減することに役立ちます。ポリヴェーガル理論のレンズを提供されると、クライアントは、自身の神経系が感じている安全と危険の「合図」に興味を持ち、自身の反応に対して共感を持ち、自身のとった行動を勇気ある生存のための反応として理解することができるようになります。

トラウマ・セラピーの訓練を受けたセラピストは、トラウマ・セラピーにおいては、「人の知覚は、事実よりも重要だ」ということを十分理解しています。「事実」ではなく、人がそれをどう知覚したかによって、トラウマが生じます。ポリヴェーガル理論では、脳が出来事の意味づけをする前に、自律神経系が環境を評価し、適応的な生存反応を起こすと論じています。ニューロセプションは、知覚に先行します。記憶されたナラティブは、その人の状態によって変わります。ポリヴェーガルのレンズを通してトラウマを理解するときには、「何が起こったのか？」という質問の答えは、事実の詳細な記録ではなく、自律神経系がどう反応したか、ということになります。クライアントの今の苦しみを理解する「合図」は、彼らの自律神経系の反応の歴史の中に見つけることができます。

セラピーの到達点は、社会交流システムの向社会的な行動をサポートする回路を採用するために、腹側迷走神経系のリソースを活用できるようになることです（Porges, 2009a, 2015a）。社会交流システムは、私たちの「顔と心臓のつながり」でもあり、心臓に影響を与える腹側迷走神経系と、顔の表情、聞くこと、すなわち聴覚と、話すこと、つまり音声化を制御する顔と頭の横紋筋の結びつきから生み出されます（Porges, 2017a）。私たちは、お互いの関わり合いの中で社会交流システムを通して、安全の「合図」を送信したり、キャッチしたりしています。セラピーにおいては、その場づくりとセッションの内容の双方で、活発な社会交流システムをサポートする生理学的状態を引き出すような条件を作り出すことが必要です。「安全でない場合、私たちは慢性的に状況を評価し続け、防衛を支持する状態にあります」（Porges, 2011b, p.14）。つながり、興味、変化の可能性をもたらすのは、腹側迷走神経系が活発な状態であり、安全のニューロセプションです。セラピーに対するポリヴェーガルのアプローチは、四つのRに従います。

- Recognition　　自律神経系の状態を認識する。
- Respect　　　　適応的な生存反応を尊重する。

・Regulation/Co-Regulation　腹側迷走神経状態へと調整したり、協働調整する。
・Re-story　物語の再編成。

次の「初心者向けガイド」は、セラピスト向けの読みやすい手引書で、クライアントに本理論を紹介する簡単な方法としても使えます。

ポリヴェーガル理論の初心者向けガイド

私たちは、人とつながるための神経系をもって生まれてきます。胎外での最初の呼吸から、私たちは、自身の身体、環境、他者との関係の中で安全を感じることを求め、生涯にわたる探求を始めます。自律神経系は、私たちの個人的な監視システムであり、つねに警戒し、「これは安全か？」という質問をします。その目的は、安全と危険を感知し、私たちの身体の内外で、他者とのつながりで起こっていることに、時々刻々と耳を傾けて、私たちを守ることです。

この監視は、意識のはるか下で、意識の制御からは遠く離れて行われます。ポージェス博士は、これが知覚を伴う認識ではないとし、「ニューロセプション」という言葉を作りました。こうして博士は、私たちの自律神経系が、脳の思考部分に関与することなく、「安全」、「危険」、「生命の危機」の三段階の「合図」をスキャンするやり方を説明しています。私たち人間は意味づけをする存在です。

そして言葉を介さないニューロセプションの体験は、私たちの日常生活を形作る物語の創造を促します。

自律神経系

自律神経系は、交感神経と副交感神経という、二つの主要な神経枝で構成されており、それぞれが特徴的な反応パターンを持つ三つの経路を介して、信号と感覚に反応します。これらの経路を通して、私たちは「生存に役立つ」反応をします。

交感神経枝は脊髄の中央部にあり、私たちに行動する準備をさせます。危険の「合図」に反応し、「闘争／逃走反応」を刺激するアドレナリンの放出を引き起こします。

副交感神経枝に関してポリヴェーガル理論では、迷走神経と呼ばれる神経内を移動する、二つの経路に焦点を当てます。「迷走神経（Vagus Nerve）」の“Vagus”という言葉は、「放浪者」を意味しています。迷走神経は、頭蓋底の脳幹から二方向に向かっています。一つは、肺、心臓、横隔膜と下向きに向かい、もう一つは、胃から上向きに、首、喉、眼、耳の神経につながっています。

迷走神経は、腹側迷走神経経路と背側迷走神経経路の二つの部分に分かれています。腹側迷走神経経路は、安全の「合図」に反応し、この関わりが「安全である」という感覚と、社会的につながっているという感覚をサポートします。対照的に、背側迷走神経経路は、極端な危険の「合図」に反応します。それは私たちを、つながりや意識から連れ出し、崩壊という防衛状態へと連れて行きます。私たちが、凍りついたり、麻痺したり、あるいは「ここにいない」と感じるときには、背側迷走神経系の制御下にあります。

ポージェス博士は、人間の種の進化的発展に根差し、私たちの自律神経系に組み込まれている反応の階層があることを発見しました。副交感神経枝の背側迷走神経経路とその不動化反応の起源は、古代の脊椎動物の祖先に存在するものであり、最も古い経路です。その後、交感神経枝による可動化のパターンが発達しました。最も新しく発達した副交感神経枝の腹側迷走神経経路は、哺乳類に特有の社会交流のパターンをもたらします。

腹側迷走神経経路にしっかりと根づいているとき、私たちは安全でつながりがあり、落ち着いていて社会的だと感じます。ニューロセプションが危険を感じると、つながりが感じられる状態から私たちを引き離し、進化の過程を遡って、交感神経枝へと逆行させます。ここで私たちは、事態に反応し行動するために可動化します。行動を取ることで、安全で社会的な状態に戻ることができます。いっぽう、まるで罠にかかってしまったかのように、「危険から逃れられない」、と感じるのは、背側迷走神経経路が私たちを進化のはるか始まりへと引き戻すときです。この状態では、私たちは不動化します。そして生き延びるためにシャットダウンします。ここからは、安全で社会的な感覚に戻るためには長い道のりがあり、戻っていく過程には苦痛が伴います。

自律神経系の「はしご」

自律神経系についての基本的な知識を、日常的なたとえを使って理解してみようと思います。自律神経系を「はしご」にたとえてみましょう。私たちが、もしはしごを上り下りすることになったら、体験はどのように変化するでしょう？

「はしご」のてっぺん

安全で温かいというのは、どんな感じでしょう？　たくましくて優しい腕。近く寄り添い、涙と笑いがこぼれる。分け合うのも、留まるのも、去るのも自由だとしたら、どのように感じるでしょうか？

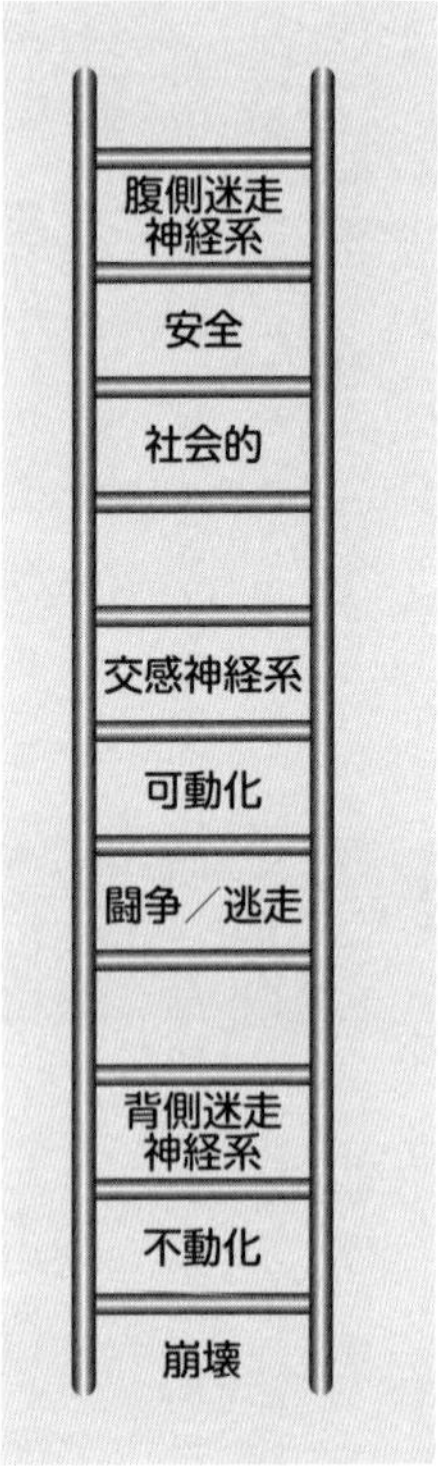

安全とつながりは、自律神経系の中でも、進化的に最も新しい部分によって導かれます。私たちの社会交流システムは、副交感神経枝の腹側迷走神経経路で活性化されます。この状態では、心拍数が調整され、呼吸は満たされ、友人たちの顔をよく見て、周囲の騒音に気を散らすこともなく、会話に集中することができます。私たちは自分を取り巻く「全体像」を捉えることができ、周囲と、そこにいる人々とつながります。幸せで、活動的で、興味があり、世界は安全で、楽しく、平和だ、と感じるといってもよいでしょう。自律神経系の「はしご」の最上部にある、腹側迷走神経系が働いている場所にいると、私たちは自身の体験につながり、他者に手を差し伸べることができます。こうした状態で日常生活を営んでいるときは、私たちは有機的、計画的で、自身を大切にし、あそぶ時間を取り、他者と一緒に何かをし、仕事での生産性を感じ、ほどよい調整感覚と管理感を持っています。健康面からは、心臓の調子がよく、血圧も良好で、病気への脆弱性を減じる健全な免疫システムがあり、消化や睡眠がうまくいっており、全体的な幸福感を感じます。

「はしご」を下りる

恐怖が私にささやきかけ、私はそのメッセージの力を感じます。「動け！」、「行動しろ！」、「逃げろ！」。誰も信用できません。どこも安全ではないのです。

自律神経系の交感神経枝は、不安や動揺を感じたとき、つまり何かが危険のニューロセプションを引き起こしたときに活性化します。私たちは行動する状態に入っていきます。ここでは、闘争や逃走が起こります。この状態では、心拍数が速くなり、息が短く浅くなり、私たちは環境をスキャンして危険を探します。私たちは「可動化」しています。不安や怒りを感じ、アドレナリンが押し寄せている感覚があり、そのため、じっとしているのが難しいと感じるかもしれません。危険な音には耳を凝らしますが、人の親し気な声は聞こえません。世界は危険で混沌とし、友好的でないと感じるかもしれません。自律神経系の「はしご」を下り、進化の時系列を遡った交感神経系の可動化が起きているこの場所にいると、「世界は危険な場所であり、危害から身を守る必要がある」と感じるかもしれません。日常生活では、不安、パニック発作、怒り、集中したりついていくことができず、人間関係を苦痛に感じるようになるといった問題が起きてきます。健康面では、心臓病、高血圧、高コレステロール血症、睡眠障害、体重増加、記憶障害、頭、首、肩、背中の慢性的な緊張、胃の問題をはじめ、病気に対する脆弱性が増すといった問題が起きてきます。

「はしご」の底

私は遠く離れた、暗くて隔離された場所にいます。音を立てることはできません。私は小さくて静かで、ほとんど呼吸をしていません。誰も決して私を見つけることができないでしょう。私はたったひとりです。

私たちの最も古い反応経路である副交感神経枝の背側迷走神経経路は、私たちにとっての最後の手段です。すべての選択肢が失敗し、行動を取ることが機能せず、手も足も出ないとき、「原始的な迷走神経」は、私たちにシャットダウン、崩壊、解離を引き起こします。自律神経系の「はしご」の一番下の場所で、私は絶望と共に孤独になり、知らない、感じない、自分は存在していない、という感覚に逃げ込みます。絶望的で、見捨てられ、もうろうとし、疲れすぎて考えたり行動したりできず、世界は虚ろで、死んでいるようで、暗い、と感じるかもしれません。心身が防衛モードに移行し、防衛の中でも進化において最も古い場所に戻ったのです。この場所では、「私は道に迷い、誰も決して私を見つけることはないだろう」と感じるかもしれません。日常生活では、人と切り離され、記憶障害があり、うつ状態で、孤立し、日常生活を営むために必要なエネルギーがないといった問題が出てきます。健康への影響としては、慢性疲労、線維筋痛症、胃の問題、低血圧、二型糖尿病、そして体重増加などが考えられます。

私たちはどのように日々「はしご」を移動しているか

自律神経系の「はしご」の、さまざまな場所を探索してみました。では次に私たちがどのようにはしごを上り下りするかを考えてみましょう。誰もが、はしごのてっぺんは大好きです。〈今はっきり見える *I Can See Clearly*〉（ジョニー・ナッシュ作）の歌詞にもあるように、「今はっきり見える、雨は去った。私がどのような障害を越えてきたのか、今はっきり見ることができる。私を盲目にした暗い雲は去った」というわけです。腹側迷走神経系が優位である状態では、私たちは希望があり、臨機応変です。私たちは、ありのままで他者と共に生き、愛し、笑うことができます。もちろんすべてが素晴らしいとか、何も問題がないわけではありません。しかしここでは、私たちは問題や苦痛があることをちゃんと認めることができ、それを解決するための選択肢を探したり、支援を求め、人とつながる能力を持っています。そして、もしここで差し迫った危険を示唆するような不安な感覚が起きてきたら、私たちははしごを下りて行動する場所に移ります。ここで取った行動により、一息つき、通常は私たちははしごを上って安全でつながりのある場所に戻ることができます。もし、はしごのてっぺんで感じた安全と希望にはとても手が届かないと感じたとしたら、私たちははしごのかなり下のほうに落ちたということになります。

自律神経系のはしごを上下に移動するというのはどんなものでしょうか？　次の二つの事例を検討してください。

私は朝、気持ちよく目覚め、ラジオを聴きながら身支度し、よい気分で仕事場に向かって車を運転していきます（「はしご」のてっぺん）。そのとき後ろでサイレンが鳴っているのに気づきます（「はしご」をすばやく下りる）。心臓がドキドキし、とっさに、何かへまをやらかしたのではないかと心配になります（「はしご」を下った場所に留まる）。車を道の片側に寄せると、パトカーは車のそばを走り抜けていきました。私は再び発進し、運転を再開します。心臓は普通の速度に戻り始めます（「はしご」を上る）。仕事場に着くころには、パトカーの一件などはすっかり忘れ、仕事の準備万端です（「はしご」のてっぺんに戻る）。

＊

私は友人たちと夕食をとり、おしゃべりしながら、自分の好きな人々と共にいる喜びを味わっています（「はしご」のてっぺん）。みんなは今度の休暇の過ごし方について話し始めました。私は、自分の状況を友人と比較し始めます。自分には休暇を取る余裕がないこと、給料が十分ではないこと、非常に多くの請求書が来ていて、支払いが滞っているため、休暇を取ることができないことを思い出し、私は怒りを感じ始めます（「はしご」を下りる）。私は座り直し、友達が楽しい休暇の旅行の計画について話し続けるのを観察します。会話からつながりを絶ち、話が私のまわりで進行するにつれ、自分の存在が見えなくなったように感じ始めます（シャットダウンして、「はしご」の底に移動する）。友人たちは私の沈黙に気づきませんでした。自分はこの人たちの間では居場所がないのだと感じながら、その夜は終わります（「はしご」の底を動かない）。家に帰って、のろのろベッドに入ります（今私が知っている唯一の場所は、「はしご」の底だ）。翌朝、私は目を覚ましますが、起きて仕事に行く気になりません（まだ「はしご」の底にいる）。しかしベッドから自分を引きずり出さないと、解雇されるのではないかと心配です（少しのエネルギーで「はしご」の上へ移動を開始する）。私は仕事に遅れます。上司からこっぴどく叱られ、私は怒りをこらえるのに苦労します（より可動化したエネルギーで、「はしご」を上に移動し続ける）。私は、「もうこんな仕事はたくさんだ、真剣に新しい仕事を探そう」と決めます（まだ「はしご」を上り続ける）。私は新しい仕事に活かせる自分のスキルを検討し始めます。自分に合った仕事をすれば、請求書を支払うことができ、たぶん休暇を取ることもできるだろうと考え始めます。私は同僚とランチに行き、仕事と将来の夢について話します（「はしご」のてっぺんに戻る）。

共に働くシステム

自律神経系の三つの部分が共に働くとき、私たちは幸福を体験します。この統合を理解するために、「はしご」のイメージをいったんここで終わりにし、そのかわりに家を想像してください。

背側迷走神経系は、家の「基本的なライフライン」を運営します。このシステムは、背景で継続的に働き、基本的な身体機能をオンラインで正常に保ちます。システムに不具合が生じると、それに気づきます。すべてがなめらかに運営されていると、身体機能が自動的に働きます。基本的なライフラインは、腹側迷走神経系の影響を受けずに空の家を運営しますが、家にはまだ人が住んでいない状態です。この状態の家は、快適ではありません。すべては最低限の設定に下げられているからです。空気を循環させ、パイプを凍結させないよう保つことだけが目的です。これは生命を維持するのに、ぎりぎり十分なだけの節約状態です。

交感神経枝は、さまざまな反応を維持し、あらゆる緊急事態に対応するための「ホームセキュリティシステム」と考えることができます。この警報システムは、即時の反応を引き出して、その後スタンバイに戻るように設計されています。警報システムは、腹側迷走神経系の影響を受けずに、緊急通知の確かな流れを受信し、警報を鳴らし続けます。

腹側迷走神経系によって、私たちは家の住み心地をゆったりと味わうことができます。私たちは、自分が休息し、リフレッシュする場所として、また友人や家族と一緒に過ごす場所として、暮らしを味わい楽しむことができます。私たちは「基本的なユーティリティ」が背景で運営されていると感じます。心臓と呼吸のリズムは調整されています。「ホームセキュリティシステム」はスタンバイ状態にあり、信頼していられます。システムの統合によって、私たちは、共感的になり、自分が住んでいる世界に興味を持ち、まわりの人々と感情的、身体的につながることができます。

次に行くところは？

私たちは、安全と生存に役立つ自律神経系の役割と反応を理解しました。そこで私たちは自律神経系と仲良くなり、個人の反応パターンをマッピングすることができます。自律神経系と仲良くなるスキルは、実践に役立ちます。マッピングは、トラッキング〔訳註：追跡〕することにもつながります。トラッキングを意識化することで、自律神経系を意図的に調整し、調子を整えることができます。このようにすれば、安全とつながりへの探求を、うまく進めることができるのです。

第1章　安全、危険、生命の危機——適応反応のパターン

私たちは、自分に似ていない人より似ている人と友人になります。

——マヤ・アンジェロウ

人間であれば、誰しも自律神経系を持っています。私たちはみな、同じ生物学的行動の基盤を共有しているのです。自律神経系の仕事は、私たちが危険にさらされたときは、生き延びることができるような反応をし、安全なときには繁栄するための行動を取るようにすることです。生き残るためには、脅威を検出することと、生き残り反応の活性化を促す必要があります。いっぽう、繁栄するためにはその逆の状態を作らなければなりません。つまり、社会交流を起こせるように生き残り反応を抑制するのです。活性化、抑制、反応といった一連の生命活動を柔軟に繰る能力がないと、人生は苦しみに満たされます。

国際トラウマセンター会長のロバート・メイシーは、トラウマを「人間の生理学的システムに課せられた圧倒的な要求である」と定義しました。トラウマには自律神経系が深く関与しています。単独のトラウマ的な事件であれ、繰り返し起こるトラウマ的な出来事であれ、トラウマは自律神経系に影響を与えます。人間は、一定の期間、安全な状態の中でゆったり過ごし、活性化を抑制する神経回路を使う方法を練習する必要があります。これができないと、他者と効果的に関わったり、離れたり、再び関わるといった能力が損なわれてしまいます。

対人間神経生物学を提唱するシーゲルは、精神的な問題は、すべて神経系が過覚醒か、低覚醒のいずれかと診断されることであると述べています（Siegel, 2010）。これはポリヴェーガルの観点からも理にかなっています。防衛反応を抑制する能力がなければ、神経系はつねに生き残り戦略をとることになり、それは活性化された可動化（過覚醒）か、不動化（低覚醒）のいずれかであるといえます。クライアントは、自律神経系をうまく調整したいと望みます。しかし調整ができるようになるには、身体に落とし込んだ「安全である」という感覚を味わうことが必要なのです。多くのクライアントにとって、それはしばしば手の届かないところにあるようです。クライアントは、調整不全に苦しみながら、ひとりで自己調整できない自分にがっかりし、人と一緒でも調整できない自分にも失望します。調整不全が続くと、身体の病気、人間関係の失敗、認知能力の変化などが起きてきます。バランスが取れない状態は非常に苦しいために、安全と安心を渇望します。薬剤は自律神経系を標的にして、過剰に活動している部分を落ち着かせたり、活発でない部分を興奮させて、調整を取り戻すように働きます。

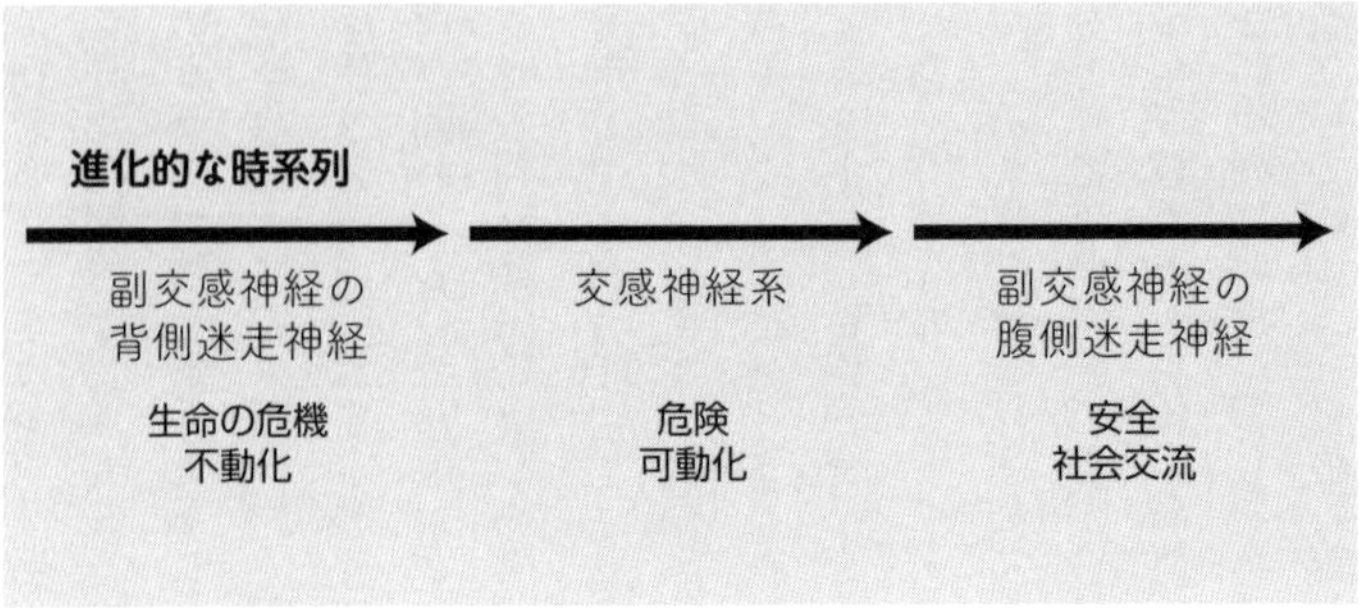

心理療法は薬物ではなく、セラピストとの関わりの中で神経系の自然な能力に働きかけます。セラピストは、心理療法を提供し、安全の中で協働調整を試み、クライアントの調整スキルを高め、社会的交流のための神経回路のエクササイズを実践します。

人間は自律神経系においても、過去の遺産を抱え込んでおり、生理学的に見て進化的に古い神経経路の影響がいまだに残存しています。現代の私たちの自律神経系には、他の脊椎動物と共通の「危険」と「安全」への反応がしっかり編み込まれています（Porges, 2011a）。五億年前から存在する原始的な背側迷走神経回路は、動物が生命の危機に反応して死を装う方法である「擬死」や、不動化、エネルギーを温存するために身体システムをシャットダウンすることを通して防衛反応を起こします。四億年前に進化した交感神経系は、可動化と、積極的に関わったり避ける能力、つまり「闘争／逃走反応」を通して、生き残るように試みます。最も新しいシステムである腹側迷走神経回路は、二億年前に進化し、協働調整する能力、つまり社会交流システムを司っています。

交感神経系は、脊髄神経（脊髄から生じる神経）に由来し、可動化を司っています。交感神経系は、脊髄の胸部と腰部の領域、背中の中央に位置します。この感覚をつかむために、両手を背中に回してみてください。片方の手は首から下に、もう一方の手は腰から上に向かって伸ばしてみましょう。両手の間のあたりが、交感神経系のニューロンが生じる場所で、標的器官である眼、心臓、肺、胃、膀胱などに達しています。

交感神経系は、視床下部―交感神経―副腎髄質（ＳＡＭ）系と視床下部―下垂体―副腎（ＨＰＡ）軸という二つの可動化システムを通して、私たちの身体に活動のための準備をさせます。ＳＡＭ系はすぐに活性化し、アドレナリンの噴出をもたらし、ストレス要因にすばやく反応します。反応は、驚くべきことに、百分の一秒以内に発生します。ＳＡＭの活性化により迅速な反応がもたらされ、その後身体は調整に戻ります。ＳＡＭの活性化によって、アドレナリンを燃料として瞬時にエネルギーを燃え上がらせても問題が解決しないと、次にＨＰＡ軸が取って代わります。ＨＰＡ軸は、一般にストレスホルモンと呼ばれるコルチゾールを放出します。この放出には時間がかかり、有効になるまでには秒単位というより分単位の時間がかかります。ＳＡＭとＨＰＡ軸を使用して、交感神経系は個々の行動を刺激し、瞳孔拡張や発汗を引き起こしたり、反応を徐々に増加させて呼吸と心拍数を上げたり、大規模な全身反応である「闘争／逃走反応」をもたらすように可動化させたりすることができます。

副交感神経系は、脳に直接出入りしている脳神経に由来します。私たちは一二対の脳神経を持ち、最長の脳神経である迷走神経（第X脳神経）が副交感神経系の主成分です。副交感神経系は、主に迷走神経によって成り立っており、不動化を引き起こすシステムと人とつながりるシステムの二つが共存しています。迷走神経は、実際には単一の神経ではなく、鞘《さや》の内部で一緒に織り込まれた神経線維の束であるといったほうがよいでしょう。覆いの内側に、多数の線が入っている電気ケーブルを思い浮かべてみてください。「迷走神経（Vagus Nerve）」は、「放浪者」を意味するラテン語の「*vagary*」に由来し、この神経は本当に放浪者のようにあちこちにつながっています。迷走神経は、他の脳神経とのつながりを介して、脳幹から心臓と胃へと下向きに移動し、顔面へと上向きに移動します。この構造のため、迷走神経は「つながりの導管」と呼ばれています。この素晴らしい「放浪する神経」は、身体と脳の間で双方向に通信する混合神経です。その線維の八〇％は感覚神経（求心性）で、身体から脳に情報を送り、二〇％は運動神経（遠心性）で、運動情報を脳から身体に送り返します。迷走神経の経路を追跡するには、面白い方法があります。片手を頬に置き、片手を心臓に置きます。次に、片手を腹部に移動します。この三つの位置をつなげるのが、迷走神経線維です。

迷走神経は、背側迷走神経系と腹側迷走神経系という二つの異なる経路からなっています。そのために、「複数の迷走神経」という意味で、「ポリヴェーガル」という名前が付けられました。その二つは、横隔膜で分かれています。両方とも同じ脳神経の枝ですが、背側迷走神経系と腹側迷走神経系は構造的、機能的に異なります。迷走神経の「背側」と「腹側」という名前は、延髄の隣接部分、つまり脊髄に接続する脳幹の部分に由来します。自律神経系の最も古い部分である背側迷走神経系は、迷走神経の背側核《はいそくかく》から発生します。自律神経系の最も新しい部分である腹側迷走神経系は、疑核《ぎかく》から始まります。疑核は迷走神経の背側核の前にあるため、「腹側」という名前が付けられました。背側と腹側の迷走神経線維は、一緒に脳幹を出て、横隔膜の上下のそれぞれの経路を移動します。身体に意識を向け、肺と腹部を感じてみてください。横隔膜はこれらの二つの身体領域を隔てる筋肉です。横隔膜から下（横隔膜下）は背側迷走神経系の領域であり、横隔膜から上（横隔膜上）は腹側迷走神経系の領域です。背側迷走神経系の線維は、ほとんど髄鞘化《ずいしょうか》されていませんが、腹側迷走神経系の線維はほぼ髄鞘化されています。髄鞘は、神経線維を覆う脂肪質の物質で、情報を効率的かつ迅速に伝達できるように、神経線維を絶縁します。線維を髄鞘で覆うプロセスである、腹側迷走神経系の髄鞘形成は、妊娠末期の三カ月の間に始まり、生後一年にわたって続きます（Porges, 2015a）。背側迷走神経系は、横隔膜下の器官、特に消化を調整する器官に影響を及ぼしますが、横隔膜の上で働く腹側迷走神経系は、心拍数と呼吸数に影響し、顔面神経と統合して、社会交流システムを形成します。これらの生物学的な違いから、自律神経系の両極端の反応が活性化します。背側迷走神経系は、私たちをつながりから不動化へと連れ出し、腹側迷走神経系は、私たちを社会交流と協働調整へと動かします。これらに三つの独特な経路である腹側迷走神経系、交感神経系、背側迷走神経系を通して、私たちは「生き残りに役立つ反応」をします。それぞれの自律神経系の状態は、それぞれ、人とつながったり、「闘争／逃走反応」をしたり、あるいはシャットダウンするという防衛のパターンを通して、人間に非常に多岐にわたる反応の選択肢をもたらします。背側迷走神経系が介入するときは、システムを動かすのに十分なエネルギーがないときです。システムは消耗し、クライアントは麻痺しています。交感神経系の反応が起きているときは、システム内にはエネルギーがありすぎて、クライアントは興奮しています。腹側迷走神経系の状態では、システムは調整され、つながりに対して開かれており、クライアントは人と関わる準備ができています。ポリヴェーガル理論の中では、自律神経反応の階層の三つの状態は、進化の歴史において最新のものから最古のものへと、「社会交流」、「可動化」、「不動化」、あるいは「安全」、「危険」、「生命の危機」、と名づけられています。クライアントが、自分の独特の反応の階層を理解することができたら、私は彼らに、自分の神経系の状態に貼り付けるラベルを作ってみるように勧めます。クライアントの多くは、自身の安全、怯え、シャットダウンの状態に名前を付けます。あるクライアントは、三つの状態に、「つながっている」、「嵐」、「自身の状態を特定できない」という名前を付けました。他のクライアントは三つの状態を、「委ねる」、「乗っ取られる」、「欠乏している」と名づけました。

自律神経系の階層に従って身体を感じてみましょう。まず、自分の胃とその消化プロセスを想像し、進化的にいって古い背側迷走神経系をイメージしてみてください。次に、背中の真ん中まで登っていくのをイメージし、交感神経系とその脊柱神経という、進化的には二番目に古い層を意識してみてください。それから心臓と顔に意識をのぼらせ、自律神経系の最も新しい部分である腹側迷走神経系をイメージしてみてください。

自律神経系の階層を詳しく見ていく

最も古い根っこの神経系

背側迷走神経系は「原始的な迷走神経」と呼ばれることもあります。これは自律神経系の最も古い部分で、副交感神経系の中の神経枝の一つです。その非反応的な性質から、背側迷走神経経路は、消化の調整において重要な働きを持っています。背側迷走神経系の反応は、古い生き残りのメカニズムをもとにしており、崩壊とシャットダウンを通してエネルギーを温存します。さらにこれは鎮痛作用を持ち、身体的、心理的痛みの双方から人間を守ります。トラウマ的な出来事の瞬間、背側迷走神経系は解離という方法を使って私たちを助けます。この背側迷走神経系の反応が起きることによって、脳への血液の流れと酸素の供給を減らし、それによって認知機能の変化と解離体験が起きます（Porges, 2013）。トラウマ的出来事が起こってからかなり後に、セラピストがトラウマ・サヴァイヴァーに働きかけるときに、この適応的な生き残り反応が、背側迷走神経系が働いた「痕跡」として現れてくることがあります。トラウマを体験した人が、安全を確保するパターンとして、こうした背側迷走神経系の反応を採用する傾向があることに気づくことがよくあります。あるクライアントは、背側迷走神経系の反応が起きているとき、どれほど強い影響を受けるかを説明してくれました。彼女は、私の言葉や声の調子が聞こえないし、私が何を言っているのかわからないと教えてくれました。彼女は、私の顔がまったく見られないときもよくあります。

背側迷走神経経路は、生命の危険信号があるときに反応します。これは、静かになるという生き残り反応としての「最後の手段」で、私たちをつながりや気づきから引き離し、崩壊という防衛的な状態へと連れていきます。凍りつき、麻痺し、「ここにいない」と感じるときは、背側迷走神経系の制御下にあることを示しています。「死ぬほど怖い」という表現は背側迷走神経系が関与する体験をうまく表現しています。私たちの遠い先祖である亀のように、「生命の危機」の感覚があると、自律神経系は「頭を引っ込めろ！　静かにしろ！　隠れろ！」と命じるのです。

背側迷走神経系は横隔膜下のシステムを制御しています。ですから虐待、性的トラウマ、医学的な処置、病気、怪我を含む横隔膜下のトラウマは、背側迷走神経系の反応を引き出す可能性があります。これは、極端な場合は血管迷走神経性失神といわれる気絶を引き起こします。しかし背側迷走神経系の反応は、スペクトラム〔訳註：連続体〕として起きてきます。健康面では、免疫機能の障害、慢性的なエネルギー不足、消化器の問題として現れてくる可能性があり、心理面では、解離、うつ、社会的なつながりからの逸脱として現れるかもしれません。

セッションでは、背側迷走神経系の統制下にあるクライアントを受け持つこともあるでしょう。窓の外や虚空を見つめたり、虚ろな目をしていたり、平坦で無表情な顔、崩れた姿勢、話ができない、不安な状態で身じろぎ一つしない、などの様子が見てとれるかもしれません。クライアントが背側迷走神経経路のシャットダウン状態に入ると、クライアントがそこに座っていても存在していない感覚を覚えます。「あなたはどこに行ってしまったの？」という質問をしたくなるほどでしょう。セラピストが手をのばしてもクライアントには届かず、クライアントの形が定まっていないかのような気がし、つながっている感覚を持つことがまったくできません。クライアントがそのような状態にあるとき、彼らがどのように感じているかを私は何度も聞かせてもらいました。彼らは、ひとりぼっちで、道に迷い、どこにもたどり着けない感覚だったといいます。ここは、絶望の住む場所です。

動いて守る神経系

交感神経系は進化上では二番目に現れてくるもので、可動化をもたらします。ホメオスタシスを保つために、このシステムは副交感神経系を補足し、腹側迷走神経系と共に働くことで心拍と呼吸数を調整し、背側迷走神経系と共に働くことで消化をサポートします。

交感神経系が備わったことで、息をひそめるという生き残り反応に加えて、新たな選択肢ができました。交感神経系は防衛反応として、「闘争か逃走か」の選択を含めた行動を取ることを可能にします。交感神経系は主に手足の動きに結びついています。そして、交感神経系が優位であるときは、動きの中にいる感覚があります。交感神経系の防衛的な可動化が始まると、人は協働調整から離れます。自分の身を守るために、私たちは他者から切り離されます。進化の歴史を考えると、ひとりになったり集団の一部でないことは危険を意味します。そして交感神経系の可動化反応がもたらすものは、孤立と危険の感覚です。

交感神経的な反応に移っていくと、聴覚にも変化が起こります。中耳筋は、人間の声に集中する能力を制御しています。腹側迷走神経優位の状態にあると、中耳筋は、聞こえてくる音声の周波数を調整し、人の声を選択的に聞き分けることを可能にします。交感神経系が優位になると、中耳筋は、人間の声に集中するのをやめ、捕食者が出すような低周波音や、苦痛の叫びである高周波音を聞き出そうと変化します。人間の身体は、このようなときは危険を示唆する音に同調し、人とつながるための音には反応しなくなります。

聴覚への影響に加えて、顔の「合図」を読む能力も影響を受けます。交感神経優位な状態では、私たちは表情に現れる「合図」を読み間違えます。中立な顔が怒っているように見え、普通の状態が「危険」として体験されます（Porges, 2006）。あるクライアントは、交感神経優位な状態に引き込まれたとき、他者の顔を見たときに微笑みに気づくことができず、その人が良い人なのか、それとも「危険」なのか判断できなかったと教えてくれました。クライアントと相互作用を体験しているときに、クライアントが交感神経優位であった場合、どうなるでしょうか？　あなたの顔がいつも通りでも、怒っていたり、「危険」だと解釈されるかもしれません。

交感神経系の活性化が頻繁に引き起こされたり、あるいはつねに活性化している状態だと、神経系は高い警戒状態に留まります。コルチゾールが放出され、じっと座っているのを難しくします。心拍が上昇し、呼吸は短く浅くなり、私たちは環境中の「危険」をつねに探し出そうとします。「危険」の「合図」を感じたとき、「安全」を確保することができないと、交感神経系は慢性的に活性化します。

クライアントとのセッションの中で、次のような交感神経系の活性化反応に気づくかもしれません。そわそわする、身体のどこかがつねに動いている、落ち着かない、ずっと部屋を見回している、固い姿勢、統合されていない感覚などです。クライアントが「交感神経系の嵐」の中にいるとしたら、「闘争／逃走」のどちらの反応を取ることもありえます。あなたは、クライアントが自分に向かって来るように感じるかもしれません。あるいはクライアントが自分から離れていく感覚があるかもしれません。闘争反応は、しばしば強烈で対立をもたらします。闘争状態にあるときは、まるでクライアントのエネルギーが部屋中に満ちているかのように感じられます。クライアントの姿勢が固くなり、声の調子が変わります。また、セッションが混沌とした展開にあるときに、クライアントの逃走反応を感じるかもしれません。逃走は、立ち去ることだけではなく、クライアントが絶えず身体の向きを変えたり、姿勢を変え、落ち着きがない様子として現れることもあります。そして、クライアントは、「今日はここにいたくない。来るのではなかった。すぐに帰らなくては」というようなことを言うかもしれません。交感神経優位の「闘争／逃走状態」では、どこにでも「危険」を見つけるので、人とつながるのは危険すぎると感じます。世界は馴染みのない場所で、不信がさらに緊張を高めます。

安全で社会的な神経系

つながりを持つことは、生物学的に必須です（Porges, 2015a）。自律神経系の階層の一番上は、安全とつながりの感覚をサポートする腹側迷走神経経路です。腹側迷走神経系は、時に「機敏な迷走神経」とか、「社会交流を司る迷走神経」と呼ばれます。この神経系は、「健康、成長、回復」のための神経生物学的基盤を提供します。腹側迷走神経系が活性化すると、私たちの意識はつながりに向かい、協働調整の機会を探します。慰めたり、慰められたりする能力、話したり聴く能力、提供したり受け取る能力、つながりの内から外へ、また外から内へとなめらかに移動する能力は、自律神経系の最も新しい部分である腹側迷走神経系が受け持っています。腹側迷走神経系は、互恵性をもたらし、潤いのある関係性を築くために、潮の満ち干のように機能します。この神経経路は髄鞘化しており、そのためすばやく統制の取れた反応を提供します(Porges, 1997)。腹側迷走神経優位の状態では、穏やか、幸せ、瞑想的、関わり、親切、活動的、興味深い、興奮、情熱的、機敏、迅速、リラックス、味わいがある、楽しい、といった状態を味わうことが可能になります。

迷走神経は、「共感の神経」と呼ばれてきました。「グレーター・グッドサイエンスセンター」(the Greater Good Science Center)のダッチャー・ケルトナーが説明するように、腹側迷走神経系の活動を通して、私たちは互いに関心を持つよう配線されています。腹側迷走神経優位の状態は、共感的なつながりをサポートします。心拍数を下げ、目線を和らげ、声に優しい調子をもたらし、他者に手を伸ばすよう私たちを動かします。この腹側迷走神経系のエネルギーは、セルフ・コンパッション〔訳註：自分を受け入れいつくしむこと、自己への共感〕をサポートします。自分の苦しみに対して、優しく接するようになれるのです。腹側迷走神経系の活性化を通した共感を体験できると、ストレスが軽減し、免疫機能が強化されるなど健康上の利点をもたらします（Keltner, 2012)。アステカ族には、「魂を祝福し愛撫する」という意味の、アパパコ（apapacho）という美しい言葉があります。腹側迷走神経系の「安全」とつながりの状態は、アパパコを互いに提供したり受け取る能力を高めます。腹側迷走神経系の活性化は、私たち個々の人間にとっても、そして世界にとっても有益なのです。

クライアントが、腹側迷走神経優位の状態にいて調整が取れていると、部屋につながり感があり、セッションにもリズムがあります。セッションで扱う内容は辛いものかもしれませんが、お互いに地に根差した感覚があります。腹側迷走神経系のエネルギーは、興味と、未知のものを進んで試してみる意欲をもたらします。ここでは、調整をもう少しだけ広げることが可能です。可能性の感覚がありえます。古い物語はもう、腹側迷走神経優位の「安全」な状態には合わないので、新しい選択が求められます。クライアントは、この状態には慣れていないので、驚くかもしれません。腹側迷走神経優位の状態の中で、希望が現れ、変化が起こります。

腹側迷走神経優位の状態では、私たちの社会交流システムが活発に働きます。社会交流システムは、脳幹から生じた腹側迷走神経により、顔と頭が結びつけられたときに起こった、進化の賜物です。五つの脳神経（第Ⅴ、Ⅶ、Ⅸ、Ⅹ、Ⅺ脳神経）が統合され、眼、耳、声、頭が心臓とつながって働くようになりました。社会交流システムは、安全の合図の信号であるだけではなく、その探求でもあります。この「安全回路」は生まれたときから備わっており、「安全」と「危険」を識別する監視システムでもあります。そして、社会交流のスペクトラムに沿って、行動を調整します。私たちは安全の合図を送り、声の調子、顔の表情、頭の傾きなどの「合図」を通して、相手をつながりへと誘います。自分の神経系から相手の神経系に向かって、「私に近づいてつながりを持っても安全ですよ」と伝えます。社会交流システムは監視システムでもあり、相手の顔、声、身振りを通して知覚した合図が、「安全である」と識別されると、この人とつながってもよいと確信します。相手からの「合図」が「危険である」と感じられると、用心深くなります。社会交流システムを通して私たちは、自分が近づくのに相手が「安全」かどうかを感じ取るとともに、「私は敵ではなく友人だ」と伝えるような「合図」を送ります。

ヴェーガル・ブレーキ（迷走神経ブレーキ）

心臓は規則正しく拍動していると考えるかもしれませんが、健康な心臓はメトロノームのように規則正しく動いているわけではありません。腹側迷走神経系は、私たちの心拍に影響を与え、吐く息では心拍を遅くし、吸う息では心拍を速くさせます。心拍の変化、自発的な呼吸の間の心臓のリズムは、呼吸性洞性不整脈（ＲＳＡ）と呼ばれます。ＲＳＡを通して計測される迷走神経緊張は、生理学的な健全さを示すだけではなく、社会的、心理的健康も示します（Kok & Fredrickson, 2010）。

ヴェーガル・ブレーキ（迷走神経ブレーキ）は、ポリヴェーガル理論の重要な概念です。腹側迷走神経系の仕事の一つは、心臓のペースメーカーである洞房結節《どうぼうけっせつ》に働きかけ、心拍をほぼ毎分七二拍に抑えることです。この抑制作用がないと、心臓は危険なほど早く拍動してしまいます。ポリヴェーガル理論では、これを「ヴェーガル・ブレーキ」と呼んでいます（Porges, 2009b; Porges & Furman, 2011）。自転車のブレーキを考えてみましょう。ブレーキから手を放すと速度は上がり、ブレーキを握ると速度が落ちます。ヴェーガル・ブレーキは同様に機能し、私たちにすばやく力を与えるために解放され、落ち着きに戻るために再び踏み込まれます。心臓の動きを巧みに繰ることによって、ヴェーガル・ブレーキは私たちのシステムに柔軟性をもたらします。

驚きと危険を感じたときの反応は、自律神経系の中でも別の部分が担当しています。腹側迷走神経系は、「行動を起こせ」という交感神経系からの命令を調整します。ヴェーガル・ブレーキを緩ませますが、完全に解放されないようにしつつ、コルチゾールとアドレナリンの放出を抑制し、交感神経系のエネルギーがシステムの中にもっと入ってくるのを許します。いっぽう、「危険」が察知されると、交感神経系が完全にシステムを乗っ取り、ヴェーガル・ブレーキは完全に解放され、コルチゾールとアドレナリンが放出され、「闘争／逃走反応」が引き起こされます。

日常生活を円滑に進めるためには、タイミングよく開閉するヴェーガル・ブレーキが不可欠です。ヴェーガル・ブレーキは、心拍をすばやく調整し、腹側迷走神経系の制御を維持しながら自律神経系の緊張を効果的に変化させます。ヴェーガル・ブレーキがうまく働いているときは、こうした変化をスムーズに起こすことができるので、私たちは安心感を持つことができます。トラウマ的な体験は、このようにヴェーガル・ブレーキが心拍をすばやく調整したり、異なる状態をなめらかに移行する能力に影響を与えます。ヴェーガル・ブレーキの視点からトラウマ・サヴァイヴァーについて考えてみましょう。トラウマ体験によって、ヴェーガル・ブレーキが機能しなくなり、交感神経系がシステムをハイジャックし、その後、すべてが背側迷走神経系に屈することは、多くの損失をもたらします。クライアントたちは、容易に調整不全に陥り、生き残り反応を始めてしまいます。彼らの多くは、ヴェーガル・ブレーキの使い方を練習することが必要な子ども時代に、協働調整の体験をすることができませんでした。子ども時代のトラウマを抱え、協働調整の体験を持たない人たちは、ちょっとした困難に直面しても、ヴェーガル・ブレーキが圧倒されてしまいます。ポリヴェーガル理論では、活性化と落ち着きの間を意図的に動く「ペンデュレーション」と、反応を監視し管理するために、体験が進んでいくテンポを調整する「タイトレーション」の技術は、ヴェーガル・ブレーキを安全に解放し、再び働かせることを可能にする一つの有効なやり方であると考えます（Payne, Levine, & Crane-Godreau, 2015）。

ヴェーガル・ブレーキは、腹側迷走神経系の調整を維持したままで、困難な事象に対応するために、ブレーキを自在に開閉できるように設計されています。ひとたび状況が落ち着けば、ヴェーガル・ブレーキの機能は回復し、システムをバランスが取れた状態へと戻します。私たちは、しばしば公私を問わず葛藤を伴う状況に置かれますが、ヴェーガル・ブレーキはそうした状況に巧みに対応するように作られています。

腹側迷走神経系が「安全」を確認できなくなると、ヴェーガル・ブレーキは解放され、交感神経系が完全に活性化します。セラピストがセッション中、クライアントがトラウマの渦に引き込まれないように細心の注意を払いながら「タイトレーション」していたにもかかわらず、クライアントが活性化し、トラウマの瞬間を再体験する場面に出くわしたことがあるでしょう。このようなときには、ヴェーガル・ブレーキが解放され、交感神経系が優位になっています。クライアントはトラウマの物語に引き込まれ、闘争反応が引き起こされ、「今・ここ」でトラウマと闘います。クライアントは、アドレナリンが押し寄せるのを体験し、強烈な感情を感じ、鋭い身振りで遮る動きをし、激しい感情を表出させるかもしれません。逃走反応では、クライアントは、記憶から逃れようと半狂乱になるかもしれません。そのようなときは、クライアントは慌てて話を終わらせようとし、何かよい言い訳を見つけてセッションを中断しようとするかもしれません。このようなときに、セラピストが腹側迷走神経系の状態で「安全の合図」をクライアントに送り、クライアントが自分の苦しみをわかってもらえたと感じることができると、クライアントの自律神経系は協働調整を提供されたと感じ、自身のヴェーガル・ブレーキを再び働かせ、調整が取れた状態に戻って来ることができます。

もしクライアントが体験していることがあまりにも強烈で、セラピストが差し出す協働調整と「安全の合図」を受け取ることができないと、背側迷走神経系がシステムを乗っ取り、彼をシャットダウンさせます。このときクライアントは、あなたと共におらず、手の届かないところに移動しています。つながりの中に戻って来るためには、彼の自律神経系は、あなたの腹側迷走神経系の存在を感じ、「安全の合図」を受け取り、交感神経系による活性化した状態を通って、腹側迷走神経系が働いている調整の取れた状態へと、自律神経系の各階層を通って戻って来る必要があります。このようなときは、エネルギーを落ち着かせるため、交感神経系に働きかけることが必要で、このときはクライアントに優しく呼びかけることが必要です。たとえば、短いアイコンタクト、小さな動きを行う、会話に戻るなどを行います。交感神経系による活性化が大きすぎると、システムには負荷がかかりすぎ、背側迷走神経系の崩壊が起きてしまいます。セラピストもクライアントも、システムにエネルギーが戻ってきはじめたことに気づいたら、これは自分のシステムをオンラインに戻すための安全な反応であると認められるように、クライアントを助けてください。それから、交感神経系による可動化を通り過ぎて、腹側迷走神経系によるつながりに戻り続けようとする前に、そこで共に少し休み、崩壊からの解放を讃えましょう。

ホメオスタシス（恒常性）

脳の左右の半球が、共に私たちの体験にバランスをもたらすように、自律神経系の三つの部分は、身体的な「健康であるという感覚」を発達させるために、共に働きます。腹側迷走神経系は、顔と心臓のつながりを制御します。交感神経系は、健全な呼吸サイクルと心臓のリズムをサポートし、体温を調整する役割を果たします。さらに背側迷走神経系は、健全な消化を促進します。腹側迷走神経系の調整がよくとれているときは、交感神経系と背側迷走神経系は反応的な動きをせず、むしろこの三者が共に働きながらホメオスタシスの感覚、またはピーター・ラヴィーンが動的平衡と呼ぶものが、達成されます。

赤ちゃんが妊娠第三〇週目より早く生まれると、迷走神経の防衛的反応を引き起こす腹側迷走神経系は完全に髄鞘化していません。腹側迷走神経系が完全に機能していないと、赤ちゃんは状態を調整するために、背側迷走神経系の「温存」と交感神経系の「可動化」に頼ります。新生児集中治療室の多くの機械、線、管は、時々刻々と発達を続ける赤ちゃんの自律神経系、特に腹側迷走神経系の働きに影響を及ぼします。

腹側迷走神経系が日々の要求に柔軟に対応することができない状態では、その人が何歳であったとしても、何か困難に直面すると、「温存」か「可動化」のどちらかに陥ります。腹側迷走神経系が巧みな調整を行う能力を持たないとき、自律神経系の調整不全のために、健康上の問題が生じ、人間関係がうまくいかず、生きることが苦痛になります。

階層に関与する

自律神経系は日々私たちを導きます。私たちは、世界をナビゲーションするのに最初に腹側迷走神経系を使います。私たちは協働調整を試み、社会交流と社会的コミュニケーションの戦略を用います。私たちは、心身の健康を維持するために、頼りになり、お互いに支え合う関係を日々必要とする社会的存在です（Hawkley & Cacioppo, 2010; Seppala, Rossomando, & Doty, 2013）。他者とつながり、コミュニケーションを取ることに失敗したとき、自律神経系は腹側迷走神経優位の安全な状態を離れ、交感神経系の「闘争／逃走反応」を始めます。交感神経系が優位な状態では、「危険」を回避し、腹側迷走神経系による調整が取れた安全な状態に戻る試みとして、対立か回避の戦略を取ります。

腹側迷走神経優位な調整が取れた状態と、「闘争／逃走反応」を引き起こす交感神経優位な状態の間を行き来し、腹側迷走神経優位な状態へと戻ろうとするサイクルは、毎日繰り返されています。交感神経系の可動化戦術が成功しなかったとき、私たちは進化の順番を遡り、最も古い段階に到達し、背側迷走神経優位な状態となって崩壊します。ここで私たちは、自分からも、他者からも、そして自身の内的および外的リソースからも切り離されます。背側迷走神経系の不動化反応の中で、私たちは道に迷ったと感じ、つながりへと戻る道を見つけられなくなります。

背側迷走神経系によるシャットダウンから回復するには、進化の時系列に沿って前に進み、交感神経系の活性化したエネルギーを通って、腹側迷走神経系による調整が取れた状態にたどり着くことが必要です。内なる可能性、環境的な安全、社会的サポートなどの十分なリソースがなければ、「不動化―可動化―不動化」のパターンが繰り返され、自律神経系の悪循環の中に閉じ込められます。このようなときは、腹側迷走神経系のつながりによる「安全」にたどり着きたいという激しい渇望が満たされず、無力感を味わいます。システムが背側迷走神経系の崩壊から抜け出す道を見つけると、交感神経系の活性化したエネルギーが表面化し、「乱雑で無秩序な瞬間」が沸き起こって来る可能性があります。交感神経系の活性化した状態も、むろん適応的な生き残り戦略ではありますが、ここでつながりの感覚が得られないと、絶え間ない可動化反応によって心身が疲労困憊してしまい、再び崩壊し、エネルギーを温存する状態へと戻ってしまいます。「行動」を通して「崩壊」から「安全」に抜け出し、社会交流へと自律神経系の階層を上り続けるために、私たちは、「背中を支えてくれる手」を感じることが必要です。実際にそういう人がいればよいですし、想像上のものでもよいのです。

自律神経系のパターンは、時間をかけ、体験を通して形成されます。人とつながる体験をしたり、困難を乗り越えたりする中で、私たちは独自の反応パターンを形成していき、自分だけの神経プロフィールを発達させます。ポリヴェーガル理論を基礎に置いたセラピーでは、人にはそれぞれ独特の神経的な反応があることを知り、活性化のパターンを見極めます。クライアントによっては、すぐに不動化の状態に入る人がいます。ほんの一瞬、同調が乱れただけでも「神経系にとっては大きすぎる困難」になってしまい、彼らの自律神経系は生き残り反応を引き起こします。こうしたパターンを持つクライアントが、私にこんなことを話してくれました。

「パートナーが私に、『全部終わったかい？』と聞いてきました。私は即座に怒りがこみあげてくるのを感じました。私のことをそんなに信用できないなら、あなたが全部やればいいじゃないの、と思いました。私はちゃんとやったのです。あとから友達にこの件について相談してみました。友達は、彼がそんなふうに声をかけるのは、普通じゃないかと言いますし、私のことを気にかけてくれていたんじゃないかとも言うのです。でも、私はそんなふうに考えることなんてできません」。

また別のクライアントたちは、ほとんど気づかないうちに可動化から崩壊へと移ります。彼らの自律神経系は、むしろつながりを絶たれた状態に逃げ場を見つけます。この反応パターンを持つクライアントは、「誰でも簡単にやっている日常の雑務だというけれど、どうやってやったらいいのかわからない。自分は、子どものころ、恐ろしい夜を一晩なんとか生き延びるために必死だった。だから普通の人たちが学ぶことを、学ぶ余裕はなかった。私には、この世で生きていく準備ができていない。うまく順応できていないと感じるや否や、私は崩壊する」と私に話してくれました。

EXERCISE　あなたの神経系に尋ねてみましょう

次の質問は、三つの自律神経系の活性化のパターンと、そのときに起きる典型的な状態を表しています。あなたの神経系のパターンは、次の三つのうちのどれに一番よくあてはまるでしょうか？

・こんなとき背側迷走神経優位な状態になる

選択肢がない。状況から抜け出せないと感じる。自分は重要ではないと感じる。批判されている。自分はたいしたことないと感じる。自分はどこにも属していないと感じる。

・こんなとき交感神経優位な状態になる

時間がない。無視されている。混乱している。選択しろとか、旗幟を鮮明にしろと迫られる。周辺に争いごとがある。多くの人や物に対して責任を感じる。

・こんなとき腹側迷走神経優位な状態になる

私にとって大切な人たちに想いを馳せる。自然の中に出ていく。自分らしい選択をすることを自分に許す。音楽を聴く。イヌと静かな時間を楽しむ。星空の下に立つ。海に足を浸ける。息子とレゴを組み立てる。一杯のお茶を友人と楽しむ。

第2章　自律神経系の監視――ニューロセプション

言葉を使わない声がある。耳を傾けよう。　――ルーミー

私たちは、自分の信念に従って生きていますが、その信念とは自分の自律神経系の状態に由来しています。自律神経系の状態に関する情報が、身体から自律神経系の経路を通して脳に送られ、脳によって翻訳されて、信念に置き換えられているのです。精神は、神経系が教えてくれることに従って世界観を形成します。そして、世界観は自律神経系の状態に従います。

「ポリヴェーガル理論」には、ニューロセプションという概念があります。自律神経系は、自らに影響を与える「合図」によってさまざまな状態の間を移行していきます。ニューロセプションは、こうした「合図」を察知しますが、意識はしていません。ポリヴェーガル理論では、ある程度意識されている知覚と、まったく意識されず、認識の下の領域で行われるニューロセプションとの間に重要な

区切りを設けています。ニューロセプションは、腸の感覚や心臓が教える感覚などから情報を得ます。そして、「安全」と「生き残り反応」の間のスペクトラムに沿って私たちを動かします。ニューロセプションは、刺激を与えてくる「合図」を明確に認識することなく、意思決定や行動を選択する判断に影響を与える身体的な信号であると考えてもよいでしょう。(Klarer et al., 2014, p. 7067)。ニューロセプションのプロセスを通して、自律神経系は「危険」を評価し行動を起こします。「安全ではない」というニューロセプションを得ると、交感神経系の可動化や背側迷走神経系の「崩壊」へと移動します。「安全である」というニューロセプションを得ると、交感神経系や背側迷走神経系の働きはほどよく抑制され、腹側迷走神経系が優位となり、社会交流システムが活性化して作用し始めます。

ニューロセプションは、言葉のない体験です。それは、私たちを取り巻く世界の「合図」だけでなく、私たちの身体内からの「合図」に対する自律神経系の反応です(Porges, 2004)。心臓、肺、腸などの内臓からの情報と、私たちがいる場所からの「合図」、そして人々やまわりの物からの「合図」はすべて、ニューロセプションの大切な構成要素です。脳が理解して体験の意味づけをする前に、自律神経系はニューロセプションのプロセスを通して状況を評価し、反応を起こします。

ニューロセプションの特徴のいくつかは、ポージェスが「進化を通して前進した適応戦略」と呼ぶ私たちの神経系に配線され、共有される人間的な体験です(Porges, 2009b)。音(波動と頻度)への反応はこのよい例です。音楽は、私たちが意図的に音とつながる方法で、特定の身体的状態を呼び起こすことを想定したテーマをもとに構成されています。さらにニューロセプションは、トラウマ的であれ、慈愛あふれるものであれ、私たちが体験してきたことによって影響を受けます。それは、一人一人異なっています。ニューロセプションは、私たちの状態を変え、私たちの体験を彩り、自律神経系反応を作り出します。私たちはその刺激に気づかないことが多いですが、身体的な反応には気づくことがよくあります。自分の自律神経系の反応に気づくようになったあるクライアントが、私にこのようなメッセージを送ってくれました。「今ちょうどお店にいて、スクラップブックに入れる切手を見ています。突然心臓がドキドキし始め、顔がほてるのを感じています。まわりには誰もおらず、明らかにトリガーになるようなことがあったとは思いません。そしてこの感覚は、気づくとすぐになくなりました……。奇妙です」。

ニューロセプションは、状態を形成し、次に状態が反応を形成します。「安全である」というニューロセプションにより、腹側迷走神経系が刺激され、社会交流システムが作動します。私たちは気楽に他者とつながり、コミュニケーションを楽しみ、協働調整できます。交感神経系や背側迷走神経系が優位な場合は、行動が制限されます。「安全ではない」というニューロセプションからは、交感神経系による可動化した「闘争／逃走」のエネルギーが引き起こされます。さらに、背側迷走神経系による不動化による「崩壊」、「シャットダウン」、「解離」が起きてきます。このようなとき、私たちの可能性は制限されます。人が「危険」あるいは、「生命の危機」を知らせるニューロセプションに捕えられているときに、社会交流システムにアクセスするよう期待しても意味がありません。このようなときは、腹側迷走神経経路は、生物学的に利用できない状態にあります。

では、この自律神経系の監視システムを解剖学的にみると、どのようになっているでしょうか。このシステムには、側頭皮質、中脳水道周囲灰白質（PAG）、島《とう》が含まれるといわれています（Porges, 2009b, 2011a）。こめかみのあたりに位置するといわれる側頭皮質は、「この人は安全で信用できるか?」という疑問を発し、見慣れた顔、声、手の動きに反応します。

側頭皮質は、動きと意図を評価する際には扁桃体と連絡し合います。PAGは、脳幹の上部にある古い脳構造で、対立行動、逃避行動と不動化行動を調整するために、交感神経系と背側迷走神経複合体と連絡を取り合います。島は、側頭葉と前頭葉を分ける皺の中にあり、大脳皮質に深く埋め込まれており、内受容（内的生理感覚）に関与したり、内臓のフィードバックに気づきをもたらします（Craig, 2009a）。これら三つのシステムが、ニューロセプションのプロセスに関与していると考えられています。

私たちのニューロセプションの反応は、自分にしかわからない場合もあれば、誰が見ても明らかな場合があります。私たちは、心臓の拍動、消化のプロセス、喉の感覚の変化を感じたり、行動には移さないものの、何かの行動をしたいという衝動を感じるかもしれません。あるいは、顔の表情や声の調子、身振りや姿勢で、自分の状態が変化したことが誰の目にも明らかになるときもあるでしょう。私たちはみな、「安全」、「危険」、そして「生命の危機」というスペクトラムを共有していますが、その状態を移行する条件は人によって大きく異なります。自律神経系は、体験によって形成され、人間関係に左右されるシステムです。クライアントはそれぞれに独自の反応パターンを持ち、「安全である」という状態と、「安全ではない」という状態の間を行き来しています。「安全」から「危険」へと動くときは、大きい反応を示しますし、そのスペクトラムを微細に行き来するときは、もっと精妙な反応を示すこともあるでしょう。ニューロセプションが効果的に働いていると、「危険」の度合いに見合った、調和のとれた自律神経系の状態を作り出すことができます（Porges, 2009a）。私たちは、「危険の合図」を受け取ると、それにふさわしい反応をし、「安全の合図」を受け取ったらリラックスします。しかし、多くのクライアントにとって、ニューロセプションはむしろ不調和をもたらします。彼らは、安全な環境にいるにもかかわらず、自分の防衛システムを巧みに抑制することができなかったり、危険な環境にいるにもかかわらず、自分の防衛システムを活性化することができないこともあります。ニューロセプションについて十分理解していないと、こうした不調和は混乱を引き起こし、クライアントは、自分は余計な反応をしてしまうとか、適切な反応ができないと思い、自信を失ってしまいます。セラピストは、クライアントがニューロセプションの微妙な差異を追跡することを学び、自律神経系が「安全」と生き残りのために的確に事態を判断し、適切な行動を選択できるように導くことが大切です。こうした働きかけの中で、クライアントは自分の行動や体験の意味を適切に理解できるようになります。

クライアントのニューロセプションは、セラピーにおける環境とセラピストとの関係性をも絶えず監視しています。セラピストは、「安全」な場所を提供し、クライアントにとって「安全」な人間であることを示そうと意図します。しかしクライアントがその「合図」を受け取らず、自律神経系による体験が「安全ではない」と判断してしまうことも起こりえます。すると、クライアントのニューロセプションは、彼の自律神経系からくる情報とセラピストの「合図」との間の不調和に、強く反応する可能性があります。カウンセリングルームの中にある何か、あるいはセラピストとの関係に刺激されて、過去に体験し、身体の奥深くに畳み込まれた古い物語がよみがえり、臨床の場を乗っ取ります。その瞬間、ニューロセプションは質問を始めます。「この環境の中は安全か？」「私の身体の中や、周囲は安全か？」「私のセラピストは、元気を回復させるリソースか、それとも脅威か？」

安全と調整を図るためには、能動的な経路と受動的な経路の両方があります（Porges, 2017b）。能動的な経路は、腹側迷走神経系の安全回路を意図的に利用します。受動的な経路は、ニューロセプションを通して、認識を伴う気づきの範疇の外側で働きます。受動的な経路を通して自律神経系は、「この場所で、この瞬間、この人と関わるのは安全か？」という問いを投げかけつつ、情報の確かな流れを受け取ります。ニューロセプションがこの問いに答えると、自律神経系は確実に生き残るために行動し、社会的なつながりを制限するか、あるいは強化するか判断し、自律神経系の状態を移行します。

自律神経系的な期待

ポリヴェーガル理論は、「生物学的非礼」という概念を紹介しています（Porges, 2017a）。これは、社会的なつながりが中断され、ニューロセプションが「安全」から「危険」へと転換するときに起こる、不調和の体験です。「生物学的非礼」の瞬間は、私的な場面でも、仕事場でも頻繁に起こります。あたりかまわず携帯電話を使うというのも、「生物学的非礼」にあたります（Hyde, 2013）。同僚が、友人との間で起きたことについて教えてくれました。「ある計画を立てていたら、彼女は振り返って、携帯電話を見たの。即座に、私は重要な存在ではないように感じたわ。もう安全ではなかった。消えかった。これもあのとき、彼女が携帯電話を見たせいです」。それがどんなにありふれた出来事であろうとも、私たちは神経生物学的な見地から自律神経系的な決裂を感じます。「理解すること」は脳の領域であり、自律神経系の領域ではありません。ですから、理解できない場面でさえ、自律神経系は反応します。

ポリヴェーガル理論では、神経系から見た「期待」があり、その「期待」が裏切られるプロセスがあることを説明しています（Porges, 2017a）。私たちは、期待した反応が起きなかったとき、自律神経系による反応を体験します。互恵的なつながりを持とうと「期待」し、その「期待」が裏切られると、ニューロセプションは「生物学的非礼」と、「安全ではない」という「合図」をキャッチします。では、トラウマ体験をもとに形成された神経的な「期待」が裏切られたとき、何が起こるでしょうか？セラピストが、クライアントの自律神経系が抱く「期待」通りに反応しなかった場合、何が起こるでしょうか？　この場合「違反」は肯定的な体験となります。ニューロセプションが習慣的に「期待」している反応とは異なる状況を体験することであり、臨床においてクライアントのニューロセプションを変えていく大切なプロセスです。しかしまだクライアントにとっては「安全である」と確信が持てない状況です。セラピストとクライアントの間で、このように神経的な「期待」に繰り返し反することは、クライアントの自律神経系が持つ思い込みに対して影響を与えます。クライアントの神経系が違った方法でセラピーに関与し始めると、古い物語はもうその場に合わなくなり、新しい物語を探求する準備が整います。

ニューロセプションは「合図」を探す

私たちの目は、「安全の合図」を周囲の中に探すとともに、周囲に「安全の合図」を送ります。「カラスの足跡」といわれる皺ができる目じりは、私たちが「安全の合図」を探す場所です。「安全」か「危険」か、という「合図」を送るさまざまな方法を探求してみると、ニューロセプションの反応を引き起こすのに、目の力が非常に役に立つことがわかります。

簡単なエクササイズがあります。これは、ニューロセプションを理解し、アイコンタクトが精妙に変化するにつれて、自分の状態も変化していくことに気づくためのエクササイズです。同僚とこれを試してみましょう。相手を凝視してみてください。強く、焦点づけ、にらみつけるような感じです。最後では、次にニュートラルな感じで、ただ見てください。そこに多くの情報は付随していません。最後に優しく見つめます。温かく、招くように見つめてください。アイコンタクトのやり方が変わるごとに、あなたのニューロセプションがどんな「合図」を送っているかに気づきましょう。あなたの社会交流システムは活発ですか？　それともあなたの防衛が働いていますか？　あなたは、自律神経系の三つの階層、つまり、腹側迷走神経系、交感神経系、背側迷走神経系のどこにいますか？　同僚に、三種類のアイコンタクトを受け取ったとき、それぞれどんなニューロセプションに気づいたか、どんなメッセージを感じたか聞いてみましょう。

心からの微笑みは、儀礼的なものとどう違うでしょう？　「デュシェンヌの微笑み」といわれるものがあります。これは、顔の表情に関する生理学を研究した、一九世紀フランスの生理学者ギヨーム・デュシェンヌの名からつけられたものです。デュシェンヌは、人が心から微笑んでいるときは、目は少し閉じ、頬が上に動き、目のまわりに皺があることを発見しました。このような心からの微笑みは、近くにいるどんな人の自律神経系にも「安全である」という「合図」を送り、自分に近づくよう誘います。頬、特に頬骨を動かす筋肉と、目にカラスの足跡の皺を寄せる筋肉である眼輪筋は、顔に活気をもたらします。儀礼的な微笑みでは、顔上部の動きが欠け、目じりに皺が寄りません。するとニューロセプションは、こういう人とのコミュニケーションは歓迎せず、むしろ、「警告」と捉えます。

太古の昔、爬虫類が支配していた世界に哺乳類が誕生したとき、中耳骨が顎骨から離れ、腹側迷走神経系は中耳筋を調整する神経と合体しました（Porges, 2015a）。これは進化上重大な出来事でした。なぜなら、音の処理能力が自律神経系の状態と結びつけられたからです。私たちは、ある周波数を聞くと、心が落ち着くように配線されています。低周波の音と波長は、「生命の危機」を知らせるニューロセプションを刺激し、捕食者への警戒と、背側迷走神経系による不動化を促します。いっぽう、高周波の音と波長は、「危険」のニューロセプションと交感神経系による可動化反応を引き起こします（Porges, 2010）。

音は、「安全」のニューロセプションを引き出す強力な「合図」の一つです。自律神経系は、韻律（プロソディ）といわれる声の抑揚を認識します。私たちの意図を表すのは、言葉自体ではなく、リズムのパターンと、周波数、持続性、発話の強度を伴った声なのです。自律神経系は、ニューロセプションを通して言葉の下にある「安全」と「友情」を表す音を聴いています。

「私たちは、自分の神経系が安全を感じるために何を必要とするかということよりも、自分を脅かしたり傷つける人をどう見分けるかということに、より焦点を当てている」とポージェスは論じています（Porges, 2015a, p.2）。「安全である」というニューロセプションを作り出すには、二つの要素が必要です。まず、「危険の合図」を解消し、次に「安全の合図」をもたらすことです。「危険の合図」を解消することは重要です。それがないと、ニューロセプションは防衛的な生き残り反応を活性化し続けます。それとともに、「安全の合図」がない環境は、「安全である」と判断するニューロセプションをもたらすには不十分です。「危険」を知らせるニューロセプションから離れ、興味、創造性、つながりと共感をサポートする安全のニューロセプションの中にしっかりと入るためには、自律神経系はどんな「合図」が必要なのでしょう？　継続的な協働調整の機会、互恵性に基づいた信頼できる関係、安全な人と一緒に活動を共にする、などは、どれも安全のニューロセプションを元気づける大切な要素です。

ニューロセプションを探求する四つのステップ

ステップA：自律神経反応は、つねに起きています。私たちの自律神経系は、「危険の合図」に絶え間なく注意を払い、生き残りに役立つ反応をします。私たちは意識下で、ニューロセプションに沿って流されています。

ステップB：自律神経反応に気づくとともに、ニューロセプションが体験の一つ一つをどのように評価しているかにも気づいていきましょう。ニューロセプションへの気づきを付け加えることで、私たちは「ここにいる」という状態から「共にいる」という状態へ移ることができます。そうすると、観察者として自分を見ることができるようになり、体験をもとに心身に深く染み込んだ反応経路を遮ることができるようになっていきます。古い反応経路を遮断しないと、古いパターンが私たちを自律神経系の階層の下のほうへと引っ張り、安全のニューロセプションを遠ざけてしまいます。ニューロセプションに気づくことで、セルフ・コンパッションに向かうように意図的に自分のパターンを変えていくことができるようになります。

ステップC：セルフ・コンパッションを持てるようになると、私たちは友達が作れるようになっていきます。この場所にいると、内的な優しさや気遣いを持つことができます。そうすると、自分はありのままで安全なのだ、という腹側迷走神経系が優位な状態へ入っていきます。このセルフ・コンパッションの場所から、私たちは好奇心を持つことができるようになり、無理をせずに自分のニューロセプションの習慣的な反応をさらに深く探求することもできるようになります。

ステップD：好奇心を持ち、積極的な問いを深めることで、可能性が深まります。好奇心を持つと、直観力が花開くといわれます。腹側迷走神経優位な状態で流れに沿っていけば、あらゆる選択肢を持つことができ、どのような結果をもたらすことも可能です。この場所では、調整し、リソースを持ち、互恵的に交わり、つながり直し、パターンを改め、物語を変えられるのです！

自律神経系が「安全な家」だと感じられる場所を見つける

私たちの身体は、自分はつながっているのを知っています。私たちの理性が、私たちをホームレスにしてしまうのです。

——ジョン・オドノヒュウ

ニューロセプションは、私たちに安全のメッセージを送ります。私たちの本当の家はどこなのかをちゃんと知っています。理性は、時としてそのメッセージに異を唱えるでしょう。真実はほかにある、というかもしれません。頭の中で、いろいろ意見が割れることもあるかもしれません。しかし、ニューロセプションが伝えることが、最終的な真実なのです。私の家族は、代々海の近くに住んでいます。潮の満ち干は私のリズムとなっています。海辺を離れて旅をすると、私の神経系は、ここが家ではないことを思い出させます。海辺に戻ると、安心の感覚が私を満たします。あなたの自律神経系が、「ここが安全な家だ」と告げてくれる場所はどこでしょうか？

第3章　つながりへの配線

最も調和することは、最も優しいことでもある。生き残るには、お互いの助けと協力を必要とするのだ。

——テオドシウス・ドブジャンスキー

私たちは生来社会的な存在で、私たちは生まれながらに、他者と相互作用し関係を持つことを求めます（Cacioppo & Cacioppo, 2014）。私たちは人生最初の瞬間に、本能的に母親の顔のほうを向きます。それから死ぬまで、私たちは絶え間なく他者との関係に同調して生きていくことを望みます。「ポリヴェーガル理論」では、自律神経系から見た「安全」を「愛着の始まり」と呼んでいます（Porges, 2012）。「安全」の基盤は、協働調整を通して作り出され、その上に愛着が形成されます。協働調整は、「身体的な安全」の基盤を作り、それが後に社会交流につながる「生理学的な安全の物語」を支持します。

二人の人の自律神経系は、共につながりの体験を作り出し、それは聖なる場所となります。ある同僚が私に次のような逸話を教えてくれました。この物語は、つながりの力を美しく描き出しています。

私には二歳になるアイリスという娘がいます。アイリスは、いろいろな色のマーカーでお絵かきすることに夢中になっています。アイリスは、いつも同じような楕円形を描きます。これは彼女にとって、鳥や魚やクジラなのです。ある朝アイリスはクジラを描きました。そして私に「クジラさんは悲しいの」と言いました。私は、「クジラさんがもっと気分がよくなるためには何が必要だと思う？」と尋ねました。するとアイリスは、「このクジラさんは、自分を見てくれるもう一匹のクジラさんが欲しいの」と言いました。そしてアイリスは私に、このクジラさんを見ている、もう一匹のクジラさんを描くよう頼みました。私はクジラをもう一匹描き、「悲しがっていたクジラさんは、今どうかな？」と尋ねました。アイリスは、「ずいぶん気分がよくなっている」と言いました。私は幼い子どもが持つ、人間としての直観的な叡智に大変驚きました。私たちは他者の存在の中に「安全」を探すように配線されているのだ、と得心しました。それ以来アイリスはたくさんの動物を描いていますが、どの動物も、自分の仲間に見てもらいたがっていいます。そして私たちは、二歳児のやり方で、もし自分を愛してくれる人の顔を見ることができたら、どんなにそれが助けになり、自分は大丈夫だと感じるか、そして、誰かが悲しかったり孤独だったり傷ついていると感じているときに、どうしたらその人にその「安全」の感覚を提供できるか、について話し合っています。

協働調整は、仕事上の人間関係、友情、親密なパートナーとの関係など、あらゆる肯定的な関係の中心に位置します。子ども時代に協働調整する機会を逃すと、それは大人になってからの人間関係に暗い影を落とします。子ども時代にトラウマをこうむるということは、意図的に子どもを傷つける行為であれ、世話をしないというネグレクトであれ、協働調整を危うくし、協働調整のスキルの発達を滞らせます。「安心」の必要が満たされないと、自律神経系は独自の調整方法を形成します。クライアントはよく、「つながりが欲しかったけれど、私の人生には安全な人は誰もいなかった。だからしばらくして探すのをあきらめた」、と言います。ポリヴェーガルの観点からいくとクライアントが協働調整してくれる人を探すのをあきらめ、自分で自分を道案内する方法をすでに見つけていたとしても、彼らの自律神経系は協働調整を求め続けます。

つながりが失われると、神経系に問題が生じます。孤独は痛みをもたらします。孤独な人々は、免疫機能の低下、心臓病、うつなど、自律神経系の機能に関連するさまざまな心身の不調を抱えがちになります（Cacioppo, 2011）。孤独の感覚は、誰かに向かって手を伸ばしたいと私たちを駆り立てますが、脅威に対する用心深さも増加させます（Hawkley & Cacioppo, 2010）。そしてコルチゾールを増し、交感神経系を活性化させます（Cacioppo, 2011）。孤独な人間は、不幸せを感じるだけではなく、自律神経系の防衛システムを活性化させ、「安全ではない」と感じます。慢性的な孤独は、絶えず「危険」のメッセージを送り、私たちの自律神経系は「生き残りモード」に固定されたままになります。

ポリヴェーガル理論では、協働調整は「安全」を感じるために必須であり、私たちの生理学的状態は、お互いのつながりの中で調整されると論じています（Porges, 2012）。協働調整によるつながりは、帰属の感覚と、世界の中につながっているという安心感をもたらします。私たちは、つながりを求める生理学的欲求が満たされないと苦しみを覚えます。そしてその苦しみが自律神経系の反応を導きます。これが、人の言葉を遮ったり、議論したり、注意を引きつけるために攻撃するなどといった可動化を通した自律神経系による反応を引き起こします。あるいは、沈黙し、人と距離を取り、引きこもるといった背側迷走神経系によるシャットダウン戦略に陥るかもしれません。クライアントが、自分はひとりぼっちで、人と調整し合う関係性に入ることができないと感じたとき、クライアントの中に、どんな自律神経系の生き残り戦略が現れてくるでしょうか？

子どものころに協働調整が適切に行われなかった体験を持つ人は、じつは多いと考えられます。子ども時代のトラウマ体験を抱えるクライアントにとって、どこにも属していないという感覚は、ごく当たり前のことで、ひとりだと感じることは、自律神経系にとっては馴染み深い状態です。協働調整が必要なクライアントに対しては、一週間に一回はセッションを行う必要があります。セラピストは、セッションで腹側迷走神経系のエネルギーの流れをもたらすためにも、自分の自律神経系の状態を調整しておく責任があります。手を伸ばしてクライアントに安全の手がかりを提供し、彼らを腹側迷走神経系によるつながりの感覚と、「安全」へと誘うことがセッションの重要な部分となります。二人の自律神経系が腹側迷走神経系のつながりの中で調整を始めると、迷走神経緊張を増すような上向きの螺旋を作り出すプラスのフィードバック・ループが形成されます（Kok & Fredrickson, 2010）。クライアントにとってこのような体験は、新しい自律神経系のパターンを変え、新しい物語の始まりをもたらすことになります。

関係の互恵性

互恵性は、自律神経系の重要な調整要素です。ラテン語では、「互恵性（*reciprocus*）」は、「同じように回復する」や「かわるがわる」を意味します。互恵性、つまり自発的に与え、受け取る役割の繰り返しは、良好な関係においてみられる肯定的な特徴です。反対に、「互恵性の欠落は、苦しく空しい関係の信号となることがよくある」とポージェスは述べています（Porges & Carter, 2011, p.55）。互恵性は、二つの自律神経系間の、行ったり来たりするコミュニケーションの中で作り出される、人とのつながりです。それは、心を込めた傾聴と反応の体験です。満ちたり干いたり、与えたり受け取ったり、同調し、共鳴する感覚としての互恵性の体験によって、私たちは必要な栄養を与えられます。私たちは、世話し、世話され、互いに健全さをもたらしあうことを体験し、それが身体の状態や世界観に反映されていきます。

互恵性は、関係の力学を理解する手助けになります。互恵性のある関係が一連のスペクトラムになっていると考えると、ある関係はどのあたりに位置するでしょうか？　お互いに交代で相手のために何かしたり、話したり聴いたり、お互いに双方向のやり取りができていると、互恵性があるといえます。しかし、いつもお互いの貸し借りのバランスが取れているとは限りません。ある人は、時によってはもっと世話をしてもらわなくてはならないかもしれません。そのようなとき、別の人は互恵的関係に戻れるまで、その人に調整的なエネルギーを与え続けることもあるでしょう。このように、バランスが一次的に崩れることがあっても、与えるものと受け取るものが対等であるとき、お互いに助け合うことは私たちの心身を満たしてくれます。互恵性を考えるときには、長い目で見る必要がありま す。お互いに与えたり受け取ろうとする意図のもとに互いを招き合っているか？　この関係は、つながりの感覚を育てているか？　この関係は釣り合いが取れているか？　など、互恵性を考えるときはこうした疑問にも答えていかなくてはなりません。

どんな関係でも、バランスは一時偏ったり、再調整したり、また偏ったりします。この断続的な起伏が、じつは自然に互いの関係を深めます。いっぽう、しばしばバランスが崩れ、一方の人が、つねに他方より優先してもらいたがっているかのように思われるパターンが現れることがあります。互恵性がずっと欠けたままだと、その関係は疲弊をもたらします。また時には、事故や病気のために混乱が続き、関係のバランスが永久に変わることもあります。このような場合は、互恵性の双方向の流れは、世話をするだけの一方的な流れに置き換えられます。

互恵性が感じられた瞬間を、心身を使って思い出し、その思い出に再び命を吹き込むことも大切です。セラピストは、クライアントがつながりの体験を思い出すことができるなら、意図的にそこへ戻るのを手助けすることができます。そのような体験が本当に乏しい人もいます。そのようなときには、互恵性のある関係性を想像することもできます。クライアントによっては、このクライアントが互恵性の体験を想像し、心身で生き生きとその感覚を味わうことを支援することができます。互恵性を感じた体験を思い出すことも、想像してみることも、共に、自律神経系を刺激し、つながりや協働調整を促す方向に向けることができます。互恵性の体験を思い出したり、想像することは、自律神経系の防衛システムを抑制し、腹側迷走神経系と、それによる「安全」とつながりへの動きを活性化させます。これは内なる実験です。ですからクライアントはひとりでこの互恵性のエクササイズを試すこともできます。もちろん、互恵性といいながら、ひとりで実践するというのは矛盾した言い方ですが、それでも役に立ちます。クライアントは、つながりを絶たれたと感じたときに「危険」を知らせる自律神経系からの感覚を持つことでしょう。この瞬間に、このエクササイズを行うことができます。頼れる社会的なサポートネットワークを持たないクライアントにとって、このエクササイズをすれば、安全な人が近くにいなくても、必要なときにつながりの体験を持つことができるのです。

アフリカのバンツー族の中では、「ウブントゥ（ubuntu）」という言葉があります。これは、「人は他者を通して人となる」という意味があるそうです。私たちは集団に帰属しているから人間なのです。

数十年に及ぶ研究の結果、他の人々から孤立し社会的なつながりから切り離されることは、身体的にも感情的にも生涯にわたって否定的な影響を与える危険要素であることが明らかにされています。社会的なつながりがないこと、社会的に仲間はずれにされることは、身体を傷つけられたときの体験と同じ苦痛を知らせる神経系の経路を活性化させます（Eisenberger, 2012）。「心が痛む」、「心が折れる」、「心が傷つく」、「苦しみを舐める」など、私たちが使う慣用句にもこうした痛みを表すものがあります。孤独の苦しみの中で長い間を過ごした自律神経系は、適応的な防衛パターンを持つことが習慣化します。このような状態では、「安全」を示す生理学的状態に入ることができなくなります。私たちは、誰もが他者の存在に慰めを感じ、ひとりぼっちにされると苦しみます（Eisenberger, Lieberman, & Williams, 2003）。私たちは、自主性と独立性を推奨する文化の中にいますが、それでもつながりの中で生きるよう配線されていることを覚えておく必要があります。

第Ⅰ部　まとめ

希望とは、一面の暗闇にもかかわらず一条の光を見ることができる能力である。

——デズモンド・ツツ

長年にわたって身につけてきた防衛パターンのために、人とつながることができないクライアントに働きかけるとき、ポリヴェーガル理論はセラピストに希望をもたらします。この「つながりの科学」を通して、自律神経系は、安全とつながりに向かって再形成することが可能なのです。適応的な生き残り反応の結果として社会交流システムは下方修正されてしまいます。しかしそれは、目覚めるのを待っています。ヴェーガル・ブレーキは損なわれていません。「機能不全」は、まったく変化しない構造ではなく、むしろ「安全」の下で再び息を吹き返すのを待っているのです（Porges, 2003）。

自律神経系の調整は、身体的、心理的ウェルビーイングに必須の要素です。「自律神経系の状態は、人間が携わるほとんどすべての機能を構成している」とウィリアムソンらは述べています（Williamson, Porges, Lamb, & Porges, 2015, p.2）。トラウマは自律神経系の調整能力に影響を与え、活性化した防衛システムのパターンを慢性的に発動します。その結果、互いに満たし合う関係を作り出し維持する能力が損なわれ、そのためにやがて社会的なサポートを失ってしまいます。社会的なサポートがなければ、自律神経系はさらに「危険」を感じ、つながりから遠く離れて、防衛反応に入っていきます。そうなると悪循環が際限なく続いてしまうのです。この悪循環はクライアントの多くに見受けられます。臨床の中にポリヴェーガル理論を持ち込むことで、クライアントは、自分には頑固な反応パターンがあることを認めるとともに、こうしたパターンは、成育環境によって形成されたのだということを理解することが大きな助けになります。

私たちは毎日、自律神経系の階層を行き来しています。一日の活動の中で、何度もその道をたどります。人々はさまざまな動きを見せます。また、人と人との関係も、非常に複雑に織りなされています。そこにさらに、複雑な自律神経系のエネルギーが混じりあっていきます。ですから、私たちは自律神経系の反応の階層を、柔軟にナビゲートできるようになることを目指すことが求められます。

欠乏した状態から豊穣へと移行するのは、力強い体験です。ポリヴェーガルの観点からは、これは交感神経系と背側迷走神経系による生き残り反応から、腹側迷走神経系による調整の基盤へと移行することでもあります。この神経基盤に根差していれば、日常的に起きてくる些末なトラブルの数々をうまく切り抜け、腹側迷走神経系がもたらす「安全である」という状態に留まることができます。そうすれば、「必要なものは十分ある」という安心感に満ちた豊かな物語を紡ぐことができるのです。

本理論を通して、私たちは日常的な生活体験の根底にあるプロセスを理解することができるようになります。本理論の基礎的な要素をしっかり理解すると、私たちは神経系を再パターン化するための技法を探求することができます。自律神経系の調整をサポートし、社会交流システムに携わり、防衛反応を鎮める臨床介入は大きな効果をもたらします（Williamson et al., 2015）。ポリヴェーガル理論は、クライアントの神経系を再調整し、習慣的な防衛パターンから、つながりを持つという新しいパターンへ移行するのを助ける方法をセラピストに提供します。

第Ⅱ部　神経系をマッピングする

優れた地図製作者とは、科学者であり、芸術家でもある。
——アーウィン・ジョセフ・ライス

地図がない世界を想像するのは難しいものがあります。人間は、何世紀にもわたって地図を描いてきました。紀元前八〇〇〇年のバビロニアでは、星座の地図が作られました。紀元前六世紀ギリシアの哲学者アナクシマンドロスは、世界で最初の地図を作ったといわれています。二〇〇五年には、Google Map が公開されました。現代の私たちは、目的地への最善の道筋を教える何らかの方策なしに、世界に乗り出すことはまずないといってよいでしょう。世界のあらゆる国で地図が使われています。このように私たちが地図を共有するとき、私たちは文字通り「同じページの上にいる」といえるでしょう（Blaut, Shea, Spencer, & Blades, 2003）。道に迷ったときは、家に帰る道を見つけるために地図を使います。自律神経系のマップの上で「家」といえば、自律神経系の階層のてっぺんにある腹側迷走神経系が支配している安全な状態のことといってよいでしょう。

クライアントは、自分の神経生物学的状態に興味を持ちます。誰もが、「人生を通して乗り続けている自転車」がどのように動いているかを理解したいと願うようです。大人も子どもも、自律神経系の三つの基礎的要素について学ぶことに興味を持ちます。クライアントが、自分の身体反応、信念、感情、行動をじっくりと観察し、「安全」、「危険」、「生命の危機」という自律神経系の活性化の三つの状態を図解するために、自律神経系のマッピングを行います。クライアントはマップ作りをやってみることで、人と関わったり、何か活動する際の自分の癖や習慣を捉え、「安全」と「安定」の身体感覚を作り出すにはどこから始めたらいいのかを次第に理解し始めます。

治療の最初の段階において、セラピストとクライアントが、マッピングを一緒に行い、クライアントの独自の自律神経系プロフィールの情報を共有することは、とても重要です。マッピングを行うことは、左脳と右脳を同時に刺激します。まず、主に右脳を使って自律神経系のそれぞれ異なる三つの状態のときの身体感覚を味わいます。次に、主に左脳を使って言語化します。マッピングのスペクトラムである三つのマップは、クライアントの自律神経系の状態がどのようになっているかを理解する、実践的な手助けになります。このマップは、臨床の方向性を決めていくのにとても役に立ちます。クライアントが他者と関わる際のパターンを作り直すには、腹側迷走神経系のサポートをもとに、交感神経系や背側迷走神経系の反応を抑制させる必要があります。そのため、クライアントの自律神経系の状態を特定することは、臨床プロセスの重要なステップです。

またマッピングは、クライアントが日常的に、今、自律神経系の階層のどこにいるかを意識する習慣を作り出すのに役立ちます。クライアントは、自分のマップを冷蔵庫に貼ったり、財布やポケットに入れて持ち歩いている、と言います。こうしたことを通して、クライアントはマッピングを意識しながら自律神経系の階層のどこにいるかをチェックする習慣を持つことができます。子どもは四歳になるころには、すでに地図を理解する能力を持つといわれています（Blaut et al., 2003）。ですから、自律神経系のマップを作ることは、子どもや家族の臨床においても役立ちます。家族で自律神経系を表す「家族だけのことば」を共有することは、ファミリーセラピーに役立ちますし、家庭の中で起きてくるさまざまなトラブルに対処するのに役立ちます。カップルは、同調が欠けていることに悩んでセラピーにやってきます。このようなときに、カップルで自律神経系のマップを作ることも有効です。自律神経系のマップ上で、自分たちの調整不全の状態を客観的に見ることができると、パートナーがわざと不調和な態度をとっているのではなく、むしろ神経生物学的に相手と同調することができない状態なのだということが理解できます。マップはまた、自律神経系のなかでも、腹側迷走神経系の同調を分け合う、親密で甘美な瞬間を味わうことにも役に立ちます。

マッピングは、自律神経系を意識する習慣を作ってくれます。基本的なマッピング・スペクトラムは、「パーソナル・プロフィール・マップ」「トリガーと微光のマップ」「調整のリソースのマップ」という三つのマップで構成されます。

マップ1「パーソナル・プロフィール・マップ」は、「私はどこにいるか？」という質問への答えを探求する基盤となるマップです。このマップを使って、クライアントは自律神経系の階層上の自分の場所を特定します。このマップは、自律神経系の状態を認識するために必要な、基本的スキルを作り出します。「パーソナル・プロフィール・マップ」によって、クライアントは、各状態の目印となる自分の身体、思考、感覚、行為を説明することができるようになります。

マップ2は「トリガーと微光のマップ」です。このマップは、クライアントが、「何が私をここにやって来させたのか？」という重要な質問に答えるのを助けます。「トリガー」は、交感神経系と背側迷走神経系の挑発であり、いっぽう「微光」は、腹側迷走神経系が光り始める瞬間です。セラピーでは、この両方を認識することが大切です。トラウマ・サヴァイヴァーとのセッションでは、セラピストが調整不全にばかり気を取られてしまうことがあります。脳は生来否定的なものに注意を向ける傾向があるので、安全なつながりのほんのわずかな瞬間があったら、そこを見逃さないようにしないといけません。さもないとクライアントは、その安全とつながりの瞬間をさっと通り過ぎ、自律神経系の調整という閃光の恵みに気づかないかもしれません。

マップ3「調整のリソースのマップ」は、「どうやったら腹側迷走神経系の調整への道を見つけられるか？」という質問に答えるためのマップであり、スペクトラムの中では最後のものになります。

私たちは、ひとりでも、人と一緒でも、調整するための潜在力を持っていますし、また調整を望んでもいます。そのためこのマップは、どちらのリソースも特定できるよう設定されています。誰もが、成育歴によって自律神経系に特定の傾向性を持つようになります。その場合、クライアントは特定のリソースに偏る傾向性があります。ですから、「調整のリソースのマップ」では、個別のリソースや、人間関係から得られるリソースがそもそも存在しているか、あるいはしていないか、といったことに気づく手助けにもなり、新しい調整経路を築くプロセスにも注意を向けることができるようになります。

はしごの上の人生

この世界にやって来た瞬間から、あなたに変容をもたらすはしごがあなたの前にあった。

——ルーミー

マッピングのスペクトラムの最初の段階では、「ポリヴェーガル理論の初心者向けガイド」（9ページ参照）に書いた、はしごの概念を使います。はしごのイメージによって、安全に移行する感覚が持てます。溝を飛び越えるような努力は必要なく、はしごのイメージでは、一段ずつ確実に進んでいく感覚を持つことができます。はしごはつねに地面にしっかりとついていて、より高いところに安全に到達する方法を提供します。この場合、進化的な根である背側迷走神経系は、はしごのための地面を指し、力を与えてくれる交感神経系を通って、腹側迷走神経系の社会的なつながりの状態へと上っていくことができます。「あなたは、今はしごのどこにいますか？」という質問をすると、クライアントも答えやすく、はしごの上り下りの移動のイメージを使って状態の移行を追跡するのは、簡単だと感じるでしょう。また、はしごを使ったマッピングは、他の人々とも共有しやすく、自律神経系の状態に関する相互理解を作り出します。

　はしごを上り下りして前進する方法は、良い悪いを暗示するものではなく、むしろ階層と、ホメオスタシス（恒常性）を維持する腹側迷走神経系の状態による監視が行われていることを意味します。

　私は、臨床や教育においてはしごのイメージを使ってきましたが、高いところは好きではなく、はしごのイメージは落ち着かないという人たちがたくさんいることに気づきました。あるセラピストは、

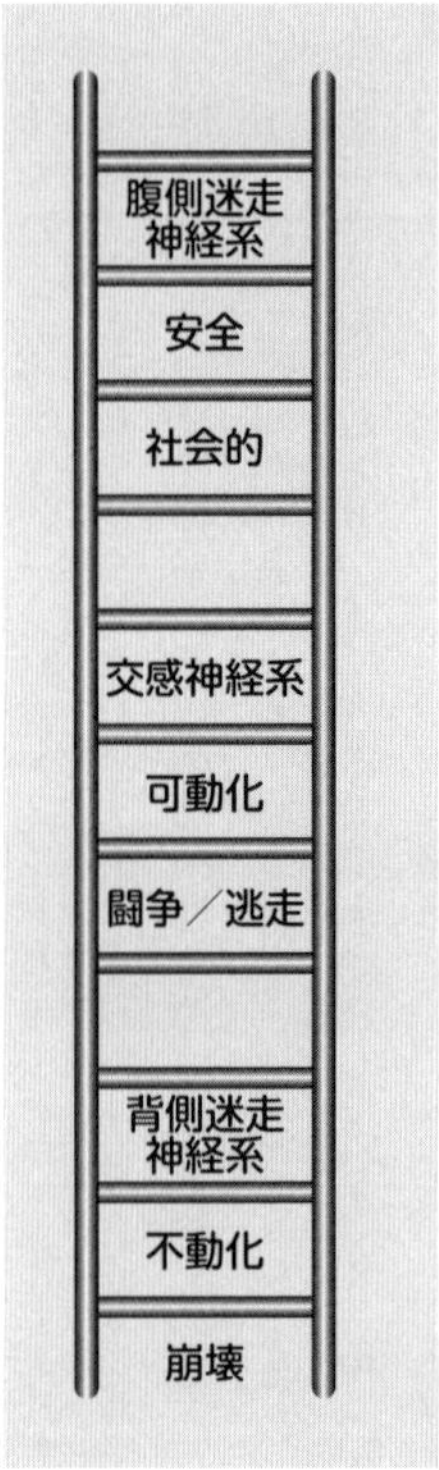

クライアントが安全なイメージを持てるように、はしごのてっぺんを底よりも広く描くようにクライアントを促すという創造的な方法を思いつきました。他のセラピストは、はしごを横向きに置いて、「上下」よりむしろ「前後」のイメージを使うことで階層の感覚を持ってもらうように工夫していま す。

このマップ上で、はしごは三つに分かれています。それぞれ、三つの自律神経系の状態である腹側迷走神経系、交感神経系、背側迷走神経系を表しています。各神経系には三段が割り当てられて、その状態が説明されています。そして、それぞれの状態の中での反応の幅と、状態間を移動するときに起こる状態が書かれた段があります。このマップは、ポリヴェーガル理論で用いられている自律神経系の状態を表す、腹側迷走神経系（安全、社会的）、交感神経系（可動化、闘争、逃走）、背側迷走神経系（不動化、崩壊）という用語が使われています。クライアントが独自の記号を使ったり自分自身の自律神経系の体験を楽しく話したりしながらマッピングをすることが大切なので、それぞれのマップの区切りの段には空欄もあります。

第4章　パーソナル・プロフィール・マップ

「パーソナル・プロフィール・マップ」は、自律神経系の気づきの中に入り、言葉のないニューロセプションの体験に知覚をもたらす方法をクライアントに提供します。クライアントは、いったん自分のプロフィール・マップを作ると、「あなたは地図のどこにいるか？」という質問をされれば、自分の状態に気づくことができるアンカー（錨）になります。

このマッピングの構造は、腹側迷走神経系のエネルギーの「限界質量」を表示するように設計されているので、クライアントは交感神経系と背側迷走神経系の状態を安全に活性化でき、それぞれの状態に乗っ取られずにいられれ、状態間を意図的に移行できます。セラピストは、協働調整のプロセスを引き起こすべく、自分の腹側迷走神経系のエネルギーをもたらすことで、クライアントが自律神経系の状態間を安全に動くのをサポートします。マップを作るのはクライアントですが、状態間を移動するときは、セラピストとの二者間のプロセスとなります。多くのクライアントにとって、状態間を移動することは難しく、調整不全に長く留まってしまう可能性があるので、セラピストにとっては、クライアントに自律神経系の安全の合図を送り、仲良くなる共有体験を作り出すことが重要です。

「パーソナル・プロフィール・マップ」を完成させる

白紙の「パーソナル・プロフィール・マップ」（308ページのテンプレート）と色付きマーカーを用意してください。マップはペンや鉛筆でも描けますが、私はマッピングの過程に色を付け加えるのが好きです。色は、物を識別するのを学ぶ最初の方法の一つですし、色が身体的な覚醒と心理的な効果を喚起することを報告している研究もあります（Yoto, Katsuura, Iwanaga & Shimomura, 2007）。マーカーで色を塗ることは、ペンや鉛筆を使ったり、パソコンでタイプばかりしている状態に一つの区切りをつけ、若者や大人を日常から連れ出す効果もあります。色付きマーカーを用意することは、マップ作りがトップダウンの認知によるエクササイズではないことに気づかせ、クライアントを日常とは異なる体験へと誘います。大人の働き方に染まっていない子どもたちにとっては、クレヨンとマーカーは彼らの創造性を刺激するでしょう。

クライアントが個々の神経系の作業を始める前に、「準備として、交感神経系の危険、背側迷走神経系の生命の危機、腹側迷走神経系の安全を描くのに、どの色を使いますか？」と質問しましょう。クライアントに、それぞれの自律神経系の状態を表す色付きマーカーを選ぶように誘います。これは、

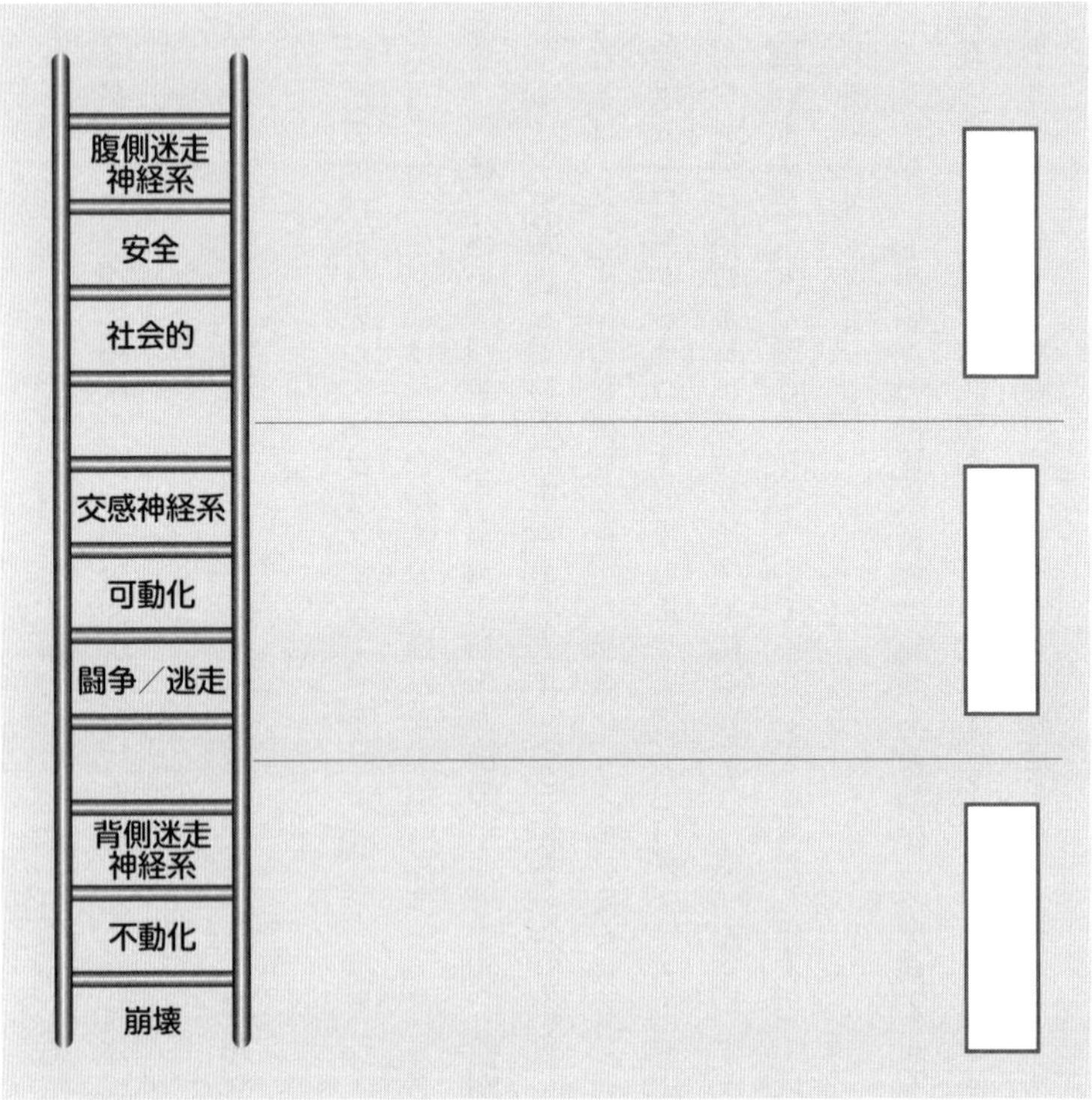

色についての理論的な説明を聞くよりも、クライアントの自律神経系の状態から伝達される情報に、クライアント自身が気づき、その色を選択するということが、まさに実践の機会となります。私は、いままで何百人もの人々にこのエクササイズを行ってきましたが、一般的に、背側迷走神経系を表すのは灰色か黒が選ばれ、交感神経系は赤、腹側迷走神経系は青や緑が多く使われています。

　マップ作りでは、各自律神経系の状態をマップに描くことでその状態が活性化され、最後に腹側迷走神経系の「安全で社会的」である状態で完了することが重要になります。これは、エクササイズの最後に、クライアントに実際に体験してもらいたい自律神経系の状態だからです。まず交感神経系の区域を完成させ、次に背側迷走神経系の区域に移りましょう。交感神経系から背側迷走神経系への移行は、自律神経系の階層を下がることを意味し、ほとんどのクライアントにとって馴染み深い経路です。背側迷走神経系の区域を完成させた後、腹側迷走神経系の区域を埋めることで、マップ作りを終えます。背側迷走神経系から腹側迷走神経系への移行は、交感神経系の可動化した状態を通り抜ける必要があり、これは難しく感じるかもしれません。腹側迷走神経系の調整へと戻るのをサポートするために、エネルギーの移行を促すような呼吸を使って、クライアントを導くことができます。ため息は、システムが調整を取り戻そうとしている合図であるといえます。温かい抑揚をつけた声で話す、優しい視線を向ける、つながっていることを知らせるために、ほんの少し近づいて身体を傾けるなど、社会交流システムが探している安全の合図を提供することも大切です。そして、背側迷走神経系の崩壊から去り、交感神経系を通って可動化し、腹側迷走神経系のつながりへ入るという一連の変遷を、はっきりと言葉に出して説明してあげましょう。

自律神経系の状態をマッピングすることは、それ自体で活性化を伴います。さらにその状態についての記録を取ることにもなります。マッピングをするために交感神経系や背側迷走神経系の状態を意図的に思い起こし、身体に落とし込んで味わうときは、クライアントがその状態を味わい、そこに留まれるように、クライアントにとって、ちょうどよい程度の刺激に留め、タイトレーションするようにします。腹側迷走神経系の状態を味わうときは、クライアントがその状態を十分に身体に落とし込み、身体の隅々にまで味わえるようにします。クライアントに、ニューロセプションによる自身の身体に落とし込んだ体験を感じ、次にその体験を皮質的な知覚である「認識」に持ち込むように伝えます。クライアントに、思考、感覚、身体反応と行動に注意を向けるよう誘います。「それぞれの状態で、それがどんな感じで、どのように見え、どのように聞こえるかを書くことによって、各神経系の区域を埋めましょう。そうするとあなたの身体には何が起こりますか？　あなたは何をしていますか？　何を感じますか？　何を考えていますか？」

いったんマッピングの感覚を体得したら、プロセスを導くための自分自身の言葉を見つけることができるでしょう。クライアントにマッピングをするように促すセッションを数多く行って、慣れてくると、それぞれの状態の活性化のレベルについても、適切に見極めてタイトレーションすることが上手にできるようになっていくでしょう。その習得のプロセスを助けるために、私が各区域についてよく用いる表現を次に記します。

交感神経系：交感神経系の可動化のエネルギーが、自分の中を動く感覚を思い出してください。自分のシステムの中から大きすぎるエネルギーがあふれてくる感覚、不安、あるいは、圧倒されると感じるかもしれません。もうあと一歩で崖っぷちだと感じるかもしれません！　そして今、その感覚を思い出すのにちょうどいいだけの量を、心と身体に取り入れてください。そうしたら、それをマッピングしてみてください。

背側迷走神経系：背側迷走神経系のつながりを絶たれる感覚、崩壊の感覚を思い出してみてください。あなたのシステムを動かすために十分なエネルギーがありません。部屋の中にたくさんの人々がいたら、まるで自分と彼らの間に透明なガラス板があるように感じるかもしれません。その人たちは見えるけれど、手は届かない、と感じるかもしれません。抑うつに陥っていると感じるかもしれません。希望を見つけることが難しいです。ほんの少しだけ、その感覚を心と身体に取り入れてください。それを味わうのにちょうど十分なだけ取り入れましょう。そして、それをマッピングしてください。

腹側迷走神経系：腹側迷走神経系の流れを感じたときのことを思い出しましょう。すべてがありのままでよい感じ。すべてが素晴らしく、完璧であるというわけではないけれど、それで大丈夫な感覚。世界は十分安全で、そこを気楽に動き回れます。この感覚を思い出し、その感覚を自分の中に満たしていきます。身体の隅々にまで。そしてそれを十分味わったら、それをマッピングしてみましょう。

クライアントがそれぞれの区域を埋めているときに、自分の睡眠のパターン、食べ物との関係、薬物の使用の傾向性などが、それぞれの区切りの中でどのように変化するかにも意識を向けてもらいます。

クライアントが三つの区域のマッピングを完了したら、二つの文章、つまり、「私は……」「世界は……」を完成させるよう求めましょう。この二つの文章は、それぞれの状態内で生きるときの中核的な信念を特定してくれます。クライアントにとって、それはすでに知っていたことかもしれませんが、新たな視点でそれを見直すことができるようになります。

クライアントがマッピングを終えたら、マップを作ったときと同じ順序に従って、各区域について、あなたに説明してくれるようにクライアントに頼みます。そのプロセスは、交感神経系から背側迷走神経系へ移行し、そして腹側迷走神経系で終わります。クライアントと一緒に、そのマップを旅しましょう。彼らが特定した身体、行動、信念の目印を理解しましょう。このプロセスで、あなたとクライアントは、状態間を動くことが難しいとか、あるいは容易にできるといったことに気づきながら、状態間を移行する感覚を味わうことができます。あなたが好奇心を持ち、共感的で生き生きとクライアントの話を聞くときには、両者の間に協働調整が行われます。それは腹側迷走神経系によるつながりをもたらします。

何人かのクライアントは、腹側迷走神経系の調整の瞬間を見つけることがなかなかできないでしょう。彼らは、腹側迷走神経のエネルギーは自分の神経系にはないと思いこんでいるかもしれません。あるクライアントは、「自分の迷走神経は壊れている」と私に告げました。「今・ここ」で、あなたとクライアントの間のつながりを味わう瞬間は、安全であると感じられる時間であり、それは社会交流システムを活性化します。それが、腹側迷走神経系の状態をマッピングするときのヒントになります。あなたは、「この瞬間、私たちの間で、この安全な空間で、あなたの自律神経系はあなたに何を告げていますか?」と尋ねるのもよいかもしれません。腹側迷走神経系による安全を味わうのに、ペットとのつながりを持つのもよい方法です。動物との愛情深いつながりは、間違いなく腹側迷走神経系による反応をもたらします。イヌと飼い主の関係性に関する研究があり、飼い主がイヌと再び一緒になると、上昇していた飼い主の心拍が調整されることが明らかにされています (Beetz, Uvnas-Moberg, Julius, & Kortrschal, 2012)。自然に触れる体験も、腹側迷走神経系の状態を活性化させます。人が自然に触れることは、健康に重要な影響を与えることが報告されています (Nisbet, Zelenski, & Murphy, 2011)。自然の中にいると、コルチゾールの値が減少し、ストレスが低減し、精神的な健康に肯定的影響を与えることが報告されています (Ewert, Klaunig, Wang, & Chang, 2016)。特に人間関係が調整不全の原因である場合は、自然に触れることが腹側迷走神経優位な状態を作り出す通り道になります。

「パーソナル・プロフィール・マップ」を作成することによって、クライアントが日常生活で、どの神経系の状態を最も頻繁に使うかを理解することにもなります。交感神経系の作用が強く、つねに警戒し、用心深く暮らしているでしょうか? あるいは、背側迷走神経系の作用が強く、何事にも反応できず、鈍い状態でしょうか? 腹側迷走神経系と交感神経系の境目が、一番馴染み深い場所だというクライアントもいるでしょう。交感神経系による用心深さがないと、彼らは安全ではないと感じます。あるいは、日常的に背側迷走神経優位で、人とのつながりが絶たれているクライアントもいるでしょう。多くのクライアントにとって、腹側迷走神経系による安全は馴染みがないと感じられます。ですから、腹側迷走神経系のエネルギーに少しだけ「爪先を浸す」ことで、味わったことのない状態に次第に慣れていってもらいます。クライアントに自分の自律神経系のはしごを理解してもらうことは、セッションを導くのに役立ちます。交感神経系や背側迷走神経系の状態では、彼らの自律神経系は、生き残りの物語の中に閉じ込められたままです。しかし、腹側迷走神経系の状態にアクセスできれば、つながりを感じることができ、システムを変化させる可能性が開きます。いったんクライアントが自身の自律神経系の状態をマッピングできると、あなたも一緒に、自律神経系の観点から安全と危険を査定できます。セッションの終わりに近づいたときは、「あなたは今、マップのどのあたりにいますか？」という質問をしましょう。クライアントは、セッションでの安全の場を出て、世界へと戻っていきます。そのとき、何がクライアントの助けになるかを探求するのに、この質問は役に立ちます。

クライアントは、単純に何かを望んで行動を取ることもありますが、まだ満たされていない要求に突き動かされて行動することもあります。したがって、彼らがマップのどこにいるかを知ることは、とても役に立ちます。人と関わるか否か、という質問について考えてみましょう。私たちの行動は、自律神経系の状態によって影響を受けていることを思い出してみてください。他者と関わるという決断は、誰かとつながっていることを心地よく思う腹側迷走神経系によって刺激されたものかもしれません。あるいは、ひとりになることを恐れるという交感神経系に駆り立てられた要求かもしれません。人と関わるということ一つとっても、友情と互恵的な動機によってそれを選択する人もいれば、誰かとのつながりをいつも必死に追い求めている人もいるでしょう。いっぽう、人と関わらないという選択をする人もいます。これは、静かにひとりで読書を楽しみたいという、自分を大切にするための腹側迷走神経系からの欲求なのかもしれません。いっぽうで、環境にうまく順応できないという物語を伴った、背側迷走神経優位の失望を引き起こす体験のせいかもしれません。

新しいクライアントとのセッションをスタートする場合は、早期に「パーソナル・プロフィール・マップ」を作成するとよいでしょう。また、継続的にセッションを行っているクライアントに対して、ポリヴェーガル理論を紹介するときも「パーソナル・プロフィール・マップ」は役に立ちます。クライアントはマップ作りを通して、違う視点から自分を理解するようになります。自分の「パーソナル・プロフィール・マップ」を作り出す過程で、クライアントは、自分の状態に烙印を押さないことを学びます。自分が調整不全を抱えていたとしても、それは防衛行動なのだということがわかりますし、人とつながりたいという思いは、人としてごく自然な要求なのだということを学ぶこともできます。

あるセラピストの同僚が、次のようなクライアントとのマッピングにまつわる体験を教えてくれました。

私のクライアントは五年生の女の子です。彼女の両親は最近離婚しました。そして、娘には誰か話を聞いてくれる人が必要だと判断し、セラピーに連れてきたのです。私は最近、彼女にポリヴェーガル理論について説明し、一緒に自律神経系の三つの状態をマッピングしてみました。次のセッションで彼女に、「この一週間、自分の自律神経系の状態に注意を向けてみましたか？」と聞いてみました。すると彼女は、カフェテリアに座っていたときの体験を話してくれました。そのとき彼女は机の端にひとりで座っており、友人はもう一方の端に座っていたそうです。そこで彼女は、「自分はひとりだ」と気づいたそうです。そして、ひとりでいるから背側迷走神経系にいるのかどうか、自分に尋ねたとのことです。彼女は、自分の自律神経系の状態をチェックして、自分は腹側迷走神経系にいて、このままでオーケーなのだと感じられたとのことでした。

第5章　トリガーと微光のマップ

基本的には、「人と関わるか、関わらないか」という選択は自律神経系が行っているといえます。ところが、私たちのコミュニティ、特に学校や仕事場では、その基本的な真実を考慮せずにシステムが構築されてきました。そのために、何をもって安全と感じるかということが、一人一人異なるということは、理解されていません。社会では、特定の基準を一律にすべての人に適用する傾向性が見られます。そして、それに順応して行動することが当然であると期待されています。私たちは、その基準に適合することに必死になるあまり、危険の合図は感じるけれども、安全の合図を感じられない状態になってしまっているかもしれません。自律神経系の生き残り反応が、社会交流システムの能力を乗っ取ると、協働調整の中で他者と関わることができなくなってしまいます。自らが抱えている自律神経系の状態のために適応的な行動が取れない人がいます。このとき、自律神経系のレンズを通して人々を理解しないと、彼らに不適応の烙印を押してしまいます。「きちんと自分を律すれば、自分の行動を修正できるはずだ」という信念のもとに、こういう人たちは批判にさらされます。このような無神経な反応は、人を非難するように促し、そのためにこうした人たちに恥の感覚を植え付けてしまい、さらに彼らの自律神経系の調整不全を強化してしまいます。それは、「この人たちが間違っている」という考え方です。しかし、本来は、「なぜそのような状態なのか」とか、「どうしたらよいか」を考えなくてはなりません。

二番目のマッピングは、「トリガーと微光のマップ」作りです。このマップは、活性化にしても、調整が起きたにしても、その瞬間の変化に気づくことができるようになるためのものです。「トリガー」は、交感神経系や背側迷走神経系の防衛を活性化する、危険の合図であり、「微光」は、腹側迷走神経系の健康、成長、回復状態から発生する、安全の合図です。私たちが生き残るには、害になる体験を察知するだけではなく、安全の合図も正確に認識できることが必要です。生きる上では、危険の合図を取り除くだけでは十分ではありません。幸福に生きるためには、安全の合図を感じる必要もあるのです。このマッピングのエクササイズによって、自律神経系の異なる三つの状態において、クライアントがどのようなことを体験するかを理解することができるようになります。

二番目に行うこのマップ作りでは、クライアントが、どのような刺激があると自分の自律神経系の状態が変化するのかを学び、それによって、自分の状態の変化がある程度予測可能になることを体験してもらいます。予測可能性の感覚があると、クライアントは、自分が運命に翻弄されていると感じることがなくなります。このマップによって、クライアントは、今までたまたまある行動を取っていたと考えていたことに、理由があることがわかるようになります。それぞれの状態には、その状態になるように促進する要因があるのだ、と理解すると、クライアントは、ある状態に入ったことがわかるようになっていきます。結果は原因に依存するという研究があります（Rim, Hansen, & Trope, 2013）。そして、「なぜ状態が変わったのか」を探求することで、クライアントは翻弄される当事者ではなく、自律神経系の状態を見ている観察者のエネルギーをわずかながらも感じ始めることができるのです。

トリガー

トリガーを特定すると、「私はこういう人間なのだ」という自己批判の物語を離れ、「自分の反応の傾向性」について興味を持ち始めることができます。このマッピングのエクササイズの中で、トリガーが特定され、自律神経系の状態と結びつけられます。ヴェーガル・ブレーキを臨機応変に操ることができず、腹側迷走神経系の調整を維持できないときに、トリガーが起こります。トリガーは、神経系に対する困難が大きすぎ、システムが柔軟に対応できなくなってしまったことによって起きてくる結果です。トリガーは、「危険」か「生命の危機」のニューロセプションをもたらし、自律神経系は、生き残り反応を活性化します。こうした危険の合図は、交感神経系の可動化か、背側迷走神経系のシャットダウンを引き起こします。

微光

腹側迷走神経系が働き出すと、その兆候はおぼろげな光として体験されます。安全であるというニューロセプションは、自分自身や他者や環境とのつながりを持とうと思えるようなリラックスした状態を作り出します。すると、安全の合図とともに腹側迷走神経系が活性化するほんのわずかな瞬間に、微光がきらめきます。微光は、生き残りモードにある神経系をなだめ、自律神経系による調整を取り戻すのに役に立ちます。コックらは、肯定的な感情体験は、たとえそれが短くても持続的なリソースを築くことができることを発見しました（2013）。こうしたわずかな瞬間に注意を向けることで、システムが切り替わる臨界点に至ることが可能です。わずかな瞬間であっても、それを丁寧に積み上げていくことで、自律神経系の状態の移行を作り出すことができるのです。

「トリガーと微光のマップ」を完成させる

「トリガーと微光のマップ」（310ページのテンプレート）は、「パーソナル・プロフィール・マップ」と同様、はしごのテンプレートを用います。そこに、腹側迷走神経系の区切りに「微光」のラベルを加え、交感神経系と背側迷走神経系の区切りに「トリガー」のラベルを加えます。このマップは、「パーソナル・プロフィール・マップ」に続き、クライアントが三つの自律神経系の状態を理解し始める

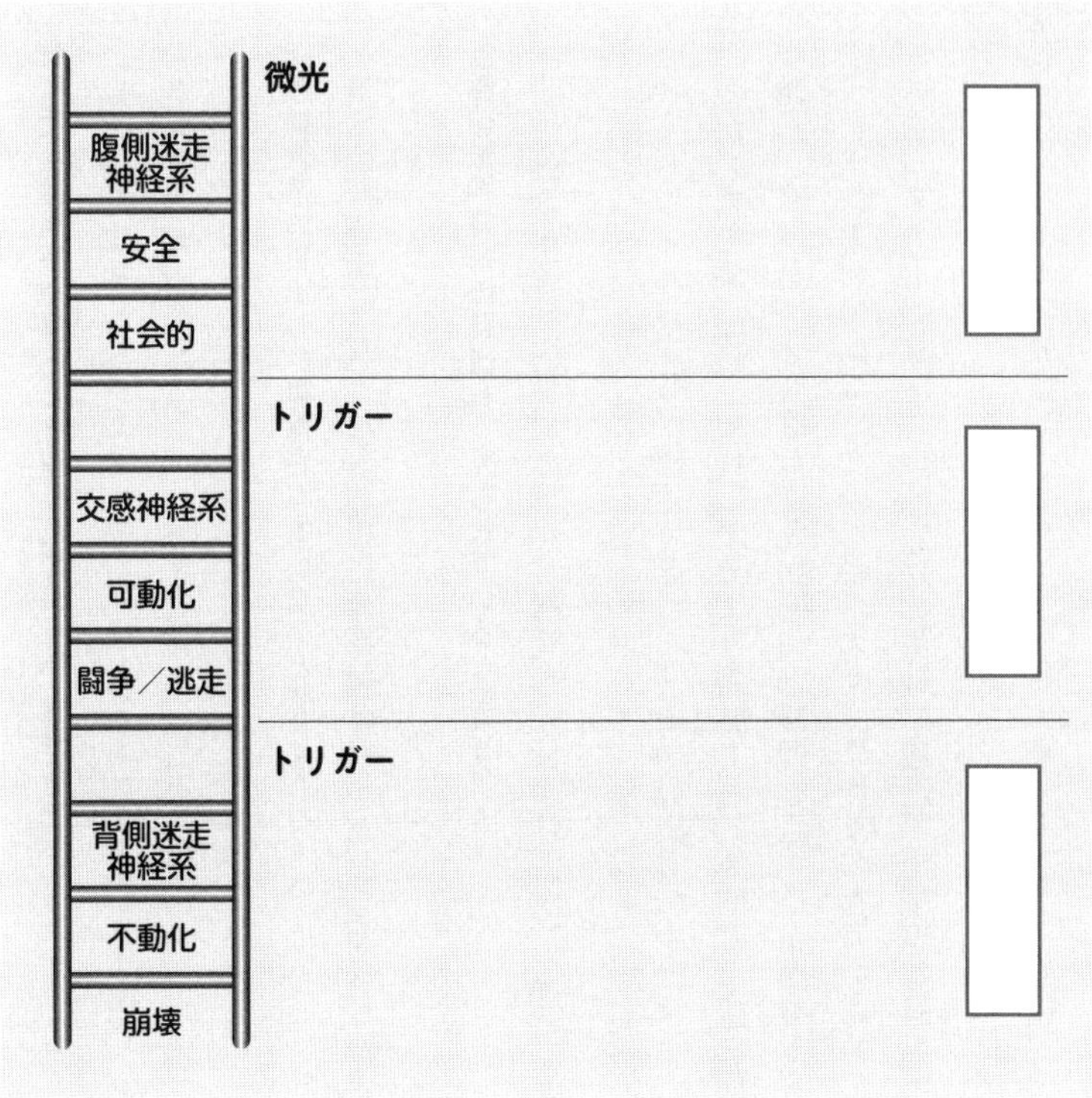

ように促します。このマッピングのエクササイズによって、クライアントは、身体、環境、人間関係にどんな変化が起こると、自律神経系の状態移行が起こるのか、に注意を向けるようになります。トリガーと微光は、クライアントに自律神経系のはしごを上り下りさせます。「私をここに運んだのは何か？」という問いが、この探求を始めるときにはうってつけです。クライアントはまず「見出し」に気づきます。そこで、次にクライアントが「具体的な事象」に気づけるようにサポートします。

背側迷走神経系の見出し：望まれていないと感じる

・具体的な事象：友人たちが旅行の日程を計画しているとき、私にそれに加わるように誘わない。お互いにおしゃべりをしているとき、私に気づかない。

交感神経系の見出し：尊重されていないと感じる

・具体的な事象：友人たちが私に背を向けながらおしゃべりしている。パートナーが私を遮る。

腹側迷走神経系の見出し：見られていると感じる

・具体的な事象：店員が私を見て微笑む。仕事仲間が、「最近どう？」と聞いてくれる。

ざっくりとした見出しが特定できたら、その見出しの中に含まれている個々の出来事を明らかにすることが必要です。状態を移行するよう刺激する具体的な事象を理解すると、状態移行が起こることを予測し、管理し、必要なら違う状態へと移行し直すことができるようになります。

クライアントの中には、この二番目のマップ作りの参考のために「パーソナル・プロフィール・マップ」を見る人もいます。あるいは、単純に最近の出来事を思い出して二番目のマップ作りを行うクライアントもいます。「パーソナル・プロフィール・マップ」のエクササイズ同様、色付きマーカーを使うようにしてください。まず、トリガーを探します。通常、トリガーを見つけるのは簡単です。

それはセラピーが必要になる原因となった苦しい体験だからです。クライアントに、背側迷走神経系か交感神経系のどちらの生き残り反応の中にトリガーを見つけやすいか聞き、そこから始めます。その状態をマップ化し、それからもう一方の神経系の作業を行います。交感神経系と背側迷走神経系のトリガーがマップ化できたら、微光を探します。クライアントがそれぞれの区域に書き込みを終え、マップを完成させたら、その内容について話し合います。まず一つの状態に焦点を当てて話してみます。そうするとクライアントは、その状態に入っていく原因についてはっきり理解することになりますし、それぞれの状態がどのように異なっているのかを理解することができるようになるでしょう。

クライアントによっては、自分の自律神経系の傾向性の影響で、ある特定のマップの区域についてはうまく作成できないと感じるかもしれません。交感神経系の可動化、あるいは背側迷走神経系の崩壊が、あまり馴染みのない状態だと、関連するトリガーの特定を行うことは難しいでしょう。多くのクライアントは、微光に気づくのに苦労します。しかし、微光は日常の小さな出来事の中にあるのだということを発見するとき、彼らは勇気づけられるでしょう。微光に注意を向けることは、クライアントがトリガーによって苦しんでいるという事実を否定するものではありません。トリガーと微光は、両方ともセラピーを進めていくうえでの重要な要素です。強みベースの考え方を思い出してください。ウェルビーイングとは、問題がないというだけではなく、強みが存在するということでもあります。私たちは、ウェルビーイングとは病気や不調がないことを意味すると考えがちです。しかし、ウェルビーイングとは社会面、感情面において肯定的に機能できることを含んでおり、病気ではないことと同じくらいそれが重要なのです。ポリヴェーガル理論は、身体的な健康と心理的な健康の間の結びつきを深めてくれました。そして危険の合図の解決と共に、安全の合図の認識とそれをリソースとして取り入れることの両方が必要であると教えてくれます。「トリガーと微光のマップ」を完成させることで、クライアントは、自分の自律神経系の体験をくまなく探索することができるようになります。

「トリガーと微光のマップ」は、クライアントが、自分の交感神経系と背側迷走神経系が敏感であることを認めるとともに、好奇心を持って腹側迷走神経系の働きを認めるのに役立ちます。自律神経系の反応は、多岐にわたります。強烈に活性化や安心を感じることもあれば、それがかすかに感じられることもあります。その反応は、長く続くこともあれば、短いこともあり、たまにしか現れなかったり、頻繁に現れたりします。トリガーと微光の比率を考えることは、自分の反応を観察し、日々の生活への影響を明らかにする、もう一つのよい方法です。これらの頻度、強さ、持続時間、割合といった変化に注目することで、スペクトラムの中で自律神経系の状態がレジリエンスに向かっていることを示す微細な変化を感じ取ることができるようになります。

第6章　調整のリソースのマップ

自律神経系に関するマップ作りの最後は「調整のリソースのマップ」です。これまで「パーソナル・プロフィール・マップ」を作って、それぞれの自律神経系の状態ではどのような体験があるかをマップ化し、「トリガーと微光のマップ」を作って、それぞれの自律神経系の状態での活性化を駆り立てる、危険と安全の合図を特定しました。そして、シリーズの最後として、ここでは自分の調整のパターンに気づくためのマップを作ります。「調整のリソースのマップ」は、背側迷走神経系や交感神経系の状態から脱出するのを助けるのに役立ちます。ひとりでいるときや、他者と関わっているときにどのような行動を取っているかを明らかにし、腹側迷走神経系の状態に留まるには、どんな行動を取ったらよいのか、ヒントを与えてくれます。このマッピングを行うことで、クライアントは自律神経系のそれぞれの状態において、自分はどんなリソースを持っているのか、そして人との関わりによってもたらされるリソースはどのようなものがあり、どのようなものが欠けているのかを、理解できるようになります。

調整について学ぶ

私たちは、生まれてすぐ、生き残るために協働調整することが必要になります。赤ちゃんとお母さんは、共に互恵的な調整に携わります。赤ちゃんは自然にお母さんのほうを向き、お母さんはそれに応え、心理・生理的状態を協働で作り出します（Apicella et al., 2013）。この相互作用により、赤ちゃんの神経系のプロフィールが形作られ、やがて神経システムが成熟していきます。この協働調整には、当然、ところどころでほころびが生じてきます。しかし、お母さん自身がよく調整がとれていて、赤ちゃんと同調しているなら、お母さんは、そのほころびにすぐに気づき、それを修正します。そして赤ちゃんは協働調整によって作り出される安全を、再び体験することができます。一つの例をあげましょう。お母さんが赤ちゃんと遊んでいます。そこに年上の子どもが近づいてきたので、お母さんはその子に応えるために振り向きます。赤ちゃんはつながりが失われたのを感じ、声を出したり、手を伸ばしたり、泣いたりして苦痛の信号を送ります。するとお母さんは、赤ちゃんの調整不全に気づき、赤ちゃんに注意を戻し、優しい視線や、韻律に富んだ声で対応します。トロニックとレック（2009）は、同調が欠けたり、相互作用に不調和が生じたからといって、必ずしもそれが愛着に好ましくない影響を与えるわけではないと述べています。赤ちゃんが、お母さんとの相互関係はきっとうまくいかないに違いない、と否定的な予想を持ち始めるのは、協働調整の崩壊が起こり、さらにそれが修復されなかったときである、と論じています。上記の例でも、赤ちゃんが苦しんでいることにお母さんが気づかなかったり、赤ちゃんがつながりを求めてきたとき、怒って反応したら、関係の修復は起こりません。お母さんが慢性的に調整不全だと、相互的な調整を提供する能力が影響を受け、赤ちゃんの自律神経系は防衛的なモードに入り、もはや協働調整による安全を探そうとしなくなります。そして、生き残りをすべて自己調整によってまかなおうとする状態になってしまいます。

自己調整の能力は、相互的な調整の基盤の上に築かれるのが理想です。赤ちゃんは、お母さんと同調し、そこで起きる互恵的な調整をもとにして、自己調整を学び始めます。自己調整の能力は、自律神経的に調整された他者との社会交流にサポートされて、子ども時代を通して発達し続けます。「人が、自分の感情を十分に体験する能力を獲得するには、特に強い感情が込み上げて来たり、苦しみを感じているときに、支持的で共感性の高い人がそばにいて、その感情を共に味わってくれることが重要である」(Fosha, 2001, p.229)。自己調整の能力が増すにつれ、たとえ自分に激しい反応が起きても、そのあとに、自分で調整し回復することができるようになります。ひとりでいるときには自己調整ができ、他者といるときに協働調整ができるようになると、日常生活のさまざまな体験を、安全で柔軟にナビゲートすることができるようになります。

社会的なつながりに関する研究が行われましたが、それによると、最近は人とのつながりが乏しくなり、孤立と孤独が増す傾向にあるといわれています (Seppala, Rossomando, & Dory, 2013)。信頼できて、共に協働調整できる人がそばにいないと、人は自己調整に頼るようになり、人と関わり、他者とのつながりを通して自律神経系の健康を醸成する機会が失われていきます。人は孤独を感じると、同時に、安全ではないと感じます（Cacioppo & Cacioppo, 2014）。そして孤独は、自律神経系の生き残りシステムを活性化します。

私たちは、社会交流システムを通して安全の合図を送受信し、人とつながるために、眼、声、顔と頭の動きを使います。通信機器を使うと、声の調子や顔の表情、身体言語によって運ばれる、大切な非言語的要素が失われがちです。連絡のためにオンラインの会話に頼ることが増すにつれ、社会交流の回路構成を練習する機会は少なくなります。マサチューセッツ工科大学・技術と自己に関するイニシアティブ（MIT Initiative on Technology and Self）の理事を務めるシェリー・タークルは、「顔と顔を見合わせて行う会話は、私たちがすることの中で最も人間的で、人間味をさらに増す体験である」と述べています（2015, p.3）。

子ども時代に同調してもらえず、修復が行われなかったために、養育者との関係性が崩壊した体験を持つ人は、人とのつながりから離れていきます。社会的な孤立と社会的な断絶の体験の中では、相互交流によるリソースは欠損します。どちらも、ひとりぼっちの物語になります。他者と関わり合っていても、慢性的な危険や生命の危機のニューロセプションが起きるとしたら、互恵的なリソースを使うことは難しくなります。クライアントの多くは、社会交流が提供されると、かえって調整不全に陥ってしまいます。このような神経系を持つクライアントにとっては、互恵的な調整はあまりに難しいと感じるかもしれません。あるクライアントにとっては、ショッピングセンター、カフェ、映画館など、人が集まる場所に座って、安全な距離から他者の存在を感じることが最適であることもあるでしょう。

背側迷走神経系や交感神経系の反応から抜け出るためのリソースを探すには、それぞれのエネルギー状態を思い出すことが大切です。背側迷走神経系による崩壊においては、自律神経系は、調整をサポートするためのエネルギーが十分にない、「温存」状態に入っています。回復を始めるためには、エネルギーを優しく取り戻すことが必要です。急激に高いエネルギーに移行しようとすると危険に感じられ、システムはさらに関係性を拒絶する状態へと入ってしまいます。交感神経系による可動化の状態では、システム内に強烈なエネルギーがあふれています。ここから移動するには、安全にエネルギーを吐き出す方法を考える必要があります。

このようなときに、ちょっとした動きを起こさせることが役に立ちます。これによって、自律神経系の状態を移動することができることがあります。人間は、もともと動くように作られています。動きは生き残りに必須です（Owen et al., 2010）。そして、調整の基盤となるリソースでもあります。ポリヴェーガルの概念では、動きは交感神経系の活性化の主要な特徴であり、背側迷走神経系による崩壊が起きているところには、動きはありません。また、腹側迷走神経系によるつながりがあるときも、ほどよい動きがあることが明らかにされています。背側迷走神経優位の不動化から移行するのに、小さな動きが役に立ちます。あるいは、動くことを想像することだけでも、運動皮質を刺激するので、それだけでも十分な場合があります。交感神経優位の状態では、動きは激しくなります。腹側迷走神経優位の状態では、動きを味わうことになります。歩くことを例にとると、背側迷走神経系下では、動きは小さくゆっくりした足取り、あるいは、歩いているのを想像することであり、交感神経系では、早いペースの走りとなり、腹側迷走神経系では、さわやかで元気の出る歩き方か、ハイキングになるでしょう。

「調整のリソースのマップ」を完成させる

「調整のリソースのマップ」（312ページのテンプレート）は、今まで作ってきたマップと同様、はしごのテンプレートを使い、調整の二つの分野にマップを分ける中心線を加えます。相互的な調整（他者と共にできること）と自己調整（自分でできること）に区分けします。交感神経系と背側迷走神経系の区切りには「何が私をここから連れ出すか？」と書き、腹側迷走神経系の区切りには「私がここに留まるのに役立つのは何か？」と書きます。「トリガーと微光のマップ」同様、クライアントは交感神経系の区切りから描き始めても、背側迷走神経系の区切りから始めてもかまいません。クライアントにとって最も馴染みのある状態から始め、その状態で気づいた、自分のリソースと互恵的なリソースを書き込んでいきます。それから、同じことをもう一つの状態についても行います。最後に腹側迷走神経系のスペースを埋めます。

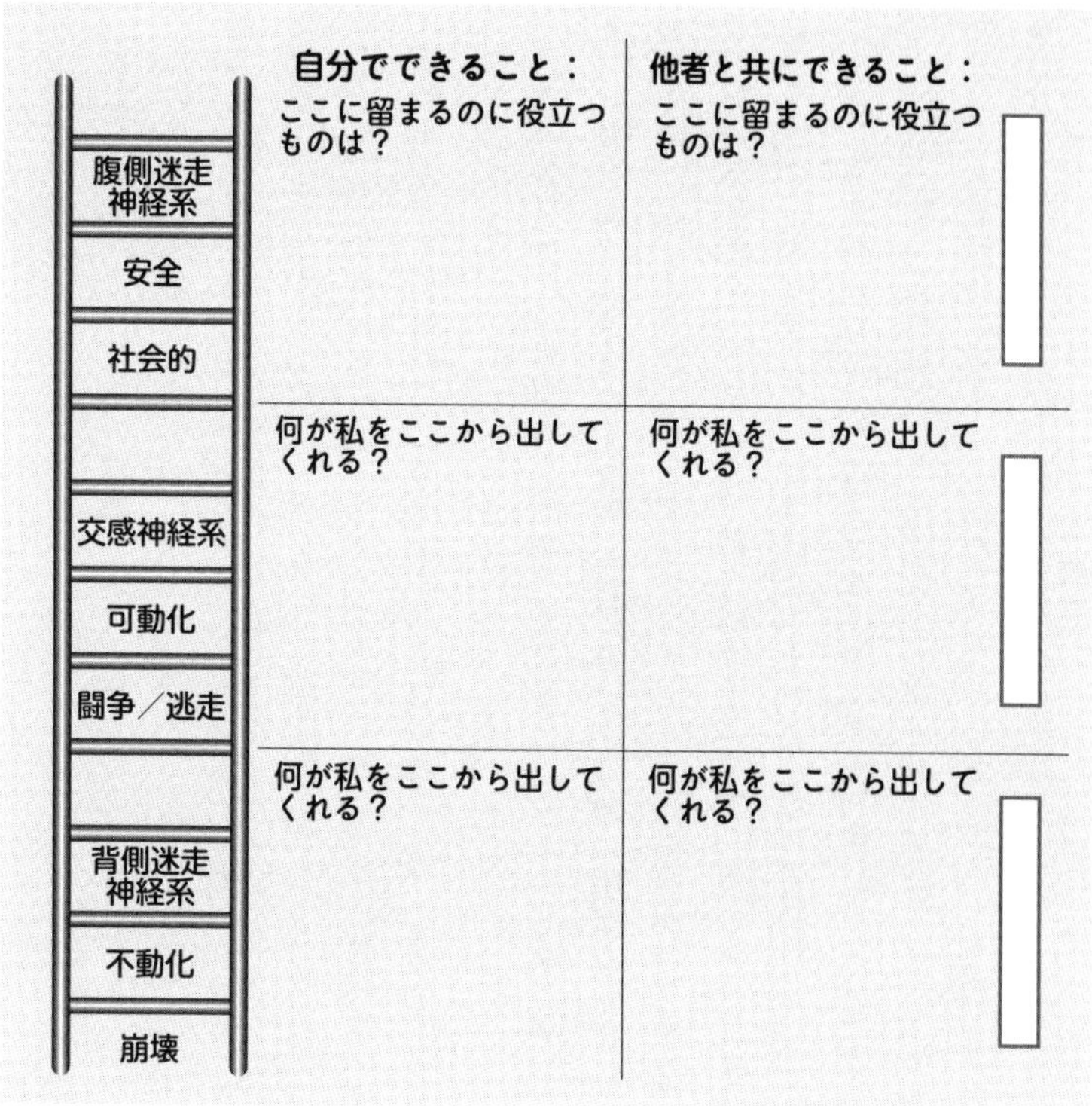

他のマップと同様、色付きマーカーを使いますが、このマップに関しては、クライアントには二色選んでもらいます。個人的なリソースに一色、互恵的なリソースに一色使います。これを描くと、クライアントが持っているものと、持っていないものがくっきりと明らかになります。自分が今持っているリソースがはっきり描かれることで、クライアントは、うまくいっていることに気づきます。そして何が足りないかに気づき、どこにどうリソースを付け加えたらよいか、探求し始めること

ができます。

自分を腹側迷走神経系の状態へ戻し、自分のヴェーガル・ブレーキをうまく使えるように練習するためのリソースを付け加えていくと、「調整のリソースのマップ」は進歩していきます。マップは、個人的リソースと互恵的リソースにバランスをもたらし、不足しているところにリソースを作り出し、腹側迷走神経系が優位な、安全な状態に効果的に戻ることを可能にするリソースを形成することに役立ちます。ですから、このマッピングのプロセス自体が有効な治療といえます。このマップは、クライアントがすでに使っているリソースに気づき、リソースが不足している部分に気づくために設計されています。

クライアントは、調整の方法がたくさんあることを知り、驚いたり、逆にストレスを感じたりします。メリアムウェブスター辞典では、リソースは「困難なときに人が頼みとする何か」「安堵や回復の可能性」と定義されています。クライアントは、自律神経系の調整不全を抱えており、その中で身に着けた無理のある生き残り反応を繰り返します。そのようなときに、安全を感じられるような状態に自分を移行させることができれば、それは本当に素晴らしいことです。クライアントは、しばしば、今の苦しみを解消してくれるようなリソースを利用します。それは、あまり健康的なものではありません。食べ物や薬物は、クライアントがよく利用するリソースです。そして、クライアントはこうしたリソースを使っていることに対し、なんとかしたいとも思っています。しかし、こうした好ましくないリソースへの渇望は、自律神経系から生じる衝動で、生き残るために無意識のうちにこうしたリソースを使用していたのだ、ということを理解すると、クライアントはこうした行動について恥を持つことなく、自分の習慣を理解することができるようになります。

クライアントはまた、個人的あるいは互恵的な分野でリソースが乏しいことや、まったくないことに気づいて、驚くこともあります。クライアントは、自分の自律神経系は、過去に形作られ、現在の環境にも左右されていることを知る必要があります。彼らは、このマップ作りによって、自分のシステムにバランスをもたらすプロセスを学び、新しいリソースを作り出すことができるようになります。

クライアントにとって、背側迷走神経系や交感神経系の調整不全から脱出するのに役立つリソースを理解することはとても重要です。それとともに、腹側迷走神経系によるつながりを保つリソースを見つけることも、同様に大切です。クライアントがこのマップを作るのに苦労していたら、先ほど作った微光のマップを参照するとよいでしょう。そうすれば、調整をもたらす道に、どうやって進んだらよいかわかります。クライアントは、調整不全の状態で治療に来ています。ですからこのマップに書き込むリソースがない人もいるでしょう。いくつかのリソースを見つけて安心するクライアントもいれば、自分が持っているものがどれだけ少ないかを見てうろたえるクライアントもいます。治療プロセスを経ていくことで、クライアントはみな、リソースを十分に築き、自分の自律神経系の状態にぴったり合う、ちょうどよい量の互恵的リソースと、個人的リソースを見つけるでしょう。

第II部　まとめ

やり続けると、次第に楽にできるようになる。やっていることの本質が変わったわけではなく、それをする力が増したからだ。

——ラルフ・ウォルド・エマーソン

自律神経系は、私たちの個人的な監視システムともいえるもので、危険を警告しながら、同時に安全を追い求めます。このシステムは、生理機能を通して情報を送り、私たちを人、場所、物に向かわせたり、遠ざけたりしながら、関わりをサポートしたり、断絶を作り出します。心理的な物語に深く入っていくにつれ、自律神経系の反応であることが忘れられ、「誰がなぜそうしたのか」という物語に置き換えられます。この物語の最初の一行は、「むかし、むかし、そのむかし、自律神経系の反応があったとさ」であったことを、私たちは忘れてしまいます。

第II部で行ったマッピングは、クライアントの自律神経系の反応パターンが、日常生活に影響を与える方法を理解するフレームワークを提供します。このマップ作りには、自分の神経系と次第に馴染みを深めていくプロセスが埋め込まれています。セラピストは、クライアントが自分の自律神経系の体験に向きあうよう導き、セラピストとクライアントは、クライアントの心理的な物語の下にある、生理学的な土台を、心を開いて偏見なく見つめます。三つのマッピングを完成させることを通して、クライアントは、自分の自律神経系の状態と、自分がそれぞれの状態を出入りするパターンについて認識し始めます。そして彼らは、自分の状態を理解する達人になります。クライアントは、自分の状態をちゃんとマップ上で理解できるようになると、今度は、自分のまわりの人々の自律神経系の状態について、自然に興味を持ち始めます。マッピングのプロセスは、クライアントに、自他の行動を理解するためにポリヴェーガル理論を使う方法を教えてくれます。

ここで作成したダイナミックなマップは、腹側迷走神経系のさらなる調整を実現するようにクライアントを導きます。安全な状態へ移行することを促す微光への気づきが定着し、トリガーが解消し、リソースが作り出されるにつれて、クライアントのマップも変わっていきます。はしごの上の安全の場は、いったんそこにあることが理解されると、治療における効果的な道具として役に立ちます。多くのセラピストは、セッションのときに、クライアントにマップを意識してもらいます。「はしごのどこにいますか？」や、「その体験をしているあなたは、今マップのどこにいますか？」という質問は、クライアントが自分の体験を理解する拠りどころとなります。セッションとセッションの間では、クライアントは、日常生活の中でマッピングを用いて自分の自律神経系の状態に気づく練習を続けることができます。ちょっとしたときに、クライアントは、マッピングのことを思い出し、自分の神経系を新たに形成するために必要な気づきを重ねていきます。そのとき、このマッピングのエクササイズはクライアントにとってとても便利なフレームワークを提供してくれます。

第Ⅲ部　神経系をナビゲートする

私たち自身が道を歩く必要がある。――ブッダ

第Ⅲ部は、第Ⅱ部で学んだ自分の神経系と仲良くなるプロセスを続け、神経系と共にいる技法を紹介します。自分は自律神経系のはしごのどこにいるのかを理解し、大きな状態の変化や、微妙なニュアンスを見分けることを練習します。そうすることで、クライアントは、腹側迷走神経系がほどよく調整を促す状態に戻るために、神経系の変化をナビゲートする力を身につけていくことができます。

自律神経系に気づくということは、私たちが、「自分自身」を体験することでもあります。クレイグは、「自己とは、意識する存在である」と述べています（2009a）。いっぽう、ダマシオは、「自己と

は、神経である」と考えました（2005）。身体的、自律神経的気づきは、自己への気づきを統合します（Mehling et al., 2011）。そして、「自分は何者であるか」という感覚を形成します。自律神経系に気づくことができないと、人間としての「あり方」も損なわれてしまいます。自律神経系に気づくことができれば、クライアントは、自身の身体に落とし込まれた物語を理解することができるようになります。自律神経系と仲良くなり、共にいる技術を学ぶことで、クライアントは、日々の体験を探求することに興味を持ち始め、自分がどのように生きているのか理解します。自分は、人と相互作用するか、孤立するか、関わるか、判断するか、向かっていくか、遠ざかるか、話すか、黙り続けるか、など、あらゆる選択について理解を深めていきます。

第Ⅲ部では、さまざまなエクササイズをご紹介します。このエクササイズを通して、クライアントは、自身の自律神経系の状態に気づき、馴染み深い心理的な物語から離れた、基本的な神経系の状態を体験します。エクササイズを行うことで、クライアントは自身の自律神経系の覚醒状態の意味をポリヴェーガル理論という視点から組み立て直すことになります。そうすることによって、自分をさらに深く理解し、自分が今まで行ってきた適応的な生き残り反応をありのままに尊重するようになっていきます。

第7章　共感的なつながり

神経系と仲良くなると、クライアントは、好奇心を持ち、裁くことなしに自分の自律神経系の物語を受け入れることを学びます。本章は、先に作成した三つのマップの上にエクササイズを築いていきます。これからご紹介するエクササイズは、クライアントが美術、音楽、ムーブメント（動き）や書くことを通して、自律神経系という「芸術」を探求するのに役立ちます。

EXERCISE

芸術マップ

言葉が見つからず、どんな方法を使っても表現できないことがあっても、色と形を使えば表現できることを発見した。

——ジョージア・オキーフ

芸術作品を作り出すことは、個人的かつ統合的なもので、脳の機能的な連結を強化し、レジリエンスを育むフロー（流れ）を味わう体験です（Bolwerk, Mack-Andrick, Lang, Dorfler, & Maihofner, 2014）。自律神経系の芸術マップを作り出すとき、私たちは右脳を使います。右脳は、イメージを作り出します。それを実際の作品へと具象化していくのです。

右脳は思考の影響を受けにくいので、芸術マップの中にあらわれるものは、しばしば予期せぬ新しい気づきをもたらします。こんなクライアントがいました。芸術マップを描いてみると、腹側迷走神経系の空間は太陽の光で満たされていました。彼女は、その太陽の中に小さな人物を描き出しました。そして彼女は驚きました。自分が腹側迷走神経系の空間にも住んでいるとは思ってもみなかったからです。私は、このように、芸術マップを作り出すことの力を何度も目撃しました。ですから私は、セラピストがすべてのクライアントに自身の自律神経系を描くことを勧めるよう奨励しています。

自律神経系の芸術マップを作るためには、特別な芸術の才能は必要はありません。ちょっとした工作の材料と、実験を楽しもうとする心があればよいのです。紙、素材、部屋の中の安全の合図、腹側迷走神経優位の好奇心に満ちた状態を導き出す治療関係があれば準備完了です。子どもたちは画用紙とマーカーがあれば、自由に絵を描き始めます。大人の場合、新聞紙を使うと、子ども時代の思い出がトリガーになって影響を与えてしまう可能性があります。ですから、厚くて大きなサイズの画用紙を使うとよいでしょう。これは、大切なものを創作しようとしているということを印象付けるのにも役立ちます。私たちは、つい使い慣れたＡ４サイズの紙に発想が限定されてしまいますが、クライアントには、そこから飛び出すように勧めます。

芸術マップは、一つの自律神経系の状態を描いてもよいし、自律神経系の階層の三つの状態を描いてもよいです。一つの状態についてじっくり描くと、その自律神経系の状態の体験と親密なつながりが育まれます。いっぽう、三つの階層を描くことは、状態間の関係に気づきをもたらします。芸術マップは、どのような材料が手に入るか、そしてクライアントがどのような創造性を持っているかによって変わってきますが、基本的に自由に創作できます。大きさも、材料も自由ですし、古い雑誌の絵を使ってポスターボードに貼り付けたり、マーカーやクレヨンや絵の具で描いたり、自然の素材を使うなど、可能性は無限です。クライアントがどのような芸術マップを作りたいかイメージが持てたら、彼らに、自分の自律神経系に導かれるままに描くように励まします。芸術マップを作り出すことは、ユニークなプロセスで、それぞれのマップが独自の形、様式、物語を持ちます。描き出された芸術マップも大切ですが、じつは芸術マップを作成するプロセス自体も大きな意味があります。クライアントがマップを完成させたら、彼らの制作過程を教えてもらい、彼らのマップの物語を分かち合うようにしましょう。芸術マップは、セッションの時間に作ることもできるし、セッションの合い間に自宅で作ってもらって、持って来てもらうこともできます。クライアントの多くは、家で材料を探しマップを作るのは楽しかったと言います。クライアントによっては、見られている中で作品を作るのは居心地が悪く、自律神経系が防衛に入るかもしれません。そのような場合は、自宅でマップを作ってきてもらうと、自律神経系の安全を十分に感じながら作業できることがよくあります。

EXERCISE

三つの物——見せ、語る

クライアントに、自身の三つの自律神経系の反応のそれぞれの状態を表すものを選んでもらいます。箱庭療法〔訳註：心理療法の一つでセラピストが見守る中でクライアントが自由にミニチュアのフィギュアなどを配置していくもの〕のフィギュアを使うこともできるし、カウンセリングルームにある物を使うこともできるし、クライアントに家から三つの物を持って来てもらうこともできます。もしクライアントが心地よく感じられるなら、三つの物を探しに、カウンセリングルームを出て、クライアントと散歩してもよいでしょう。それぞれの神経系の状態を最もよく表しているものを探しながら、クライアントに自身の自律神経系の反応を感じてみるように促します。選ぶ過程を探求しましょう。クライアントは、なぜある物に引きつけられたのでしょう？ クライアントはどのように選んだでしょう？ どの状態のシンボルを選ぶのが最も難しかったでしょう？ 最も簡単だったのは？ クライアントに、選んだものについて物語を話してもらいます。

私にこんな物語を教えてくれたクライアントがいました。私はこの物語をとても気に入っています。「背側迷走神経系のシンボルとして、私は、頭が壊れたこの中国の天使を選びました。こんなふうに感じます。形がない、失われている。残りの私はどこかそのあたりにあると思うのですが、自分自身のかけらを見つけることができないのです」。クライアントに、腹側迷走神経系の状態を表すシンボルを見つけるよう促しましょう。小さなものがよいです。そうすれば、お守りとして持ち歩けます。クライアントが、自分にもちゃんと腹側迷走神経系があることを理解できて、ほんのわずかな間でも、自分はそこに留まることができる、と思い出すことができるものを見つけましょう。

EXERCISE

箱庭──マップを砂の中に持ち込む

自律神経系の状態を見て感知するもう一つの方法としては、箱庭の砂を触って運動感覚を味わうことがあります。箱庭は、フィギュアの中にひそんでいる隠喩を通して、クライアントに、自身の自律神経系の反応パターンを視覚化する方法を提供します。セラピストもクライアントも、箱庭の中の物語を通して、クライアントの自律神経系に共に入っていきます。自律神経系の三つの階層を、箱庭の中で作り出すことは、「パーソナル・プロフィール・マップ」を違った側面から見つめる方法でもあります。砂庭を三つに分けるために、いろいろ工夫するクライアントもいれば、それぞれの状態に対応して空間をシンプルに割り振るクライアントもいます。神経系に大きな負担を強いる可能性があるものを見つめようとするときに、箱庭は安全を保つために必要な距離を提供します。この安全であるという特徴から、マッピングをスタートする最初の段階に箱庭を用いることも有効です。クライアントが、箱庭の中に自分にまつわる物語を作ったら、そのお話を共有してもらいましょう。

箱庭は、クライアントが交感神経系や背側迷走神経系の調整不全から離れることを助けます。そして腹側迷走神経優位の状態を育むことを助けるものを使いながら、「調整のリソースのマップ」を探索することを可能にします。そういう意味で、箱庭は価値ある方法です。クライアントが最初に箱庭を作ったら、そこにさらに何かリソースになるものを付け加えてもらいましょう。そして、リソースを導入したときにどのような変化が起きるか、気づいてもらいます。箱庭の中を、腹側迷走神経優位の状態を表す構造にすることは、調整された神経系の状態を味わってみるとてもパワフルな方法です。クライアントが、自身の腹側迷走神経系を表す箱庭の世界を写真に撮るように勧めましょう。自分にとって心地よい状態を表す箱庭の写真を見ると、それを作ったときの記憶がよみがえります。それをときどき見ることで、日常的に腹側迷走神経優位の体験を味わうことが可能になります。

EXERCISE

自分のリズムについて書く——神経系の状態の物語

私にとって書くことは、指を通して考えることです。

——アイザック・アシモフ

書くことは、物事を理解する方法としてよく使われます。体験を整理するのに役立ち、しばしば新しい視点が生まれます。書く行為は、視覚的、運動的、認識的技術を要求する一方で、脳のいくつかの領域を一緒に使う、多層的なプロセスです。

書くことはトップダウンの体験ですが、クライアントにマッピング・エクササイズに取り組んでもらう目的は、「身体に話をしてもらう」ためです。自律神経系経路とつながり、そのときどのような状態なのかについての情報を集めるのです。クライアントが書き終えたら、あなたと、クライアントを支えてくれている周囲の人々と共有するよう勧めましょう。共有することで、書くという個人的な行為に、共鳴と互恵性という相互的な作用がもたらされます。

一つの状態について書く

一つの状態に集中することで、クライアントはその状態を十分に味わうことができ、知識を深めることができます。クライアントが調整不全の状態にあるときは、その状態について書くことによって、クライアントがその状態を客観的に語り手として観察することができるようになります。交感神経系や背側迷走神経系に支配されて調整不全を起こしているときの体験について書く場合は、安全にその体験を回想できるようにサポートします。クライアントは、書いているうちにニューロセプションに注意を向けるようになり、自分の自律神経系の体験を表すのにぴったりな言葉を探すようになります。腹側迷走神経系の調整の瞬間について書くときは、それがどのような感じがするのか、クライアントに十分味わってもらいます。安全であると感じ、生き生きしたつながりを味わい、その状態を言葉に表して祝福するのです。そのために五感をフルに使うよう、クライアントを励ましましょう。

自律神経系のサイクルについて書く

自分がどのような反応のリズムを持っているかを書くことで、クライアントは、習慣的なパターンに気づきます。サイクルについて書くことで、クライアントは、自分がそれぞれの状態がどう関係しあっているかを感じることができます。クライアントに、どのように状態間を移動するかについて書いてもらいます。はまり込む場所はありますか？　どうやって抜け出すでしょう？　その流れをどう感じるでしょう？

すべての人に書く作業が合っているわけではありません。しかし、クライアントによっては、書くことによって明晰さを得る人もいます。こうしたクライアントは、書くプロセスを通して自律神経系のパターンを見つけ、自身の神経系の状態の物語を理解します。

EXERCISE

音楽のマップ

私たちの魂はハーモニーで構成されていることを、知っていますか？

——レオナルド・ダ・ヴィンチ

日常生活のあらゆる場面で、音楽は私たちを取り巻き、私たちに寄り添います。音楽の起源は古く、あらゆる文明に見られます（Schafer, Sedlmeier, Stadtler, & Huron, 2013）。音楽は自律神経系を変化させ、活性化します。音楽は感情を処理する脳の部位を刺激します。ハーモニーは私たちに影響を与えます。私たちの音楽への反応は、神経系の奥深くに埋め込まれているように思われます（Chanda & Levitin, 2013）。音楽は安全の調べを送り、生き残りを呼びかける合図ともいえます。社会交流システムの筋肉（顔、頭、中耳）は、音楽を聴くことと生み出すことの両方で活性化します（Porges, 2010）。自律神経系から考えると、安全ではないというニューロセプションは、低周波数と高周波数に反応して起こります。そして、人間の声の周波数は、安全のニューロセプションをもたらします（Porges, 2010）。音楽を聴くと、思わず身体を動かしたくなりますし、音楽は自律神経系の状態を移行させ、私たちに影響を与えます。

アメリカの作曲家アーロン・コプランドは、『音楽に何を聴くのか *What to Listen for in Music*』という著作を執筆しています。その中で、聴くことは、感覚的で表象的であると語っています。感覚的な面では、私たちは考えたりせずに、ただ聴きます。コプランドは、私たちがどのように音を浴びるか、一つの音色で部屋の雰囲気がどのように変わり得るかを描いています（Copland, 1998）。私たちは、ニューロセプションを通して音楽の中に入り、自律神経系の状態は活性化します。表象的には、私たちは音楽の雰囲気を聴き、ある歌詞が自分にとって特別な意味を持ち、その感覚とつながるにつれ、ニューロセプションが知覚へと入っていきます。

私が「音楽家」とニックネームを付けたクライアントがいます。彼女は、私にプレイリストを使うようアドバイスしてくれました。そして、交感神経系や背側迷走神経系の状態の記憶を安全に探索し、それらの生き生きとした体験を取り入れるために、音楽を使うことを教えてくれました。彼女は、歌に、腹側迷走神経優位の調整された状態とのつながりを深める力があることを見せてくれました。この体験をして以来、私は、クライアントに自身のプレイリストを作り、それを共有するためにセッションに持ってくるよう勧めるようになりました。同時に、クライアントのために一連の音楽サンプルを作ることにしました。どんな音楽が、自律神経系のそれぞれの状態を活性化させるかを、クライアントと共に探求し始めました。

音楽は、分かち合い、他者と共に体験するように作られています。他者と一緒に音楽を聴くことは、人々を一つにします。音楽を通してお互いを労り、お互いについて想うのです。これは、人類の進化の意味合いにも即しているのです（Schafer et al., 2013）。聴くことを共有する体験は強力です。レヴィティン（2016）は、音楽を共に聞き、共に歌うことが共感と信頼を増し、社会的な絆を強めると論じています。クライアントと共にプレイリストを作り、共有し、聴き、体験することは、意味ある互恵的な体験です。

プレイリストは、落ち着き、興奮、情熱、共感、つながり、あそび、祝福、喜び、休息と回復など、一連の安全で社会的な状態のスペクトラムに沿った反応を引き出す歌を盛り込みましょう。そうすることで、腹側迷走神経系の状態に焦点を当てることができます。クライアントに、腹側迷走神経系が働いているときのさまざまな感覚を呼び起こすリソースとなる音楽を集めてプレイリストを作るよう誘います。腹側迷走神経系の安全とつながりの体験を呼び起こす歌のコレクションを作り始めましょう。

別のプレイリストも作ります。調整不全の状態を思い起こさせる曲を選びます。そして、音楽を通して調整不全の状態を味わうように、クライアントに曲を聴いてもらい、どんな反応が起きてくるか少し距離を置き、客観的に味わってもらいます。音楽の中で、否定的な感情を楽しむ〝二律背反的な〟作用があるということに関して、さまざまな研究がなされ、エビデンスが蓄積されてきています（Hall, Schubert, & Wilson, 2016, p.11）。交感神経系や背側迷走神経優位な状態の苦しみは、通常は強烈で、システムを圧倒してしまいます。しかし音楽を通せば、それに浸ったり、その感覚を少しだけ味わうことができます。

音楽がほどよくその人の状態にマッチしていると、自律神経系の状態が共鳴し、安全な状態に留まったままで、苦しみにほどよく触れることを可能にします。

さらにもう一つ、プレイリストを作りましょう。それぞれの自律神経系の状態を呼び起こす歌を盛り込み、それぞれの状態を移動することができるようにします。クライアントに、それぞれの自律神経系の状態にマッチする歌を選んでもらい、安全の歌を、調整不全の歌のところどころに置くようアレンジしてもらいます。そのリストを聞くと、自分が三つの自律神経系の状態に、出たり入ったりすることがはっきりと感じられ、なおかつ、状態を移行することができるという確信も感じられ、さらに、腹側迷走神経系のエネルギーが強い調整力を持つことを体感できます。

クライアントが自分のプレイリストを持つようになると、自分だけの音楽的なリソースと簡単につながることができるようになります。音楽は持ち運べて、簡単にアクセスでき、すぐ使えて調整をもたらすリソースになります。自律神経系の状態を調整し、強化するために音楽を使うことは、難しくありません。音楽は日常生活の中でいくらでも手に入ります。快適さを求めて音楽に向かうことは自然な反応です。

EXERCISE

マップと共に動く

動きは決して嘘をつかない。動きは、それを読めるものすべてに、魂の天候状態を伝えるバロメーターとなる。——マーサ・グレアムマップと共に動くエクササイズは、クライアントに、ある一つの神経系の状態を深く理解してもらうとともに、自律神経系の各階層の体験をしっかりと理解してもらうとてもわかりやすい方法です。このエクササイズは、個人、カップル、家族、グループのセラピーに有効です。それぞれのバリエーションの中で、クライアントは、個人的な自律神経系の状態を表す動きを振り付けます。ほとんどのクライアントは、座ったまま手の動きを使います。多くのクライアントにとって、そのくらいの刺激がちょうど安全だと感じるようです。中には、立って全身を使って動き、そのほうが安全だと感じるクライアントもいるでしょう。

では、動きによるマッピングについて探求しましょう。クライアントに、まず自分の状態とつながってもらい、それを動きで表現します。そして一つの動きを次の動きに結びつけて、状態間を移動する実験をします。クライアントに、活性化した状態について知ってもらい、そこで意図的に動きを作ることで状態移行を起こさせます。そして腹側迷走神経系の安全の状態に戻れるように、微光が感じられるような動きを工夫します。腹側迷走神経系の動きは流れるように円を描く動き、交感神経系の動きは鋭くて早い動き、背側迷走神経系は、ゆっくりとしていて動きづらい感じの動きを振り付ける傾向性があります。

動きのミラーリングは、人々の間の身体的、感情的理解を増し、つながりの感覚を高め、動きをミラーリングしている相手への共感を増します（McGarry & Russo, 2011）。そして、あなたがクライアントの動きをミラーリングすると、それは自律神経系の共鳴体験になります。セラピストはよく、クライアントの動きをミラーリングすると、クライアントの自律神経系の状態がどのようなものなのか、新たな理解が深まるといいます。クライアントに、自律神経系の状態を表す動きを見つけるよう促し、その後その動きをミラーリングします。セッションに他の参加者もいるなら、彼らにもミラーリングしてもらいます。クライアントに、自分の動きに合わせて他の人が一緒に動くのはどんな感じかを尋ねます。自分の自律神経系の反応はどうですか？　他の参加者の反応は？　あるカップルが動きのミラーリングをしました。男性のパートナーは、自分のパートナーの交感神経系の状態の表現が理解できなかったが、彼女の動きをミラーリングしたとき、自分の自律神経系が、彼女が何を言おうとしていたかを理解した、と語ってくれました。

クライアントが、動きを使って状態間を移行するのを試してみようとするときは、クライアントの腹側迷走神経系の働きに注意します。十分機能していて、ちゃんと調整された状態に戻って来られるかどうか、確認しましょう。それぞれの状態を表現する時間の割合を調整します。最初は、腹側迷走神経系の動きに十分な時間を使い、交感神経系と背側迷走神経系の動きについては、少し触れるだけにします。クライアントが腹側迷走神経系の動きを使う能力を身に着けたら、割合を変えます。調整に戻れるという自信をつけるには、練習が必要です。クライアントと一緒に動くというのは、重要な協働調整です。あるクライアントにとっては、状態間を連続して移行することに慣れておらず、未知の体験であるかもしれません。彼らは、辛い状態に押し込まれたままであることに慣れていて、そこから出る方法を見つけられないままでいます。あなたが頼りになる腹側迷走神経系を持っていて、それをもとに協働調整することが、セッションの安全に欠かせません。

マップに沿って動くエクササイズをするときは、クライアントが導き手になったり、相手に従ったり、両方の体験ができるようにしてください。両方の役割を体験してみることが重要です。導くことは、内側に耳を傾け、自律神経系の気づきを動きに持ち込むことを必要とします。従うことは、他者の自律神経系が、動きを通して自分の状態を表す方法に注目する体験をもたらします。導くことと従うことは、同調の二つの側面への気づきを生み出します。子どもたちとミラーリングエクササイズをするときは、リーダーに従うというルールに基づいた自律神経系のゲームとして取り組むこともできます。

EXERCISE

彫刻する

彫刻するのに十分なだけゆっくりと生きてみると、以前気づかなかったあらゆる種類のことを発見する。

——カレン・ジョベ・テンプルトン

彫刻は、対象物を多角的に眺め、遠近法を使って鑑賞する芸術作品です。彫刻された人間の姿を見ることは、個人的で馴染み深く感じます。自律神経系の状態を彫刻するにあたっては、セラピストとクライアントの二人が共同で行ってもよいですし、美術で用いるマネキンを使ってもよいです。いずれの場合でも、クライアントは、自分の内なる状態を外界にある物理的な形に移しこんでいきます。こうすることで、自分の状態にまつわる物語を安全に探求できます。

二人で行う場合は、クライアントが彫刻家の役割を果たし、もう一人は、その彫刻となります。クライアントは、自らの自律神経系の状態を彫刻していきます。まず、どの状態を彫刻に表すか決めます。そうしたら、その自律神経系の状態について、注意深く耳を傾けて、内なる気づきを味わい、それをもう一人の人を使って彫刻として形に表します。作品として完成するまでそのプロセスを繰り返します。クライアントは、彫刻される人と話したり触れたりしながら、自身が選んだ自律神経系の状態をよく表現している形へとかたどっていきます。彫刻されるほうの人は、セラピスト、クライアントのパートナー、家族のだれか、あるいは、他のグループメンバーでもよいです。こうした彫刻を作るプロセスによって、彫刻家と彫刻される人は、自律神経系の状態を共有します。

もう一つの方法は、美術用品店で買える木のマネキンを使います。マネキンはさまざまなサイズがあります。小さいものは持ったり形作るのにちょうどよい、一五センチほどのサイズです。手に感じられるマネキンの触り心地は、内なる体験と外部の表現をつないでくれます。もっと大きいサイズの、二四センチ、あるいは三六センチのマネキンは、自律神経系の状態とその物語が、セッションの焦点になっているとき、その自律神経系の状態をかたどるのにちょうどよい大きさです。マネキンは、自宅に持って帰って、クライアントが自律神経系の状態に注意を払うために使ってもよいです。これは、クライアントが自律神経系のマッピングの力をつけていくとき、自信を持たせてくれるでしょう。

マネキンを自律神経系の状態に合うよう形作るためには、立ち止まって、気づき、感覚に合うポーズを作り出す能力が必要です。クライアントは、それぞれの自律神経系の状態を探求するために、マネキンを形作ってあそぶことができます。神経系が活性化するところと、調整がとれているところを見つけ出し、クライアントに、マネキンを使って自身の自律神経系の状態を「認識し、表す」よう促しましょう。マネキンを使って、自分の神経系の状態を認識して表現することは、セッションのはじめに、セッションの流れを決めるために行ってもよいですし、セッションの最後に、その時点でのクライアントの自律神経系の状態を確認し、彼らが安全に日常生活に戻るために、必要なものがあるかどうか確認するためにも使えます。マネキンは、ある状態から別の状態に移行したことを実感するためにも役に立ちます。マネキンは自由に形作ることができます。この特性を利用して、クライアントは、ある状態を形作り、また別の状態へと形を変える作業を行うことで、状態の変化を客観的に観察するとともに実感することができます。マネキンのポーズを変化させると、クライアントはそこから自律神経系のエネルギーの変化を感じ取ることができますので、この作業はクライアントにとって刺激的に感じられます。

カップルや家族と共に、「二段階の彫刻」の実践を行うことができます。この二段階の彫刻ですが、治療セッションの中で現れた状態を描写するために使ったり、前回のセッションで現れた自律神経系の力学を、今回のセッションで見つめ直すために使うこともできます。それぞれの参加者に自分のマネキンを形作るように勧めます。それからマネキンを一つの場所に置きます。そのあと、少しおしゃべりをせず、静かに黙想します。そのあとで感想を共有します。各参加者が、自分の自律神経系の物語を言葉に出して語るようにします。

EXERCISE　空間の中のマッピング

空間の中のマッピングは、クライアントが実際に空間の中と外を移動して、自律神経系の状態を体験します。これは、安全な状態を保ったままで自律神経系の働きを理解するのに役立ちます。このエクササイズは、クライアントがセラピーの空間を自由に動き回ることで、自律神経系の異なる状態を行ったり来たりする力を養います。クライアントが、積極的に意思決定し、関わったり、止まったり、移動したりします。多くのクライアントは自律神経系のサバイバルモードに乗っ取られ、そこから脱出することができません。この空間を使ったマッピングエクササイズは、クライアントが実際に別の場所へと動いていきます。彼らは、しばしば身動きできない状態にあるといいます。こうした、凍りつきの感覚から脱出するために、動きを体験します。このエクササイズでは、交感神経系の可動化と背側迷走神経系のシャットダウンの状態を体験しながら、腹側迷走神経系の状態も感じてみるのを試すことができます。多くのクライアントにとっては、腹側迷走神経系の状態は馴染みがありません。しかしこのエクササイズでは、クライアントは自由に空間を動き回ることができます。この、「事態を自分でコントロールできている感覚」を味わうエクササイズは、日常生活での状態間の移行能力を高めることにも役立ちます。このように、自由自在に状態を移行できることに気づくと、状態を移行しても安全なのだと感じることができ、調整が可能であるという感覚を醸成することができます。

このエクササイズを始めるためには、クライアントに、部屋のスペースをそれぞれの自律神経系の状態に振り分けてもらいます。そして、クライアントはその空間を移動していきます。そのためには、十分なスペースを確保しましょう。もし、広い部屋を使うことができなかったら、カウンセリングルームの椅子や、部屋の隅などを使って、それぞれの状態を振り分けます。その際には自律神経系の階層がはっきりするように配置します。十分スペースがある場合は、直線的に配置しますが、狭いところでは円形に配置します。

交感神経系や背側迷走神経系の空間に留まるのは、短い時間にします。腹側迷走神経系の空間は、自分が休み、調整するために使う空間として、しっかりと意識します。クライアントが状態を移行したと感じ、ある状態と別の状態の関係性を感じ、腹側迷走神経系の安全の存在をリソースとして感じることができるように、クライアントと一緒に状態の内側と外側を歩きます。クライアントと共に歩くことで、彼らに、ひとりぼっちで調整不全の状態に取り残されているのではないという体験を味わってもらいます。彼らにとって、これは初めての体験かもしれません。クライアントが、空間のマップの中を移動しているときに、あなたが見守っているということも重要な体験です。さらに「あなたと一緒に歩いていていますよ」という言葉を聴くことは、クライアントに安心とサポートの感覚をもたらすことでしょう。クライアントの状態と共鳴し、はじめは言葉は使わずにナビゲーションします。それから、新しい物語を語ることで、目に見えない自律神経系の体験に、明示的な気づきをもたらします。

自分のユニークな状態を探求する

クライアントに、それぞれの空間に留まり、その状態の物語を語るよう誘いましょう。物語には、身体的な体験、感覚、行動的な衝動、思考、記憶を含むようにします。クライアントが、次第に客観的に状態を観察できなくなってきて、刺激が強すぎると感じ始めたら、クライアントに目配せし、腹側迷走神経系の空間に戻ってきて、腹側迷走神経系の状態に再びつながりましょう。あるいは、想像上の、あるいは実際のロープやリボンを使って、腹側迷走神経系の空間の安全な状態に片方の端を結びつけ、その反対側の端を持つことによって、腹側迷走神経系のエネルギーとつながっているという感覚を持ってもらいます。クライアントは、腹側迷走神経系の空間と結びつけられたリボンを持つと、安全を感じるといいます。実際に腹側迷走神経系の状態につながっているリボンを持ち、安心を感じることができると、自分は安全な場所にいつでも戻って来られるという自信が湧いてきます。こうした自信をもって、背側迷走神経系や交感神経系の空間へ入っていくことが可能になります（自律神経系のナビゲーション瞑想、290ページは、このエクササイズと共に用いるのにぴったりです）。

相互的な探求

協働調整は自律神経系にとって必要で大切な体験です。しかし、多くのクライアントはその体験を持つことができなかったり、逆にストレスがたまるものと感じたりします。このエクササイズは、自律神経系のパターンを特定し、調整をもたらすリソースを試し、交感神経系や背側迷走神経系の状態からの回復を探求するよう設計されています。まず、クライアントに交感神経系か背側迷走神経系か、どちらかの神経系の調整不全の状態を象徴する空間に入ってもらいます。そして、その調整不全の状態が、あまり極端に辛くないように、なんとかその中を泳ぎ切ることができる程度の刺激に留めます。

・**認識する**：クライアントの今の自律神経系の状態を共に観察し、一緒にそれに名前を付けます。クライアントに、自分の状態を説明してもらいます。

・**手を伸ばす**：クライアントとつながれるように、クライアントの状態が移行するはじめの兆しを観察します。クライアントが安全を感じ続けられる距離はどのあたりか、近づきながらいろいろな動きをして試してみます。クライアントの自律神経系が、あなたが試すさまざまなつながり方をどう感じているか、クライアントと一緒に追いかけてみます。その瞬間ニューロセプションはどのようなメッセージを送っていますか？　安全の合図は何ですか？　ちょうどよい種類、ちょうどよい量のつながり方が見つかるまで試します。

・**共鳴する**：クライアントと一緒に自律神経系の空間に留まります。あなたの腹側迷走神経系のエネルギーで、クライアントを包みます。そこで共に休みます。

・**調整する**：あなたの腹側迷走神経系のプレゼンス（存在）が二人の状態に影響している方法に、クライアントが気づき始めるのを助けます。クライアントの社会交流システムとつながれるかどうか、調整を試してみます。クライアントがあなたとのつながりを築き始め、調整に向かう動きを感じたら、一緒に歩いてマップ上を移動しましょう。

クライアントが、腹側迷走神経系の状態を体験したことがないなら、彼らの習慣的なパターンを遮る方法を試し、いままでのパターンに、腹側迷走神経系の状態の体験を付け加えます。協働調整を提供するために、穏やかな声や視線、そっと近づくなど、社会交流システムの動きを使いましょう。クライアントがいままで、ヴェーガル・ブレーキを練習する十分な機会を持たなかった場合は、腹側迷走神経系の調整を味わったり、その状態を維持することは難しいと感じるかもしれません。ヴェーガル・ブレーキは、リラックスし再び人と関わるために必要ですが、それをあまり使ったことがないと、腹側迷走神経系の状態を少し味わうことができたにしても、その状態に留まるには苦労するでしょう。腹側迷走神経系の状態に馴染みがないと、すぐに危険のニューロセプションが生じ、それに続いて交感神経系の可動化に戻ってしまうでしょう。そして、腹側迷走神経系の状態と交感神経系の状態間を行きつ戻りつするパターンが生まれます。このパターンを遮断するためには、それに注意を向け、名づけ、トラッキングし、状態間を移動することを楽しみ、そのたびに腹側迷走神経系の状態の中で少し長く休みます。クライアントがヴェーガル・ブレーキを練習するときは、彼らの腹側迷走神経系の安全体験を根づかせるために、やりすぎないように、ちょうどよい程度の刺激を保ちます。

もう一つの一般的なパターンは、背側迷走神経系の状態と交感神経系の状態の間を行き来するパターンです。このパターンでは、クライアントが崩壊から回復し始めると、可動化状態に移行するため、それが危険であると感じられます。交感神経系のエネルギーは、大きく、恐ろしく、制御不能に感じられるため、自律神経系の生き残り反応を引き出し、クライアントは再び崩壊した状態へと戻ります。クライアントが腹側迷走神経系のつながりに戻る道をうまく見つけるためには、活発な協働調整を必要とします。クライアントが、崩壊した状態から立ち上がり、背側迷走神経系の絶望の状態から回復し始め、エネルギーが再び循環し始めると、セラピストは安堵を感じます。セラピストは、「クライアントは大丈夫だ。調整の取れた状態に戻って来る。もうこれで安心だ」と考えたい誘惑にかられるでしょう。しかし、ここでクライアントと親密なつながりを持つことがとても大切なのです。クライアントが背側迷走神経系の不動化から出始めたとき、強いエネルギーを感じます。そして、不動化から出られた安堵を感じるとともに、強いエネルギーに対する怖れの感覚も湧いてきます。ですから、このときセラピストは活発に協働調整を続け、クライアントが交感神経系の可動化を通り抜けて、腹側迷走神経系による調整がとれた安全の感覚へと移行するのを助けることが大切です。

家族とグループ

家族やグループでこのエクササイズを行う場合、自律神経系の空間をたくさんの人々が動き回ることになり、それによって人間関係のパターンが視覚的に明らかになります。そこでは、予想外の動きや、混沌とした反応が見られるでしょう。またそれらを感じることもできます。みんなが一斉に動きを止める、ストップモーションの瞬間を設け、参加者に、今の瞬間の自分の反応を「認識し報告する」よう誘いましょう。次に、まわりを見回して、マップ全体を感じます。システムが動いている最中は、参加者はシステムへの気づきを深めることができます。また、ストップモーションの瞬間には、参加者がつながりに入ろうとするのか、それとも出ようとするのかに、気づいてもらうようにしましょう。

参加者に意図的に他者とつながる、あるいは、離れるように誘います。そしてそこから生じる自律神経系の反応を「認識し報告する」ことを続けます。このようにしながら、マップ上を動くのを楽しみます。

一人の人に、腹側迷走神経系の役割を果たしてもらうこともできます。この人は参加者が作り出している関係性のシステムを、調整された状態にする役目を務めます。システムが調整された状態に戻ったら、今度はまた別の人に腹側迷走神経系の係をやってもらい、再び動き始めます。家族やグループでこのエクササイズをする場合、システムの中で調整役を務めるという体験はとても役に立ちます。

カップル

カップルの場合、二人とも調整役の体験をすることが大切です。ここでは、調整役になったり、調整してもらったりする体験をすることが重要です。持ちつ持たれつすることを体験していると、しばしば自律神経的に埋め込まれた物語が浮上し、習慣的な反応パターンを引き起こすトリガーが引き起こされます。こうした体験を、ニューロセプションから、知覚、そして物語ることへと移行させていき、自分が体験したことをそれぞれの立場から説明します。

セラピストのトレーニング

セラピストも、自分の同僚たちとこのエクササイズをやってみましょう。クライアントが活性化した交感神経系や、背側迷走神経系による崩壊状態にあるとき、あなたの自律神経系はどんなふうに反応するでしょうか？　どうやって腹側迷走神経系による調整が取れた状態を維持しますか？　調整不全の状態にいるクライアントと、どのように出会い、近づきますか？　それぞれの状態のクライアント役をやってくれるセラピストを相手に、試してみましょう。

創造的な芸術体験を通して自律神経系への気づきを深めることは、クライアントが、自分の状態を理解する能力を高めるのに役立ちます。気づきへの道はたくさんあり、クライアントは安全の合図をもたらすものへと惹かれていきます。そして、安全が味わえるほうへと自然に動いていきます。クライアントが自身の自律神経系の状態を知り始めると、ますます興味が湧いて、もっと知りたくなります。探索する準備ができると、喜んで新しいことを試してみようとするでしょう。

第8章　安全に気づき、寄り添う

注意を払いなさい。私たちは、これからもずっとこの適切な仕事をやり続けるだろう。

——マリー・オリバー

これまで、クライアントは自律神経系と仲良くなる技術を築いてきました。本章のエクササイズは、自律神経系の状態に寄り添っていく力を養います。寄り添う力は、「詳細で思慮に富んだ注意の一つであり、もっと知りたいという一般的な興味である」と辞書に書いてあります（メリアムウェブスター辞典）。仲良くなることは、善意に基づいた行為であり、寄り添うことは、腹側迷走神経系の共感に根差した行為となります。

EXERCISE

気づき、名づける――状態を見抜く達人になる

自律神経系の体験に気づくと、自律神経系によって支配されるだけではなく、自律神経系と関わることができるようになっていきます。覚醒状態についても、違った見方ができるようになります。自分の活性化を違う視点から見直すことは、再評価と呼ばれます。このようにして、自分の体験を新しい視点から見直していくことが大切です（Garland, Gaylord & Park, 2009）。肯定的な再評価を行うと、循環器系の機能が改善し、脅威にばかり注意を向けてしまうことが少なくなっていきます（Jamieson, Mendes, & Nock, 2012）。ポリヴェーガルのレンズを通すと、再評価は、ヴェーガル・ブレーキを活性化する行為を通して、腹側迷走神経系の緊張を増す方法であるといえます。起きてきた自分の反応に名前を付け、それを一つの分野に振り分けてみると、自分の状態についての視点も変わってきます。クライアントは、自分の反応を、自律神経系の状態の一つとして理解し、ある一つの分類に入れてみることで、自分の状態を認識する技術を築き始めることができます。クライアントの習慣的な反応パターンを遮断するためには、クライアントが自分の自律神経系の状態を正確に、かつ予測可能に特定する能力を獲得する必要があります。自律神経系の状態はさまざまで、それぞれが異なる調整を必要としています。ですから、自律神経系の状態を正確に把握することは、正しい介入を選ぶためにも大切です。

「気づき、名づける練習」では、まず気づくことから始めます。クライアントが自分の自律神経系に同

調し、「今・ここ」のニューロセプションにつながり、それを見つめ、そこに積極的な気づきをもたらすことが必要です。気づくことは、自律神経系の体験を知覚することでもあります。この知覚をもとに、クライアントは、名づける練習を始めることができます。

気づき、名づける技術は、難しくもあり、また重要です。多くのクライアントは、適応的な防衛反応を習慣的に発動させて生きてきました。こうした体験は身体に落とし込んだものではありませんから、身体的な状態に気づく力は限られています。身体は、苦痛の源でありトラウマの記憶を抱えています。クライアントが身体に留まることが苦手だったとしても、無理もないのです。しかし、クライアントが自律神経系の気づきとつながっていないと、皮肉なことに、彼らの自律神経系の状態が、すなわちその人そのものになってしまいます。クライアントが自分の自律神経系の状態を予測可能な形で特定できるようになると、自分が暗闇の中にいて、混乱の中から逃げ出せないと感じることが少なくなっていきます。自分が今、自律神経系のマップ上のどこにいるかを知ることができると、自分の体験を整理することができます。気づき、名づけるために立ち止まると、クライアントが古い物語に自動的に入っていくことが遮られます。そして、「いつもこうなってしまう」といういつものパターンに飲み込まれることなく、自分の自律神経系の状態を切り分ける能力を養うことができます。

では、「気づき、名づける」練習の四つのステップを次に記します。

・思考、感覚、身体を感じる方法に気づきを向ける

・自分が自律神経系のマップのどこにいるかに気づく
・その状態を名づける
・好奇心を持つ。この瞬間の自分の自律神経系の状態から学ぶものは何か？

意識しなくても自然にできるようになるまで、この練習を続ける。

クライアントにこのやり方を教えてあげましょう。そしてクライアントが、立ち止まって、気づき、名づけることが習慣になるように、これをセッションの中でも使いましょう。この四つのステップを書き出し、クライアントに家に持って帰ってもらいます。そして自分でも練習するようにクライアントを励まします。繰り返すことによって、習慣的に自律神経系のマップに置き換えて考えることができるようになっていきます。

クライアントにとって、この「気づき、名づける」能力を獲得することはとても重要です。しかしそれと同じくらい重要なのは、セラピストが、自分を自律神経系のマップの中で理解する技術です。自分の自律神経系の状態を知る能力がなくては、調整不全の瞬間、調整に戻る瞬間、治療関係の統合的な部分である、腹側迷走神経系に基づいた安全で予測可能な存在感を提供する瞬間を、認識することはできません。

EXERCISE

四つのマップのトラッキング

気づき、名づけることがうまくできるようになってきたら、次に四つのマップのトラッキングのワークシート（314ページのテンプレート）を使ってみましょう。これは、クライアントが自分の今の瞬間の自律神経系の状態を理解し、それを明確に表現する技術を養うのに役に立つ、もう一つの方法です。このワークシートには、それぞれのマッピングの四つの区切りがあり、時の経過に沿って埋めていくように設計されています。クライアントはまず、自律神経系のはしご上のどこに自分がいるかを記入します。そして、言葉や絵でその状態を簡単に説明します。セッションで、このマップの作り方を説明するときは、セッションのはじめに一回、セッション中に二回、そしてセッションの最後にもう一回、ワークシートに書き込みます。クライアントがまずセッション中にこのワークシートの使い方を覚えたら、次は、セッションとセッションの間に、家でワークシートを使ってもらいましょう。クライアントによっては、時間を決めてワークシートに記入することを選ぶ人もいれば、自分の自律神経系が圧迫されたと感じたときに、立ち止まってトラッキングすることを選ぶ人もいます。お勧めは、日々の自律神経系の動きに寄り添うために、朝一番に一回、日中に二回、そして一日の終わりに一回記入するという方法です。

EXERCISE

本日のスープ

「本日のスープの練習」は、クライアントが一日の終わりに、自分の自律神経系の体験を顧みるために設計されています。自分の「スープ」を作ることで、クライアントは、一日の全体的な調子を振り返るとともに、その全体の調子を作り上げている個々の体験について観察します。このエクササイズは、一日の間に旅した自律神経系の経路を振り返り、観察するために必要な腹側迷走神経系の力を引き出します。

「本日のスープ」のワークシート（316ページのテンプレート）は、安全とつながりの体験や、よくコントロールされている瞬間に気づくことを促します。生き残り反応が起きて、活性化していると、自律神経系は乱雑で無秩序な状態になります。こうした、混乱している最中では味わえなかった安全の体験に注意を向けるのに役立ちます。私たちは、腹側迷走神経優位な感覚には注意を払わない傾向があります。これは、私たちが否定的なものにまず注意を向ける偏向性を持っているからです。私たちは、適応的な生き残りのメカニズムとして、肯定的な情報や体験より、否定的な情報や体験に、より注意を払うようにできているためです（Norris, Larsen, Crawford & Cacioppo, 2011）。

自分の自律神経系の調子を想像することは、一皿の手作りのスープのようで、その日によって中身が変わります。本日のスープは、日によってさまざまな風味を持ち、毎日変わります。自分の自律神経系のすべてを溶かし込んだスープは、腹側迷走神経系、交感神経系、背側迷走神経系によって味つけされます。スープのたとえを使うと神経系のことがよりはっきりと見えてきます。強烈な風味は、突然、激しく状態が移行したときのものかもしれません。あるいは、香辛料の柔らかい隠し味は、一つの状態の中での微妙な動きを表しているかもしれません。

このワークシートは、クライアントが自分の「本日のスープ」のレシピを書く方法です。まずスープの名前を付けてから中身を理解してもいいですし、まず中身を見てから、スープを味わってみてもよいのです。クライアントが、ある特定の自律神経系のトーンを強く感じているようなら、まずそれに名前を付けて、それから、そのトーンを生み出した一連の体験を思い出してみます。もし、クライアントがその日の体験をはっきり覚えていたら、その体験に名前を付けて、それから全体のトーンを決めてもよいです。どちらのやり方にするにしても、強烈な体験だけに焦点を当てるのではなく、穏やかに活性化を感じた出来事も含めて、すべて探すことが大切です。似たような体験を整理して、一つのテーマのもとにまとめることと、例外的なことの両方に目を向けるようにします。クライアントは、自分のスープのレシピを作る間に、腹側迷走神経系、交感神経系、背側迷走神経系の活性化に関して、その頻度、持続時間、強さを見極め、それらが独特な全体のトーンを決めていることに気づくでしょう。このエクササイズを繰り返し行っていくと、クライアントは自分の自律神経系を顧みる習慣を築いていきます。自律神経系の状態がさまざまに混ざりあい、その日のスープができあがります。クライアントは、それを客観的に眺め、理解できるようになります。

寄り添うためのゴルディロックス・ガイド

これを知らないとこの世界に長くは暮らせない。世の中には三つの状態がある。多すぎるか、少なすぎるか、ちょうどよいか。

——スワヒリ族のことわざ

ゴルディロックス効果、あるいはゴルディロックスの原理は、ゴルディロックスが主人公のおとぎ話から名づけられました。ゴルディロックスは、ちょうどよい熱さのお粥と、ちょうどよい大きさの椅子とベッドを見つけようとします。ゴルディロックスの原理とは、両極端な空間の間にある、ちょうどよい空間を指します。この原理は、多くの学問分野で適応されています。地球科学者にとって、ゴルディロックス地帯とは、惑星上で命を存続させ、住むのに適した地帯です（Summer, 2016）。幼児学習分野でのゴルディロックスとは、赤ちゃんが、視覚的、聴覚的な合図を含む、驚きと複雑さの刺激がちょうどよい状況を好むということを示しています（Kidd, Piantadosi, & Aslin, 2012; 2014）。そして大人にとってのゴルディロックスとは、何かを学習するときにちょうどよい量の覚醒を引き起こす、ほどよい複雑さを持つ体験に注意を向けることを意味しています（Yerkes & Dodson, 1908）。

ポリヴェーガルのレンズを通してみると、私たちはそれぞれ、独自の身体的なゴルディロックスのスペクトラムを持っています。私たちの自律神経系は、ちょうどよい状態から、刺激が強すぎる状態と、何も感じない状態の両極端の間で、時には大きく移動し、時には微細に移動します。ある瞬間ちょうどよく感じられるものは、次の瞬間には、多すぎる、あるいは、十分ではないと感じられるでしょう。

おとぎ話のゴルディロックスは、試行錯誤を繰り返しました。このように、クライアントは自分の自律神経系の反応をトラッキングし、自律神経系から見てちょうどよい体験を探すようにすることが肝心です。多すぎると、交感神経系の過覚醒に苦しみます。少なすぎると、背側迷走神経系の崩壊と孤独を感じてしまいます。セラピストは、クライアントがちょうどよい場所を見つけるまで、ちょうどよい量の神経系へのチャレンジを、クライアントが繰り返し試してみるのをサポートします。

EXERCISE

ゴルディロックスのグラフ

「ゴルディロックスのグラフ」（318ページのテンプレート）は、出来事に注意を払い、ちょうどよい、多すぎる、少なすぎる、のスペクトラムに沿ってトラッキングする方法を提供します。グラフは、自律神経系の進化的階層に従っています。「ちょうどよい」は、最も進化的に新しい腹側迷走神経系が刺激される場所です。次に来るのが「多すぎる」で、交感神経系のトリガーになります。最後に、「少なすぎる」がきます。これは、背側迷走神経優位の虚脱の場所です。グラフが単純なので、すぐに作業できます。横軸は時間を表します。縦軸が状態を表し、「ちょうどよい」、「多すぎる」、「少なすぎる」と記入します。クライアントは、グラフを見ながら、ゴルディロックスの三つの状態を観察します。そしてそれぞれ、その状態に属する体験を振り返ります。それぞれの自律神経系は、どのようなことで活性化されるかを見極めていくことができるようになります。

EXERCISE

時間とトーンのグラフ

私たちが感じる時間とは、島《とう》皮質において私たちの感情と内臓状態を処理することで知覚されるものであるという見方もあります（Craig, 2009b）。ある一定期間、自律神経系の状態に寄り添い、心理的な物語に耳を傾けるということは、別の言い方をすると、人とつながったり、防衛的になったりする自分の状態のスペクトラムを理解しながら、自分の神経系の反応パターンをトラッキングすることであるともいえます。

「時間とトーンのグラフ」（320ページのテンプレート）は、ゴルディロックスのグラフ同様、自律神経系の状態移行をトラッキングするグラフです。横軸は時間を表し、縦軸は自律神経系の階層を表します。「ゴルディロックスのグラフ」が、出来事を記録し、その出来事がリソースか、あるいは調整不全かという質に焦点を当てているのに対し、「時間とトーンのグラフ」は、一定の期間に起こる神経系の状態の変化に焦点を当て、それから自律神経系がどのような旅をしてきたか、グラフ上で一目でわかるようになっています。グラフは、なだらかな曲線だったり、急こう配になったり、折れ線や平坦な線になったりすることでしょう。こうやって自律神経系の物語を視覚化することで、クライアントは、時を経て自律神経系の状態がどのように移り変わってきたか理解することができます。グラフは、一日の自律神経系の動きを図解し、それぞれの瞬間を、さらに大きな自律神経系の物語へとつなげます。神経系の一日の状態の変化を見ると、特定の瞬間の激しい反応ばかりに注目するのを止めて、大きな視点から自分を見つめることができる、とクライアントはいいます。

「時間とトーンのグラフ」は、時系列による自律神経系の動きを表しており、パノラマ的な視野を提供します。自分の状態をトラッキングするために、このグラフをどのくらいの期間使いたいか、自由に決めることができますし、さまざまな目的に利用できます。セッションとセッションの間の自律神経系の状態移行を、トラッキングするためにも使うこともできます。最後に描かれたイメージが、セッションを通しての自律神経系の物語を総括します。一日の終わりにグラフを描くこともできます。このグラフを見れば、一日の自律神経系の流れを俯瞰できます。セッションが進むにつれて、はじめは急こう配だったグラフが、次第に、より穏やかな曲線に変化してくることでしょう。これは、クライアントの日々の暮らしが、より調整の取れたものに変わってきたことを示しています。

比較体験

比較は普遍的な体験です（Fiske, 2010）。私たちは比較を通して世界を理解します。私たちは誰もが比較をします。自分を他者と比較することは、人間存在に生得的に備わったもので、私たちは比較を通して自分を知ります（Festinger, 1954）。私たちは、他の人々の否定的な感情や苦しみについては過小評価し、肯定的な感情を過大評価しがちです。そのため、自分は苦しみの中でひとりぼっちだと感じます（Jordan et al., 2011）。比較することは自律神経系の状態移行を活性化し、その移行の行き先によっては、断絶をもたらしたり、人とつながったりします。

比較には、自律神経系のレンズを通した二つの異なる経路があります。一つは、クライアントが自律神経系の階層に沿って安全から離れる道、もう一つは、腹側迷走神経系の状態と、活発な社会交流システムを維持する道です。比較チャートの右側は、クライアントの神経生理学的状態が安全と社会的つながりを支持していて、腹側迷走神経系が活発であることを示します。ヴェーガル・ブレーキが調整されていて、好奇心を持ち、コミュニケーションを取り、人と協調する能力を発揮することができる状態です。ここでは互恵性が起こり、人とつながる経路となっています。

左側は「比較のトリガー」を表します（DeLong, 2011）。クライアントがこの経路を進むときは、下降するにせよ上昇するにせよ、彼らの自律神経系は彼らを適応的な生き残り反応へと駆り立てます。比較の経路を下降する場合、クライアントは「少なくともあいつよりはまし」な状態に入っていきま

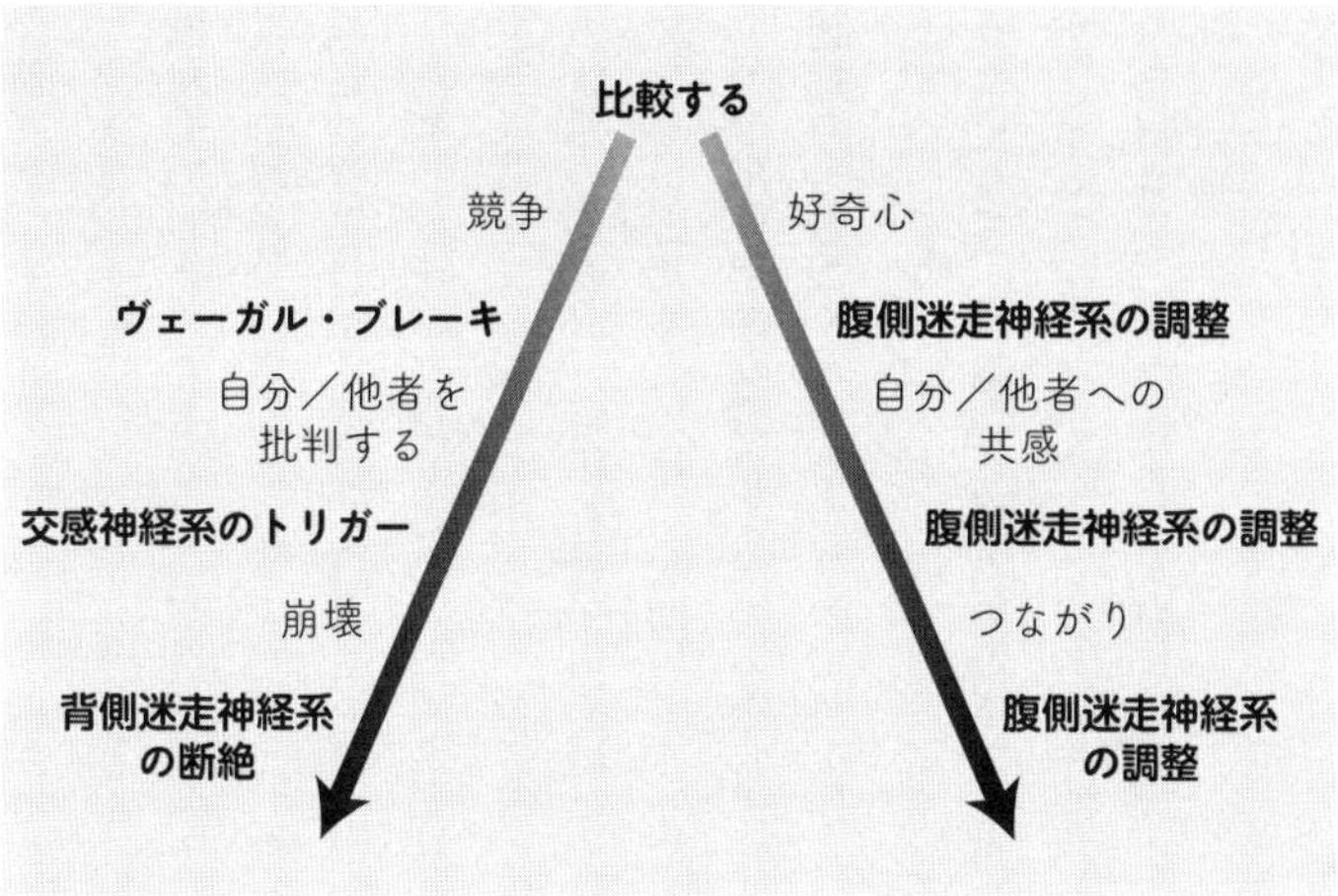

す。この比較は、交感神経系を誘発します。比較の経路を上昇する場合、クライアントは、「自分は人より劣っている」という感覚を持ちます。これが、怒り、不当に扱われた感覚、困惑、無力感と恥を含むスペクトラムとなります（Fiske, 2010）。自律神経系を通してこの反応をトラッキングすると、はじめに交感神経系が活性化し、可動化が起こり、やがては背側迷走神経系の崩壊で終わります。

腹側迷走神経優位の、安全と社会的つながりをもたらす体験は、協調を表します。交感神経優位な状態では、競争が起きます。そして、協調することもできず、競いあうこともできず、希望がすべて消えたときに、背側迷走神経系の崩壊が起こります。クライアントが自分のプロセスに気づき、競争と比較を止めることができたら、ヴェーガル・ブレーキは再びオンになり、交感神経系の反応を調整し、腹側迷走神経系主導の、和解の経路に入ることができます。比較チャートの右手側では、クライアントは、つながりの中の協調と安全という腹側迷走神経系の恵みを味わうことができます。もし、クライアントの感じていることが、ヴェーガル・ブレーキの能力を超えるような過酷なものであったときは、クライアントは競争しなくてはならないという衝動を感じ続けるでしょう。交感神経系は、ぎりぎりまで可動化した生き残り状態をばく進し、いよいよ対応できなくなると背側迷走神経系による崩壊が誘発されます。

比較チャートに描かれたそれぞれの状態は、人間だれしも持っているものだと考えれば、それほど困ったことではなくなります。クライアントは、協調の体験も競争の体験も、活発な腹側迷走神経系の状態の体験も、自律神経系の階層に沿って進化の過程を後戻りする体験も、必ずしも直線的なものではないと知ると、自信が湧いてくるでしょう。こうした状態の移行のさまざまな地点で、クライアントは生理学的な調整不全から離れるために、いったん自分の反応を遮断し、腹側迷走神経系による調整の力を蓄え、つながりの物語を作ることができます。

クライアントに、比較チャートを使って自分の自律神経系の状態をトラッキングしてもらいましょう。そして、調整から離れていることがわかったときには、その反応を遮断する練習をしてもらいます。そして、ヴェーガル・ブレーキを再びオンにして、安全と社会的なつながりへと動く練習をしてもらいます。クライアントが比較チャートを利用するときは、以下の質問について考慮してもらいます。

・あなたは右側にいますか？
・もしそうなら、どのようにその体験を深めますか？
・そうでないなら、ヴェーガル・ブレーキを再びオンにするために何ができますか？
・どの時点で中断しますか？　もう止められませんか？

本章で提供されたエクササイズを行うことで、クライアントは、まず自律神経系の状態をトラッキングし、各瞬間の状態移行に同調することを学び、次に、時系列で自律神経系の動きを眺める、より大きな視野を獲得します。これによって、自分の自律神経系の軌跡をナビゲーションする方法を体得できます。そしてクライアントは、各瞬間の中にも、そしてより大きなパノラマ風景の中にも、それぞれ、自分の状態を見つけることができるようになり、次第に自分の神経系についての理解を深めていくことができます。

第9章　安全な環境を作り出す

危険なこのイラクサから、この花を安全に引き抜こう。
——ウィリアム・シェイクスピア

自律神経系は、身体に深く根差し、内的な体験に基づいて、人と関わったり、可動化したり、関わりを絶ったりします。また、自律神経系は社会的関係性や環境にも影響されます。人間の社会的ゲノムに関する研究によって、身体的、社会的環境の主観的な体験が遺伝子の発現に影響を与えるということが明らかになりつつあります (Slavich & Cole, 2013)。日々の体験は、自律神経系によって読み取られ、ニューロセプションを通して、安全、危険、あるいは生命の危機として無意識のうちに選別されていきます。その結果に合わせて、調整を起こす反応が始まり、適応的な生き残りを支える自律神経系の状態か、社会交流を支持する自律神経系のいずれかを活性化します。スラヴィックとコールは、私たちの細胞がつねに生まれ変わっていることを考えると、「私たちが体験した生理学的状態は、それがいついかなるものであるかにかかわらず、何週間か、あるいは何カ月後かに起きる分子生成に影響を与え得る」と述べています（2013, p.3）。安全である、あるいは安全ではない、というニューロセプションは、私たちが生き残り、繁栄するのに強い影響力を持ちます。

受動的経路——意識的な気づきの下で繰り広げられるダンス

ニューロセプションの受動的経路に同調し、その情報をセッションに活かすにはどうしたらよいでしょうか？　自律神経系は、その人独自の監視システムとして稼働しながら、巧みに環境内の状況に同調します。意識的な気づきの感知しないところで、ニューロセプションの受動的経路は、瞬間瞬間、セラピストとの治療関係と治療環境を監視しています。セッションでは、この受動的経路は、セラピストの社会交流システムから送られる情報の絶えざる流れを受け取ります。信号が安全なものだったら、クライアントの自律神経系は、治療プロセスの活発な関わりに支えられて、落ち着き、つながり、協働調整します。いっぽう、セラピストが安全ではないという自律神経系の信号を送ったり、安全の信号がときどき途切れるなら、クライアントのニューロセプションは、防衛の必要を感じ、つながりから離れ、関わりを止め、生き残り反応へと入っていきます。

治療環境内では、ニューロセプションの受動的経路は、物理的な環境に同調します。環境が安全のニューロセプションを引き出すと、腹側迷走神経系の調整が起こり、クライアントを治療関係と治療プロセスに積極的に関わるよう促します。環境が危険や生命の危機の感覚を引き出すと、ニューロセプションは生き残り反応を発動し、クライアントを治療関係と治療プロセスから連れ出します。これらの受動的経路が、安全のニューロセプションを活性化するために十分な合図を受け取れないと、クライアントは治療プロセスに携わることができません。自律神経系は、つながりに背を向け、生き残りに焦点を合わせます。治療プロセスの最初の段階で、ニューロセプションの受動的経路を調整することが必要です。セラピストは、治療関係の中に安全を作り出し、共鳴と共感的な同調に入り、クライアントがトラウマ的な体験についてプロセスを進めていくときに、共に歩むスキルを学ぶ必要があります。セラピストは、クライアントとつながるために、腹側迷走神経系のエネルギーと、社会交流システムを使います。安全の合図は、まなざしと微笑みから発信されます。韻律は強力です。身振りは、つながりへと誘います。そばにいることは、クライアントの自律神経系を調整するとても強力な方法です。こうした行為が、クライアントの自律神経系を、腹側迷走神経系の安全と協働調整へと、活発に誘います。クライアントの神経系は、明確に意識することなく、ニューロセプションを通して安全を知らせる合図を受け取り、それによって治療関係が確立され、強化されていきます。

しかし、セラピストはこうした点についての訓練をあまり受けていないように見えます。カウンセリングルーム内や、その周囲の環境が、クライアントが無意識に行っている安全であるか否かを判断する監視システムに影響を与えているということは、見過ごされがちです。カウンセリングルームは、セラピストが何者で、セラピストが行うセッションはどのようなものなのか、という物語を語っています。安全の合図を送るのに、「デザインが語ることば」を使うことはとても有効です（Golembiewski, 2017）。協働調整を可能にする環境を作り出すために、こうした自律神経的な気づきに関してセラピストは何に注意する必要があるでしょうか？

歓迎する環境

カウンセリングルームだけではなく、待合室、建物、そしてその周辺の環境さえ、クライアントの生理学的状態に影響を与えます。クライアントがカウンセリングルームに着く前に、彼らの自律神経系はさまざまな安全と危険の合図をすでに受け取っており、その自律神経系の体験に合致した物語を、彼らはすでに作っています。周辺の環境を変えることはできませんが、内装を歓迎の物語を語るようにデザインすることはできます。「ポリヴェーガル理論」では、自律神経系の繊細さが詳細に説明されています。ポージェスは、自律神経系が安全の合図に出会うことでレジリエンスが養われると論じています（Porges, 2015a）。カウンセリングルームのしつらえに注意を向けることを通して、セラピストは、クライアントのレジリエンスを育み、彼らの自律神経系が、安全とつながりに向くように導くことができます。

また、あなた自身も、自分のカウンセリングルーム内にある、安全と危険の合図に長時間浸っていることに気づくことも重要です。家庭環境に関する研究によると、家庭内の空間の様子が、そこに住む人々の思考や気分に影響を与え、その空間内で何が起こるかを決定づけると報告されています(Graham, Gosling, & Travis, 2015)。カウンセリングルームは、あなたが一日の多くの時間を過ごす、心理的、生理学的家庭です。あなたが自分でデザインし、長時間過ごすその空間が、あなた自身の腹側迷走神経系の調整を引き起こすような環境であることは、とても重要です。自律神経的に見て健全な環境は、クライアントに安全の合図を出してくれるだけではなく、あなた自身のセルフケアにとっても重要です。自律神経系から見て、温かく歓迎してくれる空間は、あなたとクライアントが、難しい治療プロセスを共に歩むことをサポートしてくれます。

音、気温、自然という要素は、カウンセリングルームの環境が、セラピーに与える影響を把握するためのシンプルな目安になります。セッション中に、あなたが心地よく過ごせて、クライアントも安全であると感じられるようにするには、何を変える必要があるでしょうか?

ポリヴェーガル理論では、自律神経系が音に反応すると論じています。ある特定の周波数は、腹側迷走神経系の安全の感覚を活性化し、ある別の周波数は危険の合図を発して、交感神経系か背側迷走神経系の生き残り反応を引き起こします。低周波の音は、太古の昔の捕食動物が出す鳴き声の記憶を呼び覚まし、危険のニューロセプションをもたらします。クライアントの意識の焦点は、社会的なつながりから、生き残り行動へと移行します。高周波の音は、クライアントをつながりから連れ出し、彼らの注意を音の源へと移行させて、それに関心を持たせます。カウンセリングルームのドアの外からの予想外の音は、防衛反応を活性化させます。外に声が漏れないようにするための消音機は、絶えずブンブンと音を立てます。プライバシーを守るために必要なこともあるでしょうが、こうした音は自律神経系の活性化を引き起こしてしまいます。建築家たちも、音については強い関心を抱いており、聴覚によって生産性が左右されると指摘する研究もあります（Al horr et al., 2016）。聴覚的な心地よさは、自律神経系の状態に直接に影響します。セラピーの場の生産性とは、セラピストとクライアントが、お互いに確固とした治療関係においてつながっているかどうかによって変わってくるといえるでしょう。

自律神経系は、私たちの体温を調整するシステムでもあります。ですから、建築家がいう「快適な室温」は、カウンセリングルームの重要な要素の一つです。自律神経系は、ホメオスタシス（恒常性）を維持しようとしており、温度変化に絶えず順応しようとしています。室温が快適な領域ではないと、セラピストもクライアントも、暑すぎる、とか、寒すぎるという感覚を持ち、それが危険のニューロセプションとなり、セラピーに集中できなくなる恐れもあります。もう一つ、室温を適正な範囲に設定することの重要さについて説明している研究があります。身体的な暖かさを調整する神経生理学的システムは、社会的な暖かさを調整するものでもあるのです（Inagaki & Eisenberger, 2013; Williams & Bargh, 2008）。身体的暖かさと心理学的暖かさの感覚は、無意識のうちに、共通の経路を旅しており、お互いに影響を与えあっています。

E・O・ウィルソンは、「生物自己保存能（biophilia）」という概念を提唱しました。その中で、生物は他の生物に対して親近感を持ち、感情的友好関係を結びたいと願う生得的な傾向性があると述べています（Krcmarova, 2009から引用）。ウィルソンは、健全な発達を遂げるためには、自然との触れ合いが不可欠であると論じましたが、それが真実であることは次第に証明されつつあります。自然環境は元気を回復させ、いっぽう、自然の要素の欠落は、ストレスをもたらす不和や不調和を作り出します（Grinde & Patil, 2009）。また、自然を眺めることは、副交感神経系の反応を誘うということが知られています。自然が豊かな環境にいることは、交感神経系の反応を減少させます。自然と共にいることで、ストレスが低減し、健康が増進されます（Ewert, Klaunig, Wang, & Chang, 2016）。人間は自然とつながる必要があり、自然の景色に気づいて窓の外を見るだけでもよい影響を受けます（Kahn, Severson, & Ruckert, 2009）。窓のない部屋で、プラズマスクリーンで自然を眺めるという、科学技術による体験だけでも、自然の風景がまったくないよりましです（Kahn et al., 2009）。

私たちは、木々や川や湖があり、動物と鳥が生きている、広々とした景色を好み、見る者を遠くへ旅立つよう誘う小道が好きです（Dutton, 2010）。美しい世界を楽しむことは、文化を越えた、人類共通の至福の体験です（Dutton, 2010）。これは普遍的に共有される、腹側迷走神経系の体験でもあります。自然の景色が、回復やレジリエンスのために役立っていることを実証した実験もあります。窓の外の自然を見たり、壁に映し出された景色を見るだけでも、自律神経系の調整がより早く回復することが明らかになっています（Brown, Barton, & Gladwell, 2013）。さらに、ストレス負荷の前に自然の景色を五分間眺めただけで、自律神経系の回復が早くなるということが報告されています（Brown et al., 2013）。カウンセリングルームの窓の外の景色を楽しむ時間を取ったり、カウンセリングルーム内に何か自然の要素を取り入れることで、神経系のレジリエンスが高められ、心理治療の難しい局面においても、安全の要素を加えることができます。

私たちが生きていくために、水は必須です。ですから、私たちは、水を愛し大切にする傾向性を持っています（White et al., 2010）。『*Blue Mind* 青い心』（2014）という本の中で、ニコルスとクストーは、水がストレスを減らし、健康を促進することを報告しています。私たちは水のある景色を好み、水のない景色より水のある景色から、より肯定的な影響を感じ、元気を回復します（White et al., 2010）。特に、波や川の流れる音など、水の音を聴いたり、それを思い出すだけでも元気が回復します（White et al., 2010）。自然を求める要求に対し、治療環境の中で応えてあげることで、安全であるというパワフルな合図を送ることができます。

EXERCISE

治療への道――自律神経系が自身のやり方を見つける方法

新生児個別発達ケア・アセスメントプログラム（NIDCAP）の創設者であるハイデライズ・アルス博士は、「赤ちゃんにたどり着くまで」について語ってくれます。これは、赤ちゃんが未熟児だったとき、母親が入院した瞬間から、出産、そして新生児集中治療室での治療を経て、自分の小さな赤ちゃんにたどり着くまでの体験を意味します。このような体験においても、自律神経系がどう感じたかということがとても重要になります。じつは、あなたのクライアントも同様の道のりをたどっているといってもよいのです。あなたも、クライアントがカウンセリングルームにたどり着くまでの道のりを想像してみることができるでしょう。あなたと出会うまで、彼らの自律神経系はどのような体験をしてきたでしょうか？　日常を離れて、神聖な治療空間へと入っていくとき、彼らの自律神経系は何を「聴く」でしょう？

クライアントがカウンセリングルームにたどり着くまで、どのような体験をするか理解するのに、最もよい方法は、あなたが彼らと一緒にその道を歩くことです。そして、クライアントは道すがら自分のニューロセプションを細かくトラッキングし、自律神経系の状態がどのように移行するか、観察してみることです。もし、実際に一緒に歩くことが難しいようなら、クライアントに歩いているところを想像してもらい、道すがらに体験される瞬間瞬間の状態について報告してもらいましょう。このように、道筋をたどって自分の状態をトラッキングすることで、クライアントは安全と危険について、自分はどのような合図を受け取っているのかを理解します。そしてあなたも、クライアントの自律神経系の状態に、何が影響を与えているのか、共通の理解を持つことができます。ニューロセプションに気づくと、今度は、クライアントの自律神経系の状態に意識的に影響を与えるためにはどのような行動を取ったらいいのか、セラピストとクライアントが一緒に考えることができます。じつは、治療的な介入によって能動的経路に働きかける前提条件として、まず、こうした無意識下の受動的経路を調整することが必須なのです。

「治療への道」のエクササイズの目標は、安全と危険の合図を特定することです。

・建物の入り口に到着したとき
・建物に入ったとき
・待合室に来たとき
・カウンセリングルームに入ったとき
・カウンセリングルームの中

それぞれの時点で、何が安全の合図を増し、何によって危険の合図が減じられたかを探求します。生理学的な状態が心理的な物語に置き換えられることを、クライアントに思い出してもらいます。道筋の、一つ一つの通過点で起きたニューロセプションが、さまざまな物語を形作ることをクライアントに教えます。それから、クライアントにとって、来るときと帰るときとでは感じ方が違うかもしれないので、帰るときのプロセスもたどってもらいます。

クライアントの多くは、新しい場所に近づくときに、自律神経系の調整不全が起きてくるのを感じることでしょう。一つの場所から別の場所へ移行するということ自体で、彼らの適応的な生き残り反応が活性化されます。「治療への道」のエクササイズをやることで、今度は、カウンセリングとは関係なく、別の場所に行くとき、着いたとき、そして帰るときの、自分特有の安全と危険の合図をトラッキングする方法を学ぶことができます。

あなた自身も、自分の仕事場に行くときに、自分のニューロセプションの体験をトラッキングしてみるのも、有益です。「私の自律神経系は、仕事が始まるとき、どのような状態だろうか？」と考えてみると、自分が心地よさを味わっているのか、それともストレスを感じているのか見えてくることでしょう。カウンセリンググルームに着いたとき、あなたのニューロセプションの受動的経路は、腹側迷走神経系が優位で、心を開いてクライアントを迎え入れる状態を作り出していますか？　それとも危険の合図があって、自律神経系を防衛へと駆り立てていますか？　このエクササイズの質問を、自分にもしてみましょう。カウンセリンググルームにいる間、そして一日の終わりにカウンセリンググルームを出るときの、自分自身のニューロセプションをトラッキングしてみましょう。一日の終わりに、どのくらいの安全の合図を感じるか、あるいは危険の合図はどのくらいあるかによって、今日一日、自律神経系が元気になるような状態だったのか、それとも疲弊してしまったのかがわかるでしょう。

EXERCISE　合図シート

セッションの成果を上げるためには、安全とつながりの腹側迷走神経系の状態へと入っていけるような生理学的状態を整えることが必要です。そのためには、危険の合図を見極めてその問題を解決するとともに、安全の合図を見つけて、それを取り入れていくことが大切です。それでこそセッションの準備ができたといえます。安全を察知する回路をオンにするには、危険の合図を減じていく必要があります。クライアントが安全の合図を受け取れるような状態を積極的に作っていかなくてはなりません。

このエクササイズは、クライアントが自分の自律神経系の反応を解体して、詳細を理解し、自分の自律神経系の状態が、ある行動を支持するのか、あるいは制限するかを特定し、将来は違うやり方ができるようになることをサポートします。合図シート（322〜323ページのテンプレート）は、受動的経路をトラッキングする方法を提供し、危険の合図と安全の合図への気づきを増し、危険の合図を減らし、安全の合図をうまく利用する方法を探求することを助けます。それぞれのシートには、簡単な記述をする欄と、危険と安全の両方の合図を特定する欄と、解決と調整の機会を探求する欄があります。セッションの中で、クライアントと一緒にワークシートを作成することから始めましょう。クライアントが慣れてきたら、次のセッションまでの間の出来事をトラッキングし、合図のシートに書き込んで、次回持ってきてもらうこともできます。

最初の欄は、具体的な出来事と自分の自律神経系の反応の両方に注意を払いながら、何があったかを簡単に記します。次の欄では、危険と安全の合図に注意を集中し、環境、身体、社会交流システムのそれぞれの要素を観察します。この二つの欄を埋める中で、クライアントは、安全の合図はあったけれども、自分の自律神経系が防衛状態だったため、安全の合図に気づけなかったのだということがわかります。最後の欄は、今後どのような選択肢があるか、好奇心をもって考えるように誘います。この最後の欄は、クライアントが多様な環境的、身体的、社会交流の合図を通して、将来的にはどのようにして行ったらよいのか、探求するように促します。

どんな建築設計であっても、基礎が最も重要です。基礎は、上部の構造が憩う支えです。人間にとっての基礎は、安全です。自律神経系が安全だと、根を深く張ることができます。しかし、身体が危険を感じると、地面が揺れていると感じます。クライアントがトラウマのサヴァイヴァーである場合は、彼らの神経系はトラウマ体験に根差しています。ですから、彼らは最も繊細な揺れであっても、敏感に反応します。このようなクライアントへの治療は、環境的、身体的、関係的な合図に注意を払いながら、自律神経系が感じる、安全であるという感覚に根差した、深く落ち着いた基礎を新たに築いていくことになります。

第Ⅲ部　まとめ

私たちの習慣的なパターンは、よく確立され、魅惑的で、快適です。

——ペマ・チョドロン

自律神経系は人それぞれ異なるユニークな監視システムであるとともに、外部の環境要素を追跡しながら、同時に身体内部からのメッセージにも応答していきます。自律神経系には、進化に根差した階層があり、危険に注意を払うとともに、人とのつながりのチャンスをつねに求めています。この働きは、私たちが生まれながらに持っているボディガードといってもよいでしょう。このシステムは、顕在意識に上らない段階で、人、場所、出来事について、接近するか、回避するかを決めています。

第Ⅲ部で説明したスキルは、クライアントが自律神経系に気づき、自律神経系をもとにトラッキングする能力を磨きます。クライアントは、自分の自律神経系の状態の変化を観察することを学びます。自分の生理学的な状態が、心理的な物語を作り出すことに気づき、生理学的状態と物語を別々の体験として感じ始めます。クライアントが整理された形で自分の自律神経系に寄り添っていけるように、ここでは、さまざまなトラッキングの技術を紹介しました。クライアントは、自分の自律神経系と仲良くなり、それに寄り添う習慣を作っていくことができます。そうすれば、自律神経系がたくさんのことを教えてくれていることがわかってくるでしょう。

自律神経系と仲良くなり、寄り添う能力を獲得すると、クライアントは自律神経系の状態が絶え間なく変化していることがわかるようになります。神経系と仲良くなるためにはセルフ・コンパッションが必要です。しかし、クライアントにとって、これは難しいかもしれません。なぜなら、クライアントはつねに自己批判を続けてきたからです。自己批判は習慣化しています。誰もが、生き残りの追求を至上命題としている共通の自律神経系というシステムに沿って生きており、ある特定の状況では、誰でも、自分がしてきたような反応をしてしまうのだということを、クライアントが理解できるようになると、自分に共感する余地が生まれてきます。あるクライアントがこんなことを言ってくれました。長い間、自分は壊れていると思ってきたが、自分の自律神経系が人類共通の反応をしていただけなのだとわかったので、自分を責める気持ちが和らいできた、とのことでした。

自律神経系の状態に寄り添うということは、今の瞬間への気づきが必要です。これを難しいと感じるクライアントもいるでしょう。もし、セラピストと安全に協働調整をすることがうまくいっておらず、腹側迷走神経系の健康、成長、回復の状態が与えてくれる豊かなリソースを持っていない状態だと、クライアントの適応的な生き残り反応は、危険を察知しようとします。そして、「今・ここ」の瞬間への気づきを中断し、生命の危機が迫ってきていないか注意を研ぎ澄まします。そして、「今・ここ」の気づきから離れて、危険を感じるようになってしまいます。クライアントは、驚愕し、過剰な反応をするかもしれませんし、逆に、ほとんど反応してこない状態になるかもしれません。環境的な出来事については、ある特定のパターンで反応し、人間関係においては、別のパターンで反応するかもしれません。あるクライアントは、自分の自律神経系の反応に寄り添ってみたら、興味深いことを発見したといいます。家の外の木が倒れたときには驚かなかったが、友達が約束をキャンセルしてきたときには、崩れ落ちてしまったといいます。自律神経系と仲良くなり、寄り添うスキルを身につけるということは、調整という次の段階に進むためのしっかりとした基礎を形作ることでもありますし、それだけではなく、これによって神経系の反応の仕方自体が変化し始めます。

第Ⅱ部と第Ⅲ部は、クライアントが自分の自律神経系の瞬間瞬間の状態を認識する基礎を作ります。これらのスキルを適切に使うことができるようになったら、次は、自律神経系の調整と再形成へと進んでいけます。人間の自律神経系の特徴について理解し、自分が今この瞬間に「はしごのどこにいるか」をトラッキングする能力が使いこなせるようになってくると、クライアントは、今までは自動的に反応していた習慣的な反応パターンに気づき、自分の自律神経系の物語を新たに書き変えることができるようになっていきます。

第Ⅳ部　神経系を形作る

ある日あなたは何をすべきかを知り、それを始めた。

——マリー・オリバー

自律神経系は、私たちが人生で味わう体験の中心にあります。ショックを受けたとか、感動した、というときには、実際には自分の自律神経系の反応のことを話しています。私たちは目を合わせ、耳をそばだて、顔を上げ、最善の一歩を踏み出し、前を目指します。首を突っ込み、友達を励ますときは、顎を上げて《keep their chins up》と言います。怖気づくときは血も凍り、勇気を振り絞るときは血がたぎります。これらの言い回しは、自律神経系の体験を指しています。

自律神経系は、出来事によって形作られます。子どものときにネグレクトされたか、あるいは手塩にかけて育てられたかによっても、自律神経系のトーンは変わってきます。ある人が自律神経系の状態を移動するタイミング、つまり、つながりから防衛へと移行するポイントは、個人的、環境的変数によって影響を受けます（Williamson, Porges, Lamb, & Porges, 2015）。自律神経系の特性は、ビクビクした状態から、レジリエンスがある状態まで、そして、ガチガチに固まっている状態から柔軟な状態まで、一連のスペクトラムを描きます。スペクトラムの一方の端では、神経系はつねに危険を検出しようとしており、生き残りの衝動が渦を巻き、絶えず防衛のパターンを活性化させています。迷走神経が低緊張状態であるときは、過覚醒や極端な驚愕反応を示し、相手の神経系の合図を、ことごとく危険と解釈し、安全の合図に気づかなくなってしまいます（Park & Thayer, 2014）。スペクトラムの反対側では、安全につながり、人との関係を持つことを求め、その場その場の状況に合わせて最適な社会的つながりを形成し、必要に応じて状態間を柔軟に移行します。そして、この自律神経系のスペクトラムの中で、防衛の状態に近づいたり、つながりを持つことができる状態に傾いたり、微妙なニュアンスを持つポイントが無数にあります。

自律神経系の反応パターンは、危険を察知したり、レジリエンスを発揮したりします。迷走神経緊張は、肯定的な感情とストレッサーへの反応を調整し、社会的なつながりの能力に影響します（Kogan et al., 2014）。そして迷走神経の高緊張は、環境的な要求への適応的な反応を可能にします（Park & Thayer, 2014）。ここでも改めて繰り返しますが、自律神経系の柔軟性は時間をかけて変えていくことができます。これこそが、「心温まる」良い知らせです。

第10章　関係しあうシステムとしての自律神経系

人生を導き得る一つの言葉がある――互恵性という言葉だ。
――パール・S・バック

自律神経系は、他者との体験によって変化していくもので、人間関係からも影響を受けます。互恵性とは、共有されるゴールに到達するために必要な、二者の相互関係のことをいいます。この互恵性に向かう力は、生まれて以来目覚ましい発達を遂げている幼児に、特に顕著に現れています（Apicella et al., 2013）。私たちは一生を通して、人生に意味を見つけようとし、それは他者との関わりの中に見出されます（Stillman et al., 2009）。

自律神経系は、この必要なつながりを提供するために、安全の基盤を作ります。そのために、一つの神経系は他の神経系と、コミュニケーションし、お互いのやり取りを重ねる中でフィードバックループを作ります。安全の合図が送られてくると、互恵性と共鳴が起こり、つながりへと入っていきます。一つのシステムから他のシステムに送られる合図が危険なものだと、つながりを絶つことを通した調整不全と防衛が起きてきます。個々の神経系がつながるかぶつかり合うかによって、互恵性か崩壊のいずれかが起こります。

予想に反してつながりが絶たれる瞬間は、神経系の期待への違反となります（Porges, 2017a）。レーダースクリーン上に一瞬現れる短いものでも、ぐずぐずと長引いていた腐れ縁が終わるときでも、生物学的非礼の体験は、自律神経系的に落ち着かない感じをもたらします。こうした生物学的非礼は、じつは日常生活のあちこちにひそんでいます。携帯電話をチラリと見る人、そっぽを向く人、ふと自分の考え事にふけって会話から気をそらす人など、日々の生活にはいくらでもいます。相手はつながりを絶つつもりはなくても、予想に反して生物学的非礼を体験したときは、崩壊の反応が起きます。また、感情面で同調が欠けてしまったり、協働調整が失われることでも、崩壊が起きます。生物学的非礼の瞬間と同様、ある人の自律神経系の状態が予想に反して移行し、そのために相手の自律神経系の状態も影響を受けて変化していくとき、同調不良が起きます。突然の予期しない危険の合図が出されたり、自律神経系にとって安全であると感じられる社会交流システムからの合図が失われたりすると、それに合わせた自律神経系の反応が起こります。生物学的非礼はニューロセプションによって察知されるもので、まだ十分意識には上りません。しかし、この互恵性の喪失は、強力な心理的物語を引き起こします。そして、互恵性を絶った側も、絶たれた側も、はっきりと関係性が壊れたことを知覚します。

関係性は、崩壊と修復を繰り返していくものです。トロニック（1989）は、健全な養育者と子どもの関係性の中では、相互の協働作用は全体の三〇%くらいで、残りの時間は崩壊と活発な修復が起こっている、と報告しました。それを大人の関係性にあてはめると、生物学的非礼や感情的な同調不全は、家族、友達、同僚の間で頻繁に起こっていると想像できます。ですから、こうしたどこにでもある崩壊と修復を避けるのではなく、崩壊を追跡し修復する習慣を作ることが大切です。最後は、つながりを取り戻し、共に喜び合いたいと望んでいます。しかし、関係性が崩壊した後、再びつながるときは、時に気まずく、苦痛でさえあるかもしれません。ですから私たちはみな、練習が必要なのです。

私たちは、自律神経系による崩壊体験が起きると、すぐにそこに意味づけをしてしまうことがよくあります。そして、自分や他者を責めたりします。互恵性の基盤、共有された自律神経系の言語、他者の喜びへの信頼と自身の自律神経反応への責任を持つ能力が欠けていると、危険の合図が圧倒的であるように感じられ、崩壊は修復できなくなります。熟考するのではなく、反応性によって、お決まりの結末を導き出す習慣的な防衛反応のパターンが起きます。互恵性は、ヴェーガル・ブレーキの解放と踏み込みの両方を必要とし、人間関係における相互のやり取りを求める神経エクササイズでもあります。互恵性のエネルギーとは、気配りをしたりされたり、親密さを共有したり、人間関係のバランスを取るものです。互恵性は必ずしも機械的に均等ではありません。しかし、つねに片方がエネルギーを受け取るだけであるというわけでもありません。生物として、私たちはつながりを求めます。

その欲求を満足に満たすためには、この互恵性の均衡のバランスを見つける必要があります。世話をしてくれる人々に会えなくなると、私たちは苦しみます。互恵性が失われ、崩壊の中に落ちていく感覚は、同時に危険のニューロセプションをもたらします。その体験は、平たくいえば、かつての友達が、赤の他人になった感覚といってもいいでしょう。そして、友情がもたらす安全な感覚が回復すると、その関係性は修復されたといえます。

修復の技術

セラピストは、クライアントが互恵性と修復の能力を築くことをどのようにサポートできるでしょうか？　まず、セッションの中で試してみるとよいでしょう。最もうまくいっている治療同盟の中でさえ、生物学的非礼や感情的な同調不全が起きることがあります。セラピストとクライアントの間の崩壊は、ごく自然に起こりうるという研究もあります（Muran & Safran, 2016; Safran, Muran, Samstag, & Stevens, 2001）。ムーランとサフラン（2016）は、崩壊には二つのタイプがあるといいます。つまり、撤退と対立です。自律神経的には、これは、背側迷走神経系による撤退と交感神経系による対立の活性化といってよいでしょう。もし、治療関係のなかでクライアントが崩壊を体験しているようなら、セラピストの働きかけは、クライアントの自律神経系にとって刺激が強すぎたのかもしれません。ですからセラピストは、それをクライアントのために明確に言葉にして、同調不全が起きたことをあやまります。こういうときに、私がクライアントにかける言葉を紹介します。「ちょっと止めましょう。私がいま頼んだことは、あなたにとっては、少し深く入りすぎるし、反応が早く起きすぎることだったようです。だから、あなたの防衛システムが、当然しなくてはならないことをしてくれたみたいです。つまりあなたに、私とのつながりから少し離れるように言ったようです。ごめんなさい。別のやり方をしましょう。このほうがより安全であると感じられるかどうか、試してみてもらえますか」。

崩壊は、修復さえすれば、素晴らしい変化をもたらします。しかし、適切に修復されないと治療同盟に否定的な影響を与え、クライアントがセッションに来るのをやめてしまう原因になります (Safran et al., 2001)。トラウマを抱える人は、人間関係の崩壊を体験していることが多く、そのわりには、修復体験には慣れていません。治療関係で、予測可能な範囲で起きてきた小さな崩壊は、クライアントに新しい体験をもたらします。つまり、修復体験です。

セラピストが重大な失敗をしてしまった結果として起きてきた崩壊は、治療同盟をゆるがしますし、繰り返し修復をしていかなければなりません。セラピストは、修復が完了するまで、そのプロセスの中に留まり、「クライアントの神経系が安全と信頼の中に戻って来るためには何が必要か？」という質問に対して、根気強く答え続けなくてはなりません。

セラピストとクライアントの関係性は、修復を試してみるのにとてもよい実験室であるといってもよいでしょう。崩壊と修復を、安全に試してみるためには、次の点が確立されている必要があります。

互恵性の瞬間：治療同盟は、セラピストのプレゼンス、共鳴、互恵性の上に築かれます。この腹側迷走神経系に基づくプロセスは、たくさんの互恵的な瞬間をもたらしますし、それにクライアントが気づくように支援されます。多くのクライアントにとって、互恵性の感覚は馴染みがなく、予想外で、予測不能です。治療の最終目的とは、セラピストの治療的なプレゼンスをもとに、クライアントが他者との関係において、安全のニューロセプションと互恵性の出現を体験することであり、セラピーとはそれを提供する基盤です（Geller & Porges, 2014）。セラピストがクライアントに寄り添い、信頼関係が芽生え、互恵性を味わう関係が確立されたら、今度は、クライアントが、その互恵性が途切れた崩壊の瞬間に気づくように支援します。

自律神経系の言語を共有する：ポリヴェーガル的概念に基づいて行うセラピーにおいては、セラピストとクライアントは自律神経系の言語を共有します。クライアントはまず、自身の自律神経系からの情報に気づくことを学び、それから他者とつながった体験と、つながりが絶たれた体験について話すことを学びます。

自ら進んで自分の自律神経系の状態に責任を持つことができると信頼する：セラピストに導かれて、自律神経系の状態に気づき、名づけるスキルをマスターすると、クライアントは自分の自律神経系の状態に責任をもち、調整を行っていくことに意欲的に取り組むことができるようになります。そして、自分がセッションを受けているセラピストは、予測可能で、互恵的であり、崩壊が起きることは当たり前で決して重大なことではなく、生命が脅かされるわけでもなく、こうしたほころびは修復され得る、ということにクライアントが気づいていくようになります。クライアントの自律神経系が、新しい神経的期待を抱くようになっていくと、クライアントの信念も変化していきます。

クライアントが、いったん自分は修復ができるのだと自信を持つようになると、今度は、セラピー以外の個人的な人間関係でも、これを試してみることができるようになります。クライアントの人間関係も、簡単なものから難しいものへと、スペクトラムになっているはずです。ですから、こうした練習を始めるにあたっては、このスペクトラムの最も簡単なほうの端にある、安定した人間関係から、この修復のプロセスをスタートしてみるとよいでしょう。多くの互恵的な瞬間があるような関係性であれば、崩壊があったときに、お互いにそれを話題に上げて、修復を行うことは可能であるはずです。

EXERCISE

互恵性、崩壊と修復プロセス

互恵性、崩壊と修復のプロセスを練習するこのエクササイズは、互恵性をトラッキングし、修復の習慣を築くよう設計されています。クライアントは、出来事を解体し、それを自律神経的に理解し、修復を導くように自身の神経系を使うことを学びます。この技術に繰り返し携わることで、自律神経的なつながりをトラッキングし、つながりが絶たれることに気づき、修復を実践する習慣が作り出されます。クライアントが崩壊の瞬間をトラッキングし、セラピストとクライアントが、一緒に修復を行う方法を探求するよう、セラピストは積極的にクライアントを支援します。

・**互恵性をトラッキングする**：互恵性のトラッキングをするには、関係性に気づき、瞬間瞬間の自律神経系の状態の移行を認識する能力を養う必要があります。クライアントが自分の自律神経系の状態が移行するのに気づき、その情報をもとに互恵性をトラッキングするためには、以下のような点に気を配るようにします。あなたの自律神経系の状態は、私たちが互恵性からはずれたということを、どのように知らせますか？　自律神経系の状態移行は、どのように感じられますか？　自分が互恵性を壊すときと、相手から壊されるときとでは、自律神経系にとっても何か違いを感じますか？

・**崩壊に気づき言語化する**：いったん崩壊が認識されたら、次の段階は、クライアントがその体験にはっきり気づき、それを話題にするよう助けることです。日常的には、崩壊が起きているのに、見逃されたり、無視されたりします。認識され言語化されなければ、それは修復できません。この段階では、認識して言語化するために、自律神経系の言語を使います。ここでは、崩壊の物語について話し、意味づけし、相手を非難することはしません。崩壊は、以下の三つの視点から理解されます。まず、「つながりが絶たれる方向に移動していることに気づきました」という言葉で示されるような、自律神経系の状態の変化と防衛反応、次に、「あなたの声を聞いて、私は交感神経系に対して警告が発されるのを感じました」といった危険の合図の特定、そして、「あなたが私から少し離れたとき、自分が闘争反応をするために可動化し、その後すばやく崩壊するのを感じました」といった自分の習慣的な反応パターンです。

・**正しい修復を見つける**：修復とは、腹側迷走神経優位で、安全である協働調整が取れている状態へと戻ることです。確実に修復を成功させるためには、クライアントの自律神経系の要求が完全に満たされ、再びセラピストとつながったと感じるときとはどういうものか、ということについてゆっくりと時間を取って探すことが大切です。ほころびを閉じて、修復を完了させる言葉を見つけるためには、いくつかの言葉をいってみて、何回か試みることが必要です。互恵性が戻って来たと感じられれば、修復は完成します。

・**つながりに戻る**：プロセスの最後の段階では、つながりが戻ってきたことを認識し、それをはっきりと言葉に出すことです。今まで経てきたプロセスの各段階がどのようなものであったかを確認し、成果を祝うのです。自律神経系が、腹側迷走神経優位な状態と社会交流システムの活性化に戻ってきたことを感じましょう。解決とつながりへの復帰体験を味わう時間を取ると、今度は、将来的に崩壊が起きても、それを安全にナビゲートすることができる、という自律神経系の新たな自信を生み出します。

小さな同調不全であっても、自律神経系の言葉でそれを認め、認識して修復しないと、そのあともつながりが絶たれた状態が続いてしまいます。うまく修復できた体験があると、クライアントは、自分の修復能力に自信を持ち始めます。修復に関する成功体験を持つと、修復の習慣を築きながら人と関わるようになっていきます。

パターンとテンポ

調和は、同じであることより差異の中に存在する。
——マーガレット・フラー

自律神経系のパターンとテンポを見ることとは、ナラティブではなく、自律神経系のレンズを通して、関係性がうまくいっているか、あるいはうまくいっていないかを、明快に理解することにつながります。すべての領域でぴったり合うような関係性はまれです。ですから、次の質問をしてみるとよいでしょう。満足を感じるのに十分なつながりのパターンがありますか？　互恵性と自律神経的な親密さの感覚をもたらすのに十分なテンポがありますか？

つながりのパターンは、日々の活動、コミュニケーション、仕事、遊び、動き、身体的親密さ、親密さ、精神性の八つの幅広い分野の中でトラッキングできます。つながりがあるとしたら、どれくらいの頻度ですか？　一緒に何かを始めることはありますか？　あるいは、一人の人がいつもはじめに誘いますか？

それぞれのつながりにはテンポがあります。腹側迷走神経優位な感覚が感じられるようなテンポになっているとき、その関係性にある二人の人は、十分な滋養を得ることになります。テンポがずれていると、自律神経系からいって、苦しい感覚がもたらされます。夜、暗がりの中で二艘の船がすれ違うような体験、つまり、つながりがなく、ただすれ違う感覚になるかもしれません。このような、自律神経系の同調がない体験をすると、私たちは苦しみを感じます。

互恵性と自律神経的な親密さを測るときに、考慮する質問は以下です。リソースとなるテンポはどこにありますか？　不調和はありますか？　それは調整できますか？　バランスを欠いた領域があっても、それを受け入れることができ、関係性はまだ同調がとれていて、互いに共鳴していますか？　すべての腹側迷走神経系のつながりを維持する、自律神経的な出会いの瞬間は、十分ありますか？　テンポが違いすぎて、互恵性が生まれませんか？

クライアントが、自律神経系から見た関係性を探求するのに役立つよう、次のエクササイズ（326ページのテンプレート）を行いましょう。

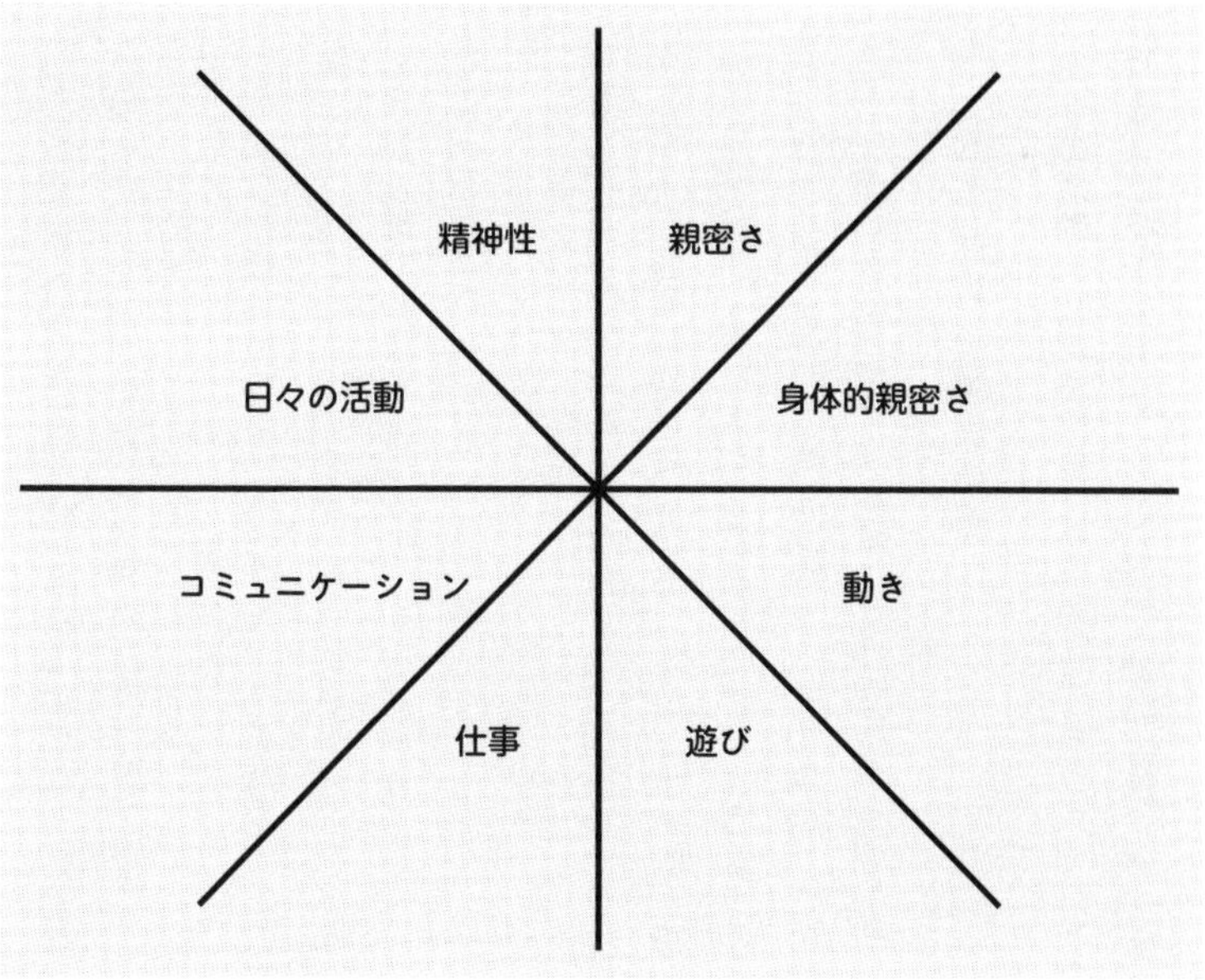

EXERCISE
パターンとテンポを探求する

・このエクササイズで焦点を当てる関係性を選びます。このプロセスでは、あらゆる関係性を扱うことができます（パートナー、友達、家族、同僚）。

・八つの幅広い分野を見渡します。それぞれの分野について、つながりがあるときとないときのパターンを特定します。

・つながりのない領域を観察します。腹側迷走神経系のエネルギーが感じられますか？　それとも防衛状態の中にいますか？　自律神経的にいって、つながりがない感覚があるとしたら、そのことについて話すことができると感じられるような、十分な安全の合図はありますか？　もし安全の合図がないのなら、危険の合図を解決する方法はありますか？

・つながりが感じられる領域に戻り、そのパターンの中にあるテンポに注意を払います。消耗から充満までのスペクトラムの中で、どこにテンポを置きますか？　それは予想できるテンポですか、それとも予想が難しいでしょうか？　テンポに注意を向けるとき、あなたの自律神経系はどんな情報をあなたに送りますか？

・はじめに戻って、今のエクササイズで観察した全体を振り返ります。この関係性の中に、あなたがエネルギーを費やし続けるに足る、十分な全体的互恵性はありますか？　あなたの腹側迷走神経系の状態を圧倒せず、受け入れることができるような不調和はありますか？　適応的な生き残り反応をもたらすような関係性はありますか？　その場合、この関係性を持続可能なものにするために、関係性を改善することは可能ですか？　自律神経系の視点からいって、あなたの次の段階は何ですか？

パートナー関係の例

日々の活動：私たちは責任を分担しており、それがうまく機能しています。
コミュニケーション：私たちは、深い会話、楽しい会話、一日の計画についての会話をします。二人は同じペースで話しません。ですから、私はときどきスローダウンする必要があることを思い出します。

仕事：私たちの仕事のスケジュールが合わないので、休みの日だけ一緒に過ごします。

遊び：私たちは一緒に楽しみ、同じくらい遊びを楽しみますが、違う種類の遊びであることが多いです。

動き：私たちは違う速さで動きがちで、その中間で出会おうと模索中です。

身体的親密さ：一方が始め、いつも満足ではありません。

親密さ：断続的な体験です。まだとても傷つきやすく感じ、深い感情を分け合うことは安全ではないと感じます。

精神性：非宗教的で、自然に根差した信念では同じですが、彼は、私よりもっとつながりを必要とします。彼に求められたら付き合いますが、自分からは誘いません。

私たちは、生きていくためには人とのつながりが必要です。しかし、人とつながることは、案外難しく、無秩序な状態になることさえあります。治療同盟の中で、セラピストとクライアントは、共に気づきを養い、こうした瞬間に寄り添っていく習慣を作っていきます。「自律神経的に息が合うときの心地よさ」というレンズを通して、人とのつながりを探求すると、自律神経系の状態が崩壊したことや、修復を始めたことにも気づけるようになっていきます。まずセラピストとの安全な治療セッションの中で、崩壊と修復を練習したら、その次は日常生活の人間関係性の中で実践してみることです。そうするとクライアントは、つながりという潮の満ち引きをナビゲーションすることが次第に上手になっていきます。

第11章　呼吸と音でシステムを整える

恥と窒息を引き起こす呼吸法もあれば、あなたを無限に開かせる愛の呼吸法もある。

――ルーミー

ルーミーは、一三世紀にはすでに呼吸のパワーについて理解していました。そしてポージェス博士は、ポリヴェーガル理論によって、私たちに呼吸の偉大さについて改めて教えてくれています。呼吸は、自律神経系に直接働きかけることができる経路です。大人の平均的な呼吸数は、一分間に一二から一八回です（Mason et al., 2013）。もし一分間に一八回呼吸をするとすれば、人は一日に二万五九〇二回呼吸し、一年に九四六万八〇〇〇回呼吸し、八〇歳まで生きると生涯に約七億五六八六万四〇〇〇回呼吸します。そしてその一つ一つの呼吸は、毎回、神経系を安全とつながりに向けるチャンスを提供しています。

呼吸のリズムを変える

自律神経系は、つねに代謝要求に反応して、呼吸を調整します。これは、「恐怖に息をのむ」、とか、「安堵のため息をつく」、といったことを思い出していただければわかるはずです。呼吸は自律神経系の特徴をよく示しています。私たちは考えることなく呼吸します。いっぽうで私たちは、自律神経系の調子を変えるという意図をもって呼吸することもできます。

呼吸に注意を向けるだけで、呼吸の速度は遅くなり、息は深くなります。手を胸、腹、肋骨の両側に置くと、身体的に呼吸サイクルを意識することができます。呼吸に意識を向けると、呼吸の速度とリズムは変化します。呼吸のリズムを意識的に操ろうとすると、何が起きるでしょうか？　呼吸の仕方や、速度、呼気と吸気の割合を変えることを通して、私たちは、心拍数と、脳に送られるメッセージに影響する迷走神経経路に影響を与えます。

「呼吸は、心臓に対する迷走神経の影響を機能的に増減するための、効果的で簡単で、受け入れやすい、自発的な行為である」とポージェスは述べています（2017b, p.13）。呼吸を自発的に調整する練習をすると、心理的状態に影響を与え、不安、うつ、トラウマ後の反応症状を改善することが明らかにされています（Gerbarg & Brown, 2016; Jerath, Crawford, Barnes, & Harden, 2015）。一般的に、ゆっくりした呼吸、長く続く呼気、レジスタント・ブリージング〔訳註：呼吸に関わる筋肉を強化するために、抵抗をつけて呼吸すること〕は、副交感神経系を活性化します。吸気と呼気の調整がよく取れているときは、自律神経系のバランスが維持されます。いっぽう、早く不規則な呼吸、鋭い吸気や呼気などは、交感神経系を活性化します。

普通の呼吸から一分間に五〜七回というゆっくりした呼吸に移ると、呼吸速度が平均値よりかなり遅くなり、それが生理学的状態を変化させます。ゆっくりした呼吸は迷走神経を活性化させ、副交感神経系の緊張を増し、身体的および心理的健康をもたらします（Mason et al., 2013）。感情と呼吸も関係しあっており、ゆっくりした深い呼吸をすることで、効果的にうつを抑制することができます（Jerath et al., 2015）。苦しいときに、意図的に呼吸を遅く、深くすることは、腹側迷走神経系の制御を復活させます。このように自律神経系の状態が変わると、物語も変わります。

クライアントにとって、初めて呼吸に注意を向けると、危険の合図を感じ、交感神経系か背側迷走神経系の活性化が起こることがあります。あるクライアントは、自分が息をしているのは知っていたが、今までそれを感じたことはない、といいました。まさに、多くの人がこのような状態であるはずです。呼吸パターンが変わり、穏やかに呼吸し始めると、彼女は、今までとは違った感じがしました。そしてそれを怖いと感じました。深くゆっくりと呼吸するエクササイズを初めて試すときには、防衛的な交感神経系の闘争／逃走反応が現れることがあります。しかし、一カ月から三カ月にわたって練習すると、自律神経系は、交感神経系の防衛から副交感神経系の安全の状態へと移行します（Chinagudi et al., 2014）。メイソンらは、ヨガを始めた人たちを研究しました。吸気と呼気を同じ長さにし、ゆっくりと呼吸をすると、自律神経系が穏やかに移行するのを感じられるということが明らかになりました（2013）。そういう意味では、クライアントに初めて呼吸のエクササイズを試してもらうときは、ゆったりとバランスが取れた呼吸を行ってみるのが一番かもしれません。

レジスタント・ブリージングでは、吸気に抵抗を加えるために、咽頭と声門を少し収縮させます。息を吸うときに空気の流れを減じると、迷走神経の活性化をもたらします（Mason et al., 2013）。通常レジスタント・ブリージングとして実践される「ウジャイ呼吸」あるいは「海の呼吸」は、よちよち歩きの子どもがブロックで遊んでいるとき、子どもが算数の問題を解こうとしているとき、大人がストレス下で努力しているときなどに自然に起こるといわれています（Brown & Gerbarg, 2005の中のFokkemaの引用）。ではここで、少し時間を取り、何かを一生懸命計算しようとしていると想像しながら、自分の呼吸に耳を澄ませてみてください。喉の後方で音が聞こえるでしょう。レジスタント・ブリージングは、落ち着き、機敏さ、集中力などの感覚をもたらします。

ため息をつく

ため息は、自然な心の言語である。

——トマス・シャドウェル

ため息は、健全な肺の機能の一部として、一時間に数回起こります（Li et al., 2016）。そしてため息は、悲しみ、疲れ、安堵、満足といった感覚とも関係しています。ため息は、生理的・心理的要求のどちらにも応える「調整の再設定」と考えられています（Vlemincx, Van Diest, & Van der Bergh, 2012）。活性化した交感神経系の状態では、ため息をつくと、自律神経系が副交感神経系のバランスに戻ります（Vlemincx, Taelman, Van Diest, & Van der Bergh, 2010）。安堵のため息をつくと、緊張感から解放されます。私はセッション中にクライアントがため息をつくと、まずそれを見守り、そこでいったんクライアントの注意を惹き、彼らの自律神経系が調整をもたらすために働いてるやり方に気づいてもらいます。「あなたの自律神経系は、何が必要かちゃんと知っていました。その調整をもたらすため息と共にしばらく休みましょう」。自律神経系の内なる叡智に注意をもたらすことは、クライアントが自分の自律神経系は、それでもなんとか機能しているのだと、自信を取り戻すのに役立ちます。調整をもたらすため息とつながると、クライアントは、自分の身体が修復不可能なほどに壊れてしまったわけではない、と気づくことができます。

ため息は自発的に起こりますが、ため息は調整をもたらします。ですから、意図的にため息をつくこともできます。クライアントが、交感神経系の活性化へ移動し始めたことに気づいたら、セラピストのほうが、なだめるようなため息をつき、クライアントの活性化を抑え、安堵のため息が出るように、クライアントを導くこともできます。クライアントが、腹側迷走神経優位な状態に入り、満足のため息をもらしたら、その状態をしばらく味わってもらうようにしましょう。ため息は、ごくありふれた呼吸のパターンであり、知らないうちに一日の中で何回も繰り返しています。クライアントにとって、呼吸をリソースとして使うように試してみるよう促すときには、ため息をしてみるように勧めると、怖れを感じないでできるかもしれません。一つ注意してほしいことがあります。人は、ため息をつくことには否定的な意味を感じる傾向があります。ですから、クライアントにため息をリソースとして使うよう教えるときは、まわりの人に、ため息の自律神経的な調整効果について教えてあげるとよいとアドバイスしてあげましょう。

EXERCISE　変容のための二つの呼吸

このエクササイズは、クライアントが、交感神経系の活性化によるカッとする感覚と関係する「恐怖の呼吸」と、腹側迷走神経系による安全な状態に戻らせる「安堵のため息」の間を意図的に動くよう、設計されています。自律神経系は、通常はある程度の柔軟性を持ってこの二つの状態間を移行するよう設計されています。しかし多くのクライアントにとって、交感神経系の防衛に入るのは簡単ですが、腹側迷走神経系による安全が感じられる調整が取れた状態になかなか戻って来られません。これは、子ども時代の脅威に満ちた環境によって形作られた、自律神経系の習慣的な反応パターンです。このエクササイズを行うことで、クライアントは、自身のヴェーガル・ブレーキを踏み込んだりはずしたりしながら、安全に状態間を移行することができるようになります。

・「恐怖の呼吸」は、驚きの感覚に伴って起きてきます。聞き取れるほど大きな、「ハッ」と吸う息のあと、短く息を止めることが特徴です。片手で心臓を押さえ、肩を挙げて緊張します。目は大きく見開き、顔は凍りつきます。立っている場合はつま先立ちになります。立っていても座っていても、エネルギーは上に行き、支えがない感覚が起き、大地とのつながりが失われる感覚があります。

・それに続く「安堵のため息」は、聞き取れるほど大きな、深いため息です。長くゆっくりと息を吐きます。喉の奥を収縮させるか少し唇をすぼめて、呼吸に抵抗を加えるように吐き、その後短い時間呼吸を止めます。手は心臓に置いたまま、肩を緩めます。顔、特に目のまわりが和らぐ感覚があります。立っている場合は、踵を降ろします。立っていても座っていても、安全に着地している感覚を味わいます。エネルギーが下に降りてゆき、地球につながる感覚があります。

このエクササイズに、クライアントがどのような反応をするか、よく観察しましょう。はじめのうちは、活性化し、調整に戻って来るか、あるいは、十分ではないものの少し調整の状態を味わえるかもしれません。それから、状態の移行によって作り出された物語を観察します。このエクササイズを繰り返し実践することで、柔軟に状態間を移行できるようになります。これができるようになってくると、クライアントの安全についての物語も変化していきます。

EXERCISE

吸気と呼気のリズムを探索するためにイメージを使う

横隔膜は、吸う息とともに、下に向かって収縮します。そして、肺により大きな空間を作ります。吐く息とともに、上に向かって収縮し、肺の中の空気を外へ出すようにします。吸ったり吐いたりするプロセスで、横隔膜は、皿のような形からドーム状へと変化します。では、実際にやってみましょう。指を組んで、ドームの形を作ってみてください。吸う息では、肘を両脇に拡げ手を平らにして、手のひらで皿の形を作ります。吐く息では、肘を下に下げ、わきに着けて、両手のひらでドームの形を作ります。自分の呼吸にあわせて、このように腕を動かして、リズムを感じてみましょう。

横隔膜が呼吸に合わせて伸びたり縮んだりしているとき、ヴェーガル・ブレーキも活発に働いています。息を吸う間、ヴェーガル・ブレーキは緩み、交感神経系の影響が強まるのを許し、心拍を微かに増します。ヴェーガル・ブレーキを完全に解放することなく、穏やかに緩めると、調整が取れた状態が維持されます。こうした状態では、交感神経系が完全に心身を支配して他者から切り離されたひとりぼっちの感覚が活性化することはありません。息を吐くとヴェーガル・ブレーキが再び踏み込まれ、心拍がゆっくりになります。これにより、社会交流とつながりをサポートする副交感神経系の影響が増加します。

このエクササイズを行うと、クライアントは、息を吸うときは内面へと向かい、息を吐くときは外側へと向かい、それを続けることで精妙なリズムを味わうことができます。ヴェーガル・ブレーキが呼吸のリズムを効果的に管理している間、クライアントは、「私」がひとりでいる孤独の感覚と、「私たち」が一緒にいて相互のつながりがある感覚の間を行ったり来たりするのを試すことができます。

クライアントは、このエクササイズで幅広い範囲の体験をします。これを導入するときは、クライアントの神経系にとって、ちょうどよい程度の刺激を見つけるようにしてください。多くのクライアントにとって内と外、ひとりでいることと人とのつながりの間を移行することは難しく感じます。ですので、それぞれの状態で安全を見つけ、状態間を柔軟に移動するとてもよい練習になります。

クライアントの中には、息を吸い、個人的な体験に向かって内向きに移動することを想像しただけで、捨てられ、孤立してしまったと感じる人もいるでしょう。こういうクライアントにとっては、「ひとりでいて、なおかつ安全である」という感覚は未知のものです。ひとりでいることは、孤独を意味することかもしれません。ある人にとっては、ひとりでいることは防衛に入っていることを意味するかもしれません。これらのクライアントが、生き残りシステムを活性化させずに、ひとりでいるイメージが持てるようにサポートします。吸う息の長さを、長すぎないように調整します。人と離れるということは、自分が再生していくことでもあります。その感覚を安心して味わえる、小さな試みを成功させるようにします。

また別のクライアントにとっては、吐く息のイメージを使って他者とつながる感覚は、とても強烈に感じられるかもしれません。人と関わりを持つことは危険であり、自分はとてもそのようなことはできないと感じるかもしれません。こうしたクライアントには、つながりのスペクトラムをイメージしてもらいます。そのスペクトラムの一方の端は、他者が近くにいるというシンプルな体験であり、反対側の端は、人と楽しく交流することです。この両極端の体験の間にあるさまざまな状態を、吐く息を使って探求しましょう。

・吸う息で、交感神経系のエネルギーが精妙な影響を与え、あなたを個人的な体験に入るよう誘うのを想像します。息が身体に満ちていくのを感じましょう。肺が満ち、横隔膜がドームから皿の形に変わるときにやって来る、微かに可動化が増してくる感覚を味わいましょう。内なる直観に従い、ひとりでいる体験を探求します。息を吸って、自分がひとりでいて安全であると感じられると、その状態の中にある優しい感覚を味わうことができます。ひとりでいることと、孤独であることの境界線を見つけます。人と離れようとしたときに、いつものお馴染みの防衛反応が出てくる場所を感じます。ニューロセプションが、安全から危険へと移行する場所を見つけます。そして、そのぎりぎりの場所を見つけたら、安全である場所の一番端で、休みます。

・息を吐くと、腹側迷走神経系の影響が大きくなっていきます。そして、「私」から出て「私たち」へと入ります。他者と安全に関わる感覚の中に入るのを感じましょう。吐く息とともに、あなたの呼吸が他者と同調していくのを想像できますか？　呼吸は、つながりそうでつながらない、ぎりぎりのところといってもよいのです。ちょうど手の届かないところに留まって呼吸するところを想像してみましょう。もう一呼吸でつながるかもしれません。あるいは、何回も呼吸しているうちに、つながりに入ると感じるかもしれません。この体験の中で、安全が感じられるぎりぎりのところを探求しましょう。あなたのニューロセプションが安全であると感じていられる間、息を吐きます。吐く息ごとに、境界線を探してください。そして、つながりのスペクトラムの中で、ちょうどよいあなたの居場所を確かめましょう。

・呼吸を続けます。内なるつながり、自己との一致を感じながら息を吸います。次に、自分自身の外の世界とのつながり、他者との調和へと移っていきながら、息を吐きます。そしてまた、自分の内面を探求するために息を吸います。さらに、お互いに分かち合う体験をするために、息を吐きます。こうした変化が、一分間の間に数回起こっているのを感じます。

やがて、呼吸のリズムを味わうことが安全に感じられ、そこに慰めが得られるようになり、「私」と「私たち」の間を自在に行ったり来たりできるようになったら、このエクササイズをマスターしたといえるでしょう。クライアントは、このエクササイズをしながら、新しい物語の始まりを呼吸しています。

呼吸に寄り添うもう一つの方法

・**呼吸で箱を描く**：四角い呼吸、あるいは「箱の呼吸」と呼ばれているものがあります。これは、とてもシンプルな呼吸法で、特に不安症に悩むクライアントの役に立ちます。呼吸とイメージを組み合わせ、四角を描くのを想像してみてください。まず、息を吸いながら一辺を描きます。次に、息を吐きながらもう一辺を描きます。呼吸を二回して、四角を完成させます。四カウント息を吸い、四カウント息を吐きます。だんだん慣れてきたら、カウントを伸ばします。このエクササイズは、ゆっくりとバランスの取れた呼吸をすることで、迷走神経の恵みを受け取れるようにするものです。形を正方形から長方形に変え、吐く息を長くとってみましょう。吐く息を長くすれば、腹側迷走神経系の影響を感じることができます。吸う息を長くすれば、交感神経系の影響を感じることができます。

・**シャボン玉を吹く**：シャボン玉を作るには、息を深く吸い、そのあとゆっくりと吐く必要があります。誰かと一緒にシャボン玉を吹き、遊び心を加えてみましょう。

・**呼吸を強化する道具で遊ぶ**ことは、迷走神経緊張を鍛えます。カズー〔訳註：小さな笛。日本では「ブーテキ」の名で類似品が売られている〕は、安くて、楽しくて、簡単に遊べます。

・**活性化をもたらす呼吸をする**：ときには、自律神経系のエネルギーを高めることも必要です。意識してヴェーガル・ブレーキをはずし、エネルギーを活性化させることもよいエクササイズです。火の呼吸や喜びの呼吸など、刺激を加えるさまざまな呼吸法があります。

呼吸はクライアントの自律神経系の状態を象徴します。「どんな呼吸をしていますか？」は、「自律神経系のマップのどこにいますか？」と聞くことでもあります。呼吸は、直接神経系に影響を与えることができ、誰でもできる簡単なものです。呼吸が自律神経系に与える影響や、その調整力についての基本概念が理解できると、治療セッションにどのような呼吸法を持ち込むとよいかがわかってきます。また、クライアントが自宅でできる呼吸法を教えてあげることもできます。私たちがどのように呼吸しているか観察すると、私たちの身体の状態や、私たちが生きている物語について、たくさんのことがわかってきます。

音を受け取ったり送ることで、神経系を整える

世界は決して静かではない。——アルベール・カミュ

音を聞くことは、自律神経系が環境をアセスメントする方法の一つです。私たちの祖先は、脅威の源が見えなくても、その音を聞いて反応することができたために、今まで生き残って来られたといってもよいでしょう。自律神経系の進化の中に、古代の音の記憶が残っています。

音を聞くことで、私たちは接近するか、回避するかどちらかの行動に駆り立てられます。これは生き残りに直結しています。赤ちゃんは子宮の中でお母さんの声を聞いているので、生まれたときには、すでにお母さんの声を知っています。自律神経系はさまざまな音に反応します。ですから、私たちがどんな音に囲まれているかによって、回復が育まれるか、生き残り反応が引き出されるかが決まります。自律神経系は、社会交流システムに精気をもたらす一連の音を好みます。

グリム兄弟の童話の中の有名な一節で、赤ずきんがオオカミに「おばあちゃんのお耳はなんでそんなに大きいの」と聞きます。するとオオカミは、「お前の声をよく聞くためだよ」と答えます。しかし、ある音が、友情の印なのか、危険の合図なのかを聞き分けることができるのは、耳の大きさのおかげではありません。そうでなくて、哺乳類の持つ中耳の筋肉が、音を聞き分けています。進化の歴史を振り返ると、鳥類と爬虫類は、あごの骨は一つしかありません。ところが、脊椎動物が進化して哺乳類になると、顎骨《がっこつ》が二つの関節に分かれました。そして、この三つの骨が、耳を形作れるように顎骨から離れました（Anthwal, Joshi, & Tucker, 2013）。こうして哺乳類は新しい音を聞くことができるようになりました。特に人間の声は、この中耳の進化によって作られた周波帯の中にあります（Porges, 2011a）。

私たちは音を通して、安全と危険の合図を受け取ります。しっかりと結びつけられた神経経路と、体験によってパターン化された経路で反応します。音の周波数と高低の変動は、さまざまな自律神経系の状態を引き起こし、それによってさまざまな感情的体験も引き起こされます（Porges, 2010）。自律神経系は、雷やトラックが出す低いゴロゴロというような低周波音は、捕食者が出す音として反応します。また、かん高い叫びや赤ちゃんの泣き声などの高周波音を聞くと、それを苦痛と危険の合図として解釈します。こうした周波数帯の音を聞くと、安全のニューロセプションは失われ、自律神経系は生き残り反応を活性化します。

聴くことと見ることは、別々の体験ではありません。まぶたを制御する神経経路と、人間の声を聴くことを可能にする中耳筋を制御する経路は共有されています（Porges, 2011a)。

人間関係、特に治療関係では、アイコンタクトは大切であると考えられています。アイコンタクトを保つことは肯定的に捉えられており、アイコンタクトをはずすと、否定的な解釈がなされることがよくあります。ポリヴェーガルの概念から見ると、アイコンタクトを続けることも、止めることも、私たちが自律神経系マップの「ちょうどよい」場所を見つけようとする、状態調整の物語として捉えることができます。アイコンタクトには耐えられないという場合には、聴覚を使ってつながることのほうがよいこともあります。あるクライアントは、私から目をそらすことがあります。そのとき私は穏やかに彼女に声をかけ続けます。すると彼女は、再び私とのアイコンタクトに安心して戻って来ることができます。彼女は、目をそらしても大丈夫で、私の声を頼りに安全に戻って来られるのを知っている、といいます。彼女は、自分が壁を作っているところに私の声が入ってきて、自分を連れ戻してくれるといいます。クライアントがちょうどよいつながりの程度を探しているようなら、聴覚神経系の叡智に頼ってもよいことを教えてあげてください。そして、視覚と音を通して調整する体験を共に試してみてください。

安全の音

話し方は魂の鏡だ。　――プブリリウス・シルス

二〇一四年の世論調査によると、五〇歳以下のアメリカ人の最も一般的なコミュニケーション形式は、テキストメッセージを送ることだそうです。雑誌「タイム」は、二〇一二年、アメリカ、イギリス、中国、インド、韓国、南アフリカ共和国、インドネシア、ブラジルの八カ国で、全世代、全所得水準の約五〇〇〇人に対して、行動調査を行いました。全回答者の三二%が、よく知っている人であっても、電話よりメッセージを送ってコミュニケーションする、と答えました。携帯電話は、私たちをつなげる役割を果たしていますが、そこでは話すことではなく、非言語コミュニケーションが行われています。

話すことは、社会交流システムの要素を練習することでもあります。呼吸を制御する腹側迷走神経系、声を出すための咽頭、声を聞くための聴覚経路、声を出すために口を動かす第Ｖ脳神経（三叉神経）、ニュアンスを顔で表現するための第Ⅶ脳神経（顔面神経）などを総動員します。最近はＥメールやテキストメッセージを多用するようになっていますが、、話すのを忘れないことも大切です。私たちは、毎日、心の中で自分と対話しています（Scott, Yeung, Gick, & Werker, 2013）。自分自身に対して大き

な声で話すことは、おかしなことではありません。独り言であっても、話すときに活性化する脳神経を使い、自分の声の聴覚的な質を聞き取り、声の高低や韻律とあそぶことを可能にします。

会話は、話すという動作に互恵性の体験をプラスします。聴き方や応え方の中で、ヴェーガル・ブレーキの使い方を練習できます。話し手と聴き手は、話が行き詰まったり、重複するのを避け、流れを作ることを心がけ、会話は自然にかわるがわる話す形で進んでいきます（Filippi, 2016）。ヴェーガル・ブレーキは、話すことにエネルギーを注ぐときには解放され、聴くために黙るときには踏み込まれます。会話の流れが遮られるときは、神経的な期待が裏切られ、生物学的非礼といわれる状態が起きます（Porges, 2017a）。かわるがわる話す流れが遮断されるとき、内側に行ったり、外側に行ったりする状態間の動きが不規則になり、これが自律神経系の同調不全を作り出します。

クライアントの多くは、孤立した生活を送り、他の人々と定期的に話す機会がありません。社会的なつながりが欠けると、孤独になり、自律神経的な苦しみを味わう危険があるだけではなく、会話の機会が限られるということにもなります。こうしたクライアントにとって、会話をすることで神経エクササイズをする機会は、ごくわずかです。ヴェーガル・ブレーキをエクササイズするなかで生物学的非礼が起きたら、その瞬間を追跡してみましょう。そこでは、行きつ戻りつする互恵性のリズムを修復する練習が行われていないのです。治療の時間に会話による互恵性を持ち込むことは、クライアントに、こうした互恵性を練習する機会を与え、言語が安全なつながりを作ることを実体験するチャンスを与えます。

クライアントが声を出したり、相手の声を聞く練習ができるようにするには、セラピストはどうしたらよいでしょうか？　ポリヴェーガル理論を通して、私たちは、声の音楽ともいえる韻律の大切さを理解しています。声の高低は、複雑な感情の状態を効果的に伝えます（Belyk & Brown, 2016）。単調な声や、かん高い声、極端に低い声は、神経系に危険を警告します。いっぽう、心地よいリズムと音のパターンに沿った話し方は、聴き手を安全なつながりへと誘います。韻律は、言葉の下にあるもの、つまり話し手の意図を伝えます。あなたが感じていることは間違いで、危険はないといわれても、その言葉の下に、自律神経的な危険の合図があるといったことは、多くのクライアントが体験しています。実際人間は、話された言葉が感情と同期していないときでさえ、声に表現される感情の幅広い範囲を認識できるといわれています（Belyk & Brown, 2016）。

EXERCISE 韻律とあそぶ

・クライアントと共に、三つの異なる自律神経系の状態を、それぞれ活性化させる言葉のリストを作ってみましょう。そしてその言葉を、いろいろな声の調子で話してみましょう。お互いに、微妙な反応が起きてくるのを追跡します。自律神経系の反応は変わりますか？　状態が移行したら、心理的な物語は変わりますか？

・次に、異なった声の調子を使って、何かを宣言してみる実験をしましょう。「元気です」や「問題ありません」は、この実験で使ってみるのにちょうどいい、日常使われている言葉のよい例です。クライアントが日ごろよく接する人を思い浮かべてもらいます。その人に、いろいろな声の調子で話しかけてもらうのを想像し、韻律がどう影響するかをトラッキングしてもらいます。クライアントは、どのような自律神経系のメッセージを受け取るでしょうか？　クライアントに、異なった声の調子で、あなたに向かって何かを言ってもらいます。そして、クライアントが、自分の声の韻律が変化したことで、自分自身にどんな自律神経系の反応があるか感じてもらいましょう。

・クライアントと共に、自律神経系の生き残り反応を引き起こすような言葉、トリガーになる言葉を考えてみます。クライアントは、交感神経系や背側迷走神経系を活性化させる言葉を思い浮かべることができるでしょう。これらは、危険であるとか、生命の危機が迫った体験と結びつけられており、この言葉を聞くと、決まって自律神経系は防衛反応を取るようになります。クライアントが、自分にとってトリガーになる言葉をわかっておくことは、役に立ちます。たとえば、私のクライアントの一人は、「去っていく」という言葉を聞くと、すぐさま背側迷走神経系の反応が起きます。そして「休みましょう」という言葉を聞くと、腹側迷走神経系が反応することに気づきました。クライアントに、日ごろ一緒に過ごす大切な人たちに、自分にとってトリガーになる言葉を説明し、日常会話の中で、それに代わる言葉を探してもらいましょう。

・クライアントと一緒に、腹側迷走神経系のエネルギーを活性化する言葉のリストを作りましょう。これらの言葉は、クライアントが腹側迷走神経系の状態に戻るのを助けたり、腹側迷走神経系の状態を喜び、感謝するために使えます。クライアントが、セッションを離れて、日常生活を送るうえで、これらの言葉は自律神経系のリソースとなります。こうした言葉は、心の中で呟いてもいいし、声に出して言うこともできます。状態間の移行をサポートするために、セッションの中でもクライアントの腹側迷走神経系を元気にする言葉を使いましょう。セッションの最後に、腹側迷走神経系の言葉を共有し、クライアントからセラピストへ、セラピストからクライアントへと、その言葉を言ったり、言ってもらったりするのもよいでしょう。これは、言葉による互恵性の体験で、自律神経的に同調した、よいセッションの終わり方です。

EXERCISE

感嘆詞を通したつながり

声は、豊かな情報を伝達します。感嘆詞は、言葉を使わずに感情を伝える声のことです。意図せぬ呻きやため息や、「ああ」「むむ」「おお」「ふん」といった言葉は、感嘆詞といわれます。人は、感嘆詞を聞くと、高い精度で話し手の感情を正確に理解するということを明らかにした研究があります（Scheoswe, 2003; Simon-Thomas, Keltner, Sauter, Sinicropi-Yao, & Abramson, 2009)。そして感嘆詞は、言語の壁を越えて理解されます（Belyk & Brown, 2016 の引用として Laukka et al.）。あるいは、人種を越えて理解されるということも明らかにされています（Belyk & Brown, 2016の引用として Farago et al.）。サイモン・トーマスら（2009）は、人間の声が言葉なしに伝えることができる感情状態が、少なくとも一四あると結論づけました。セラピストであったとしても、次に何と言ってよいか迷うときもありますし、言葉の選び方を間違えたら大変だと心配することもあるでしょう。言葉がうまく見つからないときに、感嘆詞を使ってみましょう。クライアントは、高い確率であなたの感情的な意図を受け取るはずです。

感嘆詞は、日常会話の中で広く使われており、自律神経系の状態と感情的な調子の両方を伝えています。感嘆詞は、自律神経系によって受け取られ、また、こちらから意図的に送ることができます。これは非言語による、安全と危険の合図ですので、うまく使うようにしましょう。

・クライアントと、感嘆詞を言ったり、受け取ったりする実験をやってみましょう。クライアントが感嘆詞を口にしたあと、あるいは、聞いたあとどのようなことに気づくでしょうか？　自律神経系の反応は、そして彼らの物語はどうでしょう？

・つながりのメッセージを送る音から、防衛のメッセージを送る音まで、あらゆる範囲の感嘆詞を試すようにします。

・アイコンタクトをせずに、音だけで感嘆詞を体験してみます。そして次に、アイコンタクトをしながら、感嘆詞を言ったり受け取ったりしてみます。何か変わりますか？

・セッションの間、感嘆詞をトラッキングします。感嘆詞が出てきたら、会話を止めて、注意をむけます。音によってどのような感情が喚起されましたか？　音に応えて、自律神経系の状態はどう変化しますか？

他の音

「ハミング」は、「地球」と「大地」を意味する「*humus*」というラテン語に由来します〈訳注：語源は諸説ある〉。ハミングは誰でもできると思われているからでしょうか、ハミングに関する研究は行われていないようです。ただし、ハミングをすると、幸せな気分を感じるという人は、世界中に大勢いることでしょう。歌が得意でない人も、ハミングなら気軽にできます。ハミングは、腹側迷走神経系の緊張を増します。クライアントに、ハミングは自律神経エクササイズなのだ、といって誘うと、ほとんどの場合、彼らは微笑み、肯定的な反応をします。

歌うことは、じつは非常に複雑なプロセスです。歌うには、喉頭、肺、顔の筋肉を呼吸に合わせて操作し、呼吸や姿勢の制御など、腹側迷走神経系を制御するあらゆる部位を総動員する必要があります。声を合わせて歌うときは、呼吸が同期します。すると、迷走神経緊張を表す心拍変動が増幅します（Vickhoff et al., 2013）。

チャンティング（詠唱：たくさんの音節を一息で歌うこと）では、音と呼吸とリズムが組み合わされています。チャンティングでは、呼吸がコントロールされ、長く息を吐きます。チャンティングは、不安とうつを軽減し、ストレスホルモンの放出を阻止し、免疫機能を増すことが研究で明らかになっています。カリャニら（2011）は、「スー」という音をチャンティングするのに比べて、「オーム」という音をチャンティングするときは、迷走神経に刺激を与えたときと同様に、大脳辺縁系の特定の領域が活性化することを突き止めました。カリャニらは、「オーム」のチャンティングでは、耳のまわりの波動の感覚が聴覚経路を通して迷走神経を活性化するのではないか、と結論づけました。

数百万年前に起こった哺乳類の中耳の進化の結果、私たちは、豊かで多様な音環境を通して世界とつながることができるようになりました。音は、いたるところにあり、あるときは危険を知らせ、またあるときは人をつながりへと誘います。自律神経系は、ある周波数には安全を、そして別の周波数には危険を見出します。安全、危険、生命の危機は、音と結び合わされており、その音に、私たちの自律神経系は忠実に反応していきます。

第12章　身体を通して調整する

レオナルド・ダ・ヴィンチがモナリザを描き、コペルニクスが宇宙の中心に太陽を置く一方で、心と身体を別々のものとして分けて考える姿勢は古代ギリシアの哲学からありましたが、それをふまえて、デカルトは二元論を提唱しました。デカルトの遺産は今でも生きており、この二元論をもとに、身体を扱う医師と、心に働きかけるセラピストが現在別々に活動しています。この生物医学的モデルのおかげで、病気を扱うための医学的な知識と技術は発展しましたが、健康について心が果たす役割については、あまり顧みられなくなってしまいました（Mehta, 2011）。最近まで、心理療法は心に焦点を当て、身体を第二義的に扱ってきました。しかしヴァン・デア・コーク（2014）は以下のように語っています。「今までの西洋科学においては、心と身体のつながりが見逃されてきたが、心と身体のつながりが理解されるにしたがって、セラピストがトラウマに働きかける方法が日々進化している」。セラピストは、効果的な治療は身体に根差したものであるということに気づき始めています。身体に根差した心理療法は、クライアントの自己との関係、他者との関わり、生き方は、本来心と身体の両方の体験である、という信念に基盤を置きます（Bloch-Arefi & Smith, 2014）。トラウマ的体験から、喜びの体験まで、全スペクトラムを通して、身体がそれを体験し自律神経系が物語を紡いでいることが、理解され始めています。

タッチ

タッチは、命を与えることになり得る。
——ミケランジェロ

心理療法の世界では、初期のころからタッチの使用については意見の相違がありました。フロイトは、最初タッチを取り入れ、その後禁止しました。フロイトと同世代のフェレンツィとライヒは、身体を、心理的な癒しの統合部分と見なし、タッチを支持しました。今日、治療的介入としてのタッチは、心理療法の教育の中では扱われず、使用に反対する警告がなされることがよくあります（McRae, 2009）。タッチは、本質的には癒しを促進しますが、多くのクライアントは、有害なタッチを経験しており、性的な意図のない、適切なタッチは体験していないこともあります。このままではセラピストにとってもクライアントにとっても、タッチすることで混乱が生じるかもしれません。

タッチは、心を通わせ合う基本的な方法の一つです。進化的に考えると、太古の昔から他者とうまく協力し合うことができた人は、生き残りました。こうして緊密に協力し合う中で、タッチが生まれたのかもしれません（Denworth で引用された McGlone, 2015）。タッチは子宮の中で現れる最初の感覚で、出生時最も発達します。皮膚は人間最大の器官で、タッチは成長と発達を統合します。人生初期のタッチの体験は、成人後の人となりに影響を与えます（Gallace & Spence, 2010）。

タッチが持つ癒しの力に関する研究が、今盛んに行われ始めています。タッチは、感情を引き出し、感情を調整し、感情を伝えます（Gallace & Spence, 2010）。トロニックは、母子の間での「顔と顔を見合わせることと、無表情な顔（スティルフェイス）」の実験を行いました。そのなかで、母親がタッチを続けると、母親が無表情になることで子どもに起きる否定的な生理的影響を軽減することが明らかにされました（Feldman, Singer & Zagoory, 2010）。また、フィールドが行ったマッサージに関する研究もあります。適度な圧のマッサージを受けた大人は、交感神経系から迷走神経の活性化に移行しましたが、軽いマッサージを受けた人は交感神経系の反応が増加しました（Diego & Field, 2009）。タッチは自律神経系を刺激し、迷走神経の反応は、うつや痛みやストレスを軽減し、免疫機能が向上するのをサポートします（Diego & Field, 2009）。

フェルデンクライスについてドイッジはこのように書き記しています。「タッチは彼にとっていつも大切だった。なぜなら彼は、自身の神経系が他者の神経系につながるとき、『調和のとれた全体……新たな実在』の新しいシステムが形作られる、と信じたからだ」（Doidge, 2015, p.183）。タッチという行為では、クライアントが触れられる人であり、セラピストが触れる人になりますが、クライアントに、セラピストの状態に関する情報が提供されます。タッチは、存在そのものの触れあいと共感をもたらすことができます（Papathanassoglou & Mpouzika で引用された Connor & Howett, 2012）。マイアミ大学医学部（the University of Miami School of Medicine）のタッチ研究学会（the Touch Research Institute）の指導者、ティファニー・フィールドは、タッチに関する数多くの研究を行い、相互関係的なタッチの欠落を「タッチの飢餓」と呼んでいます（Field, 2014）。そして、クライアントの多くはこの「タッチの飢餓」を抱えて苦しんでいます。心理療法においては、タッチはするべきではないということが常識になっていますので、多くのセラピストは、クライアントには触れてはならないと考えています〔訳註：米国ではセラピストの資格と権限が厳格に定められており、タッチする資格を有しないセラピストがクライアントに触れることは厳しく禁じられている〕。しかし、このような傾向性は、クライアントの自律神経系の状態とそれに付随する物語に、どのように影響するでしょう？

タッチを安全にセラピーに応用するには、ポリヴェーガルの概念が役に立ちます。ポリヴェーガル理論を通して、タッチについて話し、教えるようにすることは、友好的なタッチの調整力を試してみるためのよい導入になります。自律神経系のマップに戻って、タッチについて考えます。クライアントにとって、どのようなタッチが、腹側迷走神経系の温かさや交感神経系による苦しみ、そして背側迷走神経系の麻痺をもたらすか、を考えてみましょう。クライアントが語る物語の詳細とは別に、タッチは、自律神経系の反応を観察し、生理学的な出来事として探求することができます。タッチを通して、苦しみから喜びへのスペクトラムを探ることができます。タッチにまつわる物語をいったん離れて、クライアントがタッチとの新しい関係を築き始めることが望まれます。クライアントは、タッチの体験に関する自律神経系の安全と危険の合図を新たに学んでいきます。そのあと、子ども時代の早期のタッチの体験を振り返り、自律神経系の、つながりを可能にする反応が起こるか、防衛の反応が引き起こされるかをトラッキングし、タッチにまつわる心理的な物語を書き直していきます。

世界中で人々は、挨拶として身体的なつながりを使います。国によっては、額と額を触れ合わせたり、鼻を擦り合わせたり、頬にキスしたり、握手したりします。握手は、古代ギリシアのレリーフにすでに見られ、古代から行われてきました。ホメロスの「イリアス」と「オデュッセイア」でも言及されており、ローマのコインに描かれています。私たちは握手することで、互恵的な関係に入ります。握手は、社会的な相互作用を始めるときに行われ、信頼できる相手なのだという知覚を増し、社会的に適切であり、信頼できるという肯定的な評価を高め、逃避行動を低減することを意図しています(Dolcos, Sung, Argo, Flor-Henry, & Dolcos, 2012)。

セッションの始まりに、握手と共にクライアントを歓迎することは、彼らの神経系に安全の合図を送り、治療的な同盟に入っていくための腹側迷走神経系の準備になります。握手と共にセッションを終えることは、治療的つながりの確認になります。日常の中で、握手を通してつながりと意思を表現することで、自律神経系の反応を活性化することができます。さらに、クライアントとタッチのことを自然に話題にして、クライアントが違和感なく自分の自律神経系の反応を追跡する助けになるでしょう。タッチの体験に注意を向け、自律神経系の反応の階層をもとに、自分の反応を追跡し、タッチについて明快に語り合うことで、タッチは、ニューロセプションの隠された体験から明解な気づきへと変化します。

　セラピストがタッチをすることに違和感を持っていると、セッションに効果的にタッチを持ち込むことはできません。セラピストもクライアントも、往々にして、タッチについて話すことを気まずく感じます。それでも、タッチについて明快に語り合うことで、互恵的で友好的なタッチの体験を望ましいものとして捉え直すことができます。クライアントにとって、タッチについて話し合わないことは、タッチについて話すことと同様、気まずいものです。しかし、あえてタッチについて明るく語り合い、同意に至るプロセスは、治療が進むにつれて治療同盟が堅固になっていく素晴らしい体験となります。

　身体接触が適切に用いられた場合は、大変力強いつながりが生まれます。そこで自律神経系のレンズを通してタッチを理解し、自律神経系という枠組みにおいてタッチを使うと、セッションの場におけるタッチに安全がもたらされます。

　自律神経系のマップを使って、セラピストとクライアントは、どのようなタッチが適切であるか、自律神経系に教えてもらうことができます。タッチに関して、お互いに同意できる点を探す作業は、タッチにまつわる心理的な物語をいったん脇に置き、生理学的な体験として、さまざまな種類の互恵的なタッチを試すよいチャンスです。刺激の少ない小さな実験をいろいろ試してみましょう。時間をかけて、タッチにまつわる実験を繰り返し、セラピストとクライアントは、さまざまな種類のタッチの協働調整的な質を体験し、いつタッチをし、いつ避けるべきなのかを決めることができます。タッチは、特別なメッセージを届けるという明確な意味を持つように意図され、その意図を理解し合う二人の人の間で定期的に行われるときは、とても効果的なコミュニケーションの方法となります（Bezemer & Kress, 2014）。これらの要素を心に留めて、クライアントとタッチについて話し、タッチを協働調整のリソースとして、いつ、どのように使うか、話し合いましょう。どんなタッチが調整の方法として効果的か？　どんなタッチが、調整不全を起こすと予測できるか？　セッションの中で、タッチを通した調整はどのタイミングでやるとよいのか？　これらの質問への答えは、クライアントによってそれぞれ異なるでしょう。肩に触れてほしいというクライアントもいれば、ただ手に触れてほしいというクライアントもいるでしょう。背側迷走神経系が解離に向かって動くと感じられたときに、タッチしてほしいというクライアントもいます。交感神経系が活性化している場合は、タッチよりも、セラピストが距離を取って見守ってくれていることがわかることを望む人が多いようです。手を握ったり、腕や膝、肩に触れるほかに、クライアントの背中の真ん中に手を置くことも有効です。これは腹側迷走神経系のエネルギーを活性化します。じつはここは「ハートチャクラ」の背面でもあります。あなたがやっていることを言葉にして、クライアントの注意を、腹側迷走神経系の調整能力に向け、彼らが身体化する生来のリソースを思い出させます。「あなたの腹側迷走神経系がより活性化するように、あなたの背中の真ん中に手を置いています。腹側迷走神経系の調整のエネルギーが戻って来るのを感じてください」と言ってあげるとよいでしょう。クライアントは、あなたの手による安全なタッチによって、調整をもたらすエネルギーが増すのを感じるでしょう。さらにあなたがクライアントの隣に座り、そばにいるということが、隣り合って座る温かみを添え、クライアントは安全で互恵的なタッチを体験することができます。

互恵的なタッチができなかったり、クライアントがそれを望まないときは、タッチの代わりとして、クライアントにセルフタッチをしてもらうことができます。さらに、その行為をミラーリングすることで、効果が高まります。タッチの代用としても役に立ちますし、タッチをしながら、ミラーリングすることも効果的です。以下のようなタッチをクライアントにやってもらい、あなたがクライアントの真似をするとよいでしょう。それぞれのタッチについて、自律神経系の働きをはっきり口に出して言うことで、クライアントは、自身の神経系が、調整のために活性化する用意ができた生物学的リソースであることを思い出します。

- ヴェーガル・ブレーキが働いている心臓の上に、片手か両手を置きます。
- システムが顔と心臓のつながりの力を思い出すように、片手を顔の横に置き、片手を心臓に置きます。
- 迷走神経が始まる頭蓋底に片手か両手を置きます。あるいは、片手を頭蓋底に、片手を心臓か顔の横に置き、迷走神経の根がより大きな腹側迷走神経系につながるようにします。
- 両目を「覆い」ます（Doidge, 2015の中の表現）。指を額に、手のひらを触れないように目の上に置き、副交感神経系のエネルギーをもたらします。目のまわりの温かさを感じ、社会交流システムが元気づけられるのを感じます。

・このようにすると、タッチが、意識的に思い出せる触覚の記憶として蓄えられます（Charite-Universitats-medizin Berlin, 2011）。クライアントが肯定的なタッチの記憶を見つけるのを助けましょう。タッチを覚えると、人生の中で、タッチがとてもよいリソースとなります。

動き

この動く世界のリズムを、私も踊る。——ルーミー

お母さんのお腹の中で、安全に包まれているときから、私たちは動いています。動きは人に欠かせません。私たちは、自分を動く存在として体験しており、その体験は生涯を通して続きます。自律神経系は、安定した内的環境を維持し、外の世界との相互作用をサポートするために、身体の動きと姿勢の変化に反応します。血管の中には、圧受容器といわれる器官があり、これはセンサーとして働いています。圧受容器は、身体の位置の変化、ヴェーガル・ブレーキの活動を通した心拍の増加と減少に、すばやく反応します。意図的に姿勢を変えることで、自律神経系の状態に影響を与えることができます。姿勢の変化により、ヴェーガル・ブレーキが緩められると活性化が起き、ヴェーガル・ブレ

ーキが再び踏み込まれると、落ち着いた感覚が起きてきます（Porges & Carter, 2017）。横になったり、座ったり、立ったり、向きを変えたり、揺らしたり、もたれたり、といった姿勢の変化は、自律神経系の調子を変化させます。

自律神経系を訓練するのに、バランスボールを使うこともできます。バランスボールに座るためには、絶え間ない細かな動きをしなくてはなりません。背側迷走神経系が活性化して崩壊を起こしやすいクライアントにとって、バランスボールから落ちないようにバランスを保ち、身体の動きを調整し続けることで、シャットダウンを引き起こさないように、十分なエネルギーが保たれ、その結果、よりよく「今・ここ」に留まることができます。交感神経系の活性化に向かいやすいクライアントにとっては、バランスボールの上でバランスをとることは、ヴェーガル・ブレーキの使い方を自然に練習することになります。

ロチェスター大学看護学部（University of Rochester School of Nursing study）の研究によると、認知症を発症し、老人ホームで過ごしている人に、ロッキングチェアを使ってもらうことによって、投薬の量が減り、身体のバランスが改善され、不安、うつ、ストレスが減少するなど肯定的な反応が示されました（Watson, Wells, & Cox, 1998）。これは、自律神経系が調整されたことによって起きてきたものといえます。ポリヴェーガル理論によって、こうやって揺らすことが迷走神経によい影響を与えるということを科学的に証明することができます（Porges, 2011a, p. 190）。カウンセリングルームでも、ロッキングチェアを使うと、クライアントが調整へと「動く」のを助けることができます。

端を探求する

接近する動きと受容的なジェスチャーは、他者に対して肯定的な態度となります（Fuchs & Koch に引用された Koch, 2014）。自律神経系のレンズを通して見ると、腹側迷走神経系が作り出すつながりに対して、開かれている状態を作り出すといってもよいでしょう。なめらかに移行する動きは、環境に対しても互恵性を作り出します（Fuchs & Koch, 2014）。これも、腹側迷走神経系の反応に対応します。前屈みの姿勢で座っている人は否定的な出来事を思い出す傾向にあります。いっぽう、姿勢よく座っている人は、より肯定的な出来事を思い出します（Fuchs & Koch に引用された Riskind, 2014）。おそらくこれは、部分的には自律神経緊張によるものでしょう。そして動きが禁じられてしまうと、自律神経系のレンズを通していえば、交感神経系か背側迷走神経系の活性化をもたらし、体験と感情のプロセスも損なわれます（Fuch & Koch, 2014）。

自律神経系は、いってみれば動きのシステムです。次の「三つの動きのエクササイズ」において、クライアントは「内に向けて、外に向けて、真ん中で」という動きを使い、状態間の境界線を探求し、ヴェーガル・ブレーキの使い方を練習します。

EXERCISE

三つの動き

・「真ん中」で始めます。クライアントに、腹側迷走神経系による調整に支えられている感覚をもたらす姿勢を見つけてもらいます。それからクライアントに、頭を下げ、前屈し、腕と脚を引っ込めて内に向かってゆっくり動き始め、その間の自律神経系の状態を詳細にトラッキングしてもらいます。真ん中から内に向かって動くと、ヴェーガル・ブレーキは活性化し、静かで深いリラックスした感じと、平和な静けさを感じることができます。クライアントに、微細な変化をトラッキングしてもらい、何が起きているか教えてもらいます。この動きを続けていくと、最終的には胎児の姿勢になり、これはよく背側迷走神経系の崩壊と結びつけられます。クライアントに、安全であると感じられる状態の端、つまり状態が潤いから枯渇に変わる場所まで動いてもらいます。これは、ヴェーガル・ブレーキがもはや効果的に働かなくなる瞬間です。安全を感じられるぎりぎりの端まで来たら、ゆっくりと姿勢をもとに戻してもらいます。姿勢の変化に伴う微かな状態の移行に気づきながら、真ん中に戻ってもらいます。

・クライアントが、真ん中に戻ってきて腹側迷走神経系と再びつながったら、少し休んでもらいます。

・次にクライアントに、外に向かってゆっくりと姿勢を変えてもらいます。腕を挙げて伸ばし、拡げ、顎を上げて空を見て、背中をそらせて外に向かってゆっくりと移動します。その間の自律神経系の状態をトラッキングしてもらいます。このように身体を伸ばすと、はじめは、元気、やる気、喜びの感覚が湧いてきます。それを続けると、最終的にこの動きは、胸と喉をさらした、安全ではない姿勢になります。クライアントに、こうした微妙な状態の移行をトラッキングしてもらい、体験を述べ、また安全を感じられるぎりぎりの端に到達するちょうど手前で止めてもらいます。ここでは、ヴェーガル・ブレーキが身体を調整の中に留めおくことができなくなります。はじめは、エネルギッシュに感じた状態が、最後は、圧倒される感じへと移行します。その時点で、クライアントに再び、伸びた状態から真ん中に向かってゆっくり戻り始め、それぞれの小さな動きに伴う微妙な状態の移行について報告してもらいます。

真ん中から、内に向かい、また真ん中から外に向かって姿勢を変えていくことは、ヴェーガル・ブレーキの使い方を練習する自然な方法です。クライアントは、全体を連続して動くことも、前屈か伸びのどちらかを選ぶこともでき、瞬間瞬間の移行をトラッキングし、交感神経系の活性化と、背側迷走神経系の活性化の間にある、腹側迷走神経系が優位な状態とつながります。これらの動きは、落ち着いていて、元気を回復させる腹側迷走神経系の力と、人生への情熱をもった解放的な腹側迷走神経系の力と共に、クライアントがつながりの中に入っていくための具体的な方法を教えることになります。

社会交流システムの要素を試す

人間との触れ合いはとても素晴らしく貴重なので、それを続けていくべきだ。

——アナイス・ニン

顔の表情、視線、声の調子、頭を傾ける動きなどは、すべて安全の合図であり、こうした安全の合図がないと、それは危険の合図と見なされ、自律神経系の防衛状態を引き起こします。安全の合図があれば、仲間と共にいる感覚が生まれ、安全とつながりの物語を生み出します。いっぽう、安全の合図の不在は、危険な人がそばにいる感覚を生み、危険と孤立の物語が描かれます。こうした自律神経系の体験は、第Ⅴ、第Ⅶ、第Ⅸ、第Ⅹ、第Ⅺ脳神経から作られる社会交流システムによって支持されています。

EXERCISE

サングラス実験

顔の表情から相手の感情を理解することは社会的つながりの作用の一つであり、私たちは、表情の中でも特に目に最も注意を払います（Chelnokova et al., 2016; Domes, Steinner, Porges, & Heinrichs, 2012）。私たちは、他者とつながろうとするとき、目のまわりの筋肉である眼輪筋によって相手に友好の合図を送るとともに、相手の目が発する合図をキャッチしようとします。ですので、このエクササイズでは、お互いの合図が見えないようにサングラスを使います。このエクササイズでは、安全と危険の合図を実験するために、社会交流システムの要素である、視線、顔の表情、頭の方向と傾き、声を使い、つながりの状態の変化に応じて、積極的に自律神経系の反応をトラッキングします。各段階の後で、自律神経系の体験を話し合うために時間を取り、エクササイズの最後には、セラピストとクライアントは必ず安全のなかでつながり、協働調整を行う状態に戻ります。

この「サングラス実験」は単純なエクササイズのように思われますが、自律神経系の強烈な反応をもたらします。このエクササイズは、恐怖、不安、不信の物語を作り出すニューロセプションを刺激します。長い間よい関係にある人でさえ、目が隠されると、安全ではないという感覚が生じ、周囲は危険だという自律神経系の物語が描かれます。このエクササイズでは、安全とつながりを復活させる社会交流システムの力も体験できます。目が見えるようになり、音が背後に加わると、自律神経系は緩み、つながりをもたらす修正が起こります。

このエクササイズはひとりでもできますし、カップル、家族、グループでも行うことができます。セラピストとクライアントという関係性から、さらに広いつながりになり、セラピストは、エクササイズの参加者でもあり、ファシリテーターにもなります。

・セラピストとクライアントはそれぞれ、目を隠す暗い色のレンズのサングラスを着け、無表情のままで頭を動かさず、声を出さずにお互いを見ます。これは、社会交流システムから送られる安全の合図を、効果的に制限します。

・クライアントはサングラスをはずすいっぽう、セラピストは着け続けます。セラピストは最初は無表情のままで頭を動かさず、沈黙を保ちます。その後、顔の表情を変え、頭の向きや傾きを許し、破裂音（「ああ」「むむ」「おお」）を通してつながりの音を提供します。

・それからクライアントがサングラスを着け、セラピストがはずして、最初は社会交流システムを抑制し、それから社会交流システムを活性化します。

・最後にクライアントとセラピストは二人ともサングラスをはずし、視線、微笑み、自然な頭の傾き、感嘆詞などを使ってつながります。これは、安堵の感覚をはっきりもたらし、しばしば笑いを伴い、関係性がより近くなります。協働調整が再開し、腹側迷走神経系の安全の感覚が復活します。

心温まる交流

あなたは活発に社会交流システムを働かせ、クライアントに手を伸ばします。そしてクライアントはあなたの温かさを体験します。他者にどう反応するかを決める際には、温かさを知覚できるかどうかが最大の判断基準であり、人はそれを瞬時に行うといわれています（Fiske, Cuddy, & Glick, 2006）。温かいと感じた人は、相手に自律神経系の安全の合図を送り、接近とつながりへと相手を誘います。

社会的な温かさと身体的な温かさは、同じ脳の経路を共有します（Inagaki & Eisenberger, 2013）。体温は、他者をどう知覚し相互作用するかに影響します。身体的な温かさは、相互関係的な温かさを促進します（Williams & Bargh, 2008）。社会的な温かさが失われているとき、私たちは無意識に、身体的な温かさを通して自己調整しようとします。皮膚の温度は、つながるか、他者を排除するかによって変化します（Ijzerman et al., 2012）。そして、社会的温かさが失われているとき、身体的な温かさを加え、身体的な温度を操作すると、その人の印象さえ変えることができます。温かい環境、熱い風呂やシャワー、熱い飲み物を手に持つこと、湯たんぽを持つなど、温かさを感じると、相手の印象が変わり、その人と積極的につながろうとします（Williams & Bargh, 2008）。

身体が温かさに反応し、身体的な温かさを社会的な温かさに置き換える反応は、意識的な選択ではありません。まず、クライアントに、こうした無意識の反応があることに気づいてもらいます。それからクライアントと、身体的な温かさを感じながら自己調整するのに、どんなことがあるか一緒に考えます。身体的な温かさは、社会的な温かさの代わりにはなりませんが、それでも、強烈な体験を、少し穏やかにすることはできます。熱いお茶のカップを手に持つという単純な行為が、身体的な温かさの感覚を増し、その後心理的な温かさの体験が増したという実験もあります。熱いお風呂やシャワーは、社会的な排除の感覚を減少させます。温かい毛布に包まれると、孤独の感覚が和らぎます。心温まることは、身体的な体験でもあり、心理的な体験でもあるのです。

第13章　心の中の脳で迷走神経を調整する

車で混み合っている高速道路を想像してみてください。北行きが四車線で南行きが一車線です。じつは、これが迷走神経の配線なのです。つまり身体から脳へとメッセージを運ぶ感覚情報が四車線あり、脳から身体へ情報を送る運動反応が一車線という割合になっています（Schwarz, 2018）。迷走神経線維の八〇％は、身体から脳へと情報を伝える「ボトムアップ」の神経線維で、この仕組みを求心性といいます。残りの二〇％が遠心性の線維で、脳から身体に情報を伝えます。これは脳幹の中で始まり、社会交流システムを司る細胞核で終わります。トップダウンの調整を可能にするのはこの経路で、この遠心性の経路を通して、私たちは迷走神経緊張を増す神経エクササイズを行います。

味わうことの芸術

あなたの記憶は、あらゆる甘美な音とハーモニーの居場所である。
——ウィリアム・ワーズワース

味わう（セイバリング）とは、過去の肯定的な瞬間を思い出し、その体験にまつわる個々の様子を意図的に味わうこと、そこから肯定的な影響を広げていくことを意味しています。リック・ハンソンの著書、『よい実践を取り入れる *Taking in the Good Practice*』は、この素晴らしい例です（2009）。味わうことは、自律神経系のレンズを通して腹側迷走神経系に力を与えます。味わうことで、肯定的な体験を肯定的な感情へと変容させることができます。その結果、肯定的な体験を楽しむ能力が醸成されます。味わうことで、味わうことのよい結果を増幅し、それをマスターすることができるようになっていきます（Bryant, Chadwick, & Kluwe, 2011）。

味わうことは調整をもたらす感情と関係があります（Speer, Bhanji, & Delgade に引用された Carl et al., 2014）。私たちは自然に過去に思いを馳せ、幸せだったときを思い出します。肯定的な思い出を、意図的に記憶の遡上にもたらすことで、腹側迷走神経優位な状態を高めていくことができます。自分の体験の中でも、肯定的な記憶を思い出すと、否定的な感情にうまく対処できます（Speer et al. に引用された Carl et al., 2014）。そして味わうことは、肯定的な感情を持ち続けることに役立ち、それが心身の健康に貢献している可能性があります（Speer et al., 2014）。いっぽうで、味わうことは、肯定的な体験を短縮し、その強烈さを抑制することで調整をもたらすこともあります（Bryant et al., 2011）。クライアントのなかには、味わうことに対する独自の信念を持っている人もいるでしょう。味わうことは、肯定的な体験を強化するとは思わず、その代わりに、肯定的な体験を抑制するほうへ向かいます。彼らは、「私は、よいことを思い出して自分を落ち着かせることはできません。なぜなら、そうするともっと幸せになりたいと望んでしまうからです」といいます。「よいことは決して長く続かない」という信念は、抑制を通して調整しようとする傾向性であり、そういう信念はしばしば見られます。

ブライアントとヴェロフは、味わうことの体験を増し、持続するいくつかの方法を発見しました（Jose, Lim, & Bryant, 2012 の引用として）。彼らは、味わうことの価値をさらに高めるものとして二つの戦略を提唱しました。この二つは、ポリヴェーガルのレンズを通して見ると、実に効果的であることがわかります。彼らは、体験を他者と言語的に共有し、互恵的に味わいを深めること、そして、特に身体的な感覚に注目し、腹側迷走神経系と社会交流システムに焦点を当て続けることを勧めています。日常の中で、肯定的な体験はたまにしかできないという人もいます。そういう人は、ほんの少し肯定的な体験があったら、それを味わうことで、腹側迷走神経系に移動するためのよい微光を感じることができるようになります。つねによい体験のことを思い出してその感覚を味わう人は、たとえ日常に肯定的な出来事が起こらなくても、肯定的な気分を維持しやすくなるといわれています（Jose et al., 2012）。

味わうことも神経エクササイズです。ある瞬間に起きた体験に気づくことによって、あるいは、意図的な回想を通して、私たちは味わうというスキルを磨いていくことができます。私たちは、自律神経系の状態を味わうこともできるし、体験を味わうこともできます。状態を味わうことは、身体に落とし込まれた腹側迷走神経系の活性化の感覚に注意を向け、生理学的な状態としての喜びの感覚を味わうことです。多くのクライアントにとって、状態を味わうことは出発点です。成功体験を重ねるために、自律神経系にとってちょうどよい量の刺激を与えることが必要なのです。生理学的な体験として状態を味わうときは、それにまつわる物語のあらゆる要素を分離します。そして、クライアントは、生理学的出来事として自分の自律神経系の状態に気づき、言語化し、そしてその状態とただ共にいるようにします。いったんクライアントが自身の状態を味わえるようになると、腹側迷走神経優位な状態にまつわるイメージ、感覚、思考が生まれ、彼らの生理学的システムと、心理学的システムがつながりを取り戻します。

セッション中、セラピストは、どの瞬間を味わったらよいかつねに気を配ります。最も複雑な症例であっても、味わうに適した瞬間というのは、必ずあります。しかし、それに気づくことがなかなか難しいのです。味わうエクササイズを使いながら、腹側迷走神経系が優位になる瞬間に絶えず気を配り、その瞬間が訪れたら、そこでいったん止まって、それに気づく時間を取るようにすると、クライアントは調整が取れてきた瞬間を認識することの大切さを理解していくようになります。これは、クライアントの苦しみはたいしたことがないと過小評価するわけではありません。むしろ意図的に、自分にとって役立つ瞬間を思い出し、生物に生来備わっているリソースを活用するのです。トラウマにまみれた日常でも、そのさなかに、腹側迷走神経優位の安全が感じられる、わずかな瞬間があります。それは、味わう価値があり、それがクライアントをつながりへと連れ戻します。クライアントが、味わうことの科学的意義を一度理解すると、止まって味わうことにも慣れていき、やがて自分についてよいことを味わえるような瞬間を見つけることができるようになっていきます。

EXERCISE

状態を味わう

・腹側迷走神経系による調整の瞬間に注意を向けます。

・この状態の身体感覚に留まり、「今・ここ」を感じます。呼吸、心拍、温かさ、エネルギーの動き、内部空間の感覚などを意識してみましょう。

・ヴェーガル・ブレーキが、腹側迷走神経系のエネルギーの動きの流れを保って、楽々となめらかに働いているのを想像します。

・この状態を完全に味わうことに注意を向けます。二〇〜三〇秒、味わう体験に留まります。

交感神経系や背側迷走神経系の反応が始まり、プロセスの邪魔をし始めたら、クライアントに、味わうことを続けようとがんばっているヴェーガル・ブレーキに注意を向けるように促しましょう。クライアントが、味わう瞬間を安全に調整しようと働いている、自分のヴェーガル・ブレーキのエネルギーを感じるよう、誘ってみましょう。味わうエクササイズを始める前に、まずクライアントに、ヴェーガル・ブレーキが解放され、再び踏み込まれるイメージを持ってもらうことも役に立ちます。また、クライアントが味わう体験を持続させるのに役立つイメージを使うこともできます。クライアントにヴェーガル・ブレーキのイメージを想像してみてほしいと頼んでみたことがあります。彼らは、自転車のブレーキ、跳ね橋、ドアなどのイメージが浮かんでくると教えてくれました。

EXERCISE

体験を味わう

- 腹側迷走神経系による調整の瞬間に注意を向けます。
- 身体内の一瞬の状態を感じ、それから、その瞬間に伴うイメージ、感覚、思考へと誘います。
- 五感をフルに使って積極的に肯定的な感覚を味わいます。景色、音、感情、信念と身体を使って、生理学的状態と物語が共に動くよう、誘います。
- 二〇〜三〇秒かけて、体験に十分注意を向けます。

体験を味わっているときに、交感神経系か背側迷走神経系の反応が起こり、そのために味わうプロセスが邪魔されるようなら、クライアントに、今どんな体験をしているか話してもらいましょう。体験していることを声に出して言うだけで、クライアントが腹側迷走神経優位な体験の中に戻っていくことができることがよくあります。

二〇~三〇秒味わうことは簡単に聞こえます。しかし、クライアントによっては、たとえセラピストのサポートがあったとしても、二〇秒間体験を味わうことが、ヴェーガル・ブレーキの能力に対して、扱いきれないほどの刺激を意味することがあります。味わうことが、深い肯定的な体験ではなくなり、抑制された状態に変化してしまうと、味わうことの恩恵は失われます。クライアントが自分の自律神経系が耐えられる範囲を尊重しながら、味わうことを試せるようサポートしましょう。練習を重ねることで、ヴェーガル・ブレーキの能力が増し、より長い時間味わうことを持続できるようになります。クライアントによっては、味わう行為を、三〇秒以上続けられる人もいるでしょう。たとえそうであったとしても、この味わう行為は二〇~三〇秒に留めます。この、リソースを味わうエクササイズは、ごく短い時間リソースを味わうためのものです。

味わう体験を物語として共有することで、クライアントは自分の体験を強化することができます。安全で同調がとれた関係の中に、さらに言葉が加わり、物語が共有されるとき、体験は変化します。体験を語ることで、その状態を再体験します。

セラピストがクライアントに、リソースを味わったときの体験について話してもらうように頼むと、通常、クライアントは自分が味わった感覚を少し大げさに誇張して話します。クライアントは、日常生活に戻った後も、自分の話を温かく聴いてくれると思える、信頼できる人に、自分のよい感覚を味わったことについて話をして体験を共有することができます。

クライアントに、もし腹側迷走神経優位な瞬間に気づいたら、そのときは必ず立ち止まってそれを味わうように勧めましょう。味わうことができたという体験を誰かに話し、そこに互恵的な要素を加えると、体験はより大きなものになり、持続時間を延長することができます。しかし、誰とも共有することができなくても、自分ひとりで味わうことを続けていくと、それはそれで個人の実践として有意義なものになります（Jose et al. に引用された Bryant & Verdoff, 2012）。

EXERCISE

リソースとしてのシフティング（SIFTing）

ダン・シーゲル（2010）は、心の活動を特定し、識別のプロセスを理解する練習を行うにあたり、感覚（Sensations）、イメージ（Images）、感情（Feelings）、思考（Thoughts）への気づきをもたらすために、それぞれの頭文字をとってシフト（SIFT）と呼ぶ実践を提唱しました。識別とは、混乱してひとまとまりになっているものを一つ一つ分けていく作業で、ここでいうシフティングは、仕分けのプロセスです。さらにシフティングは、合体させるプロセスとしても使うことができます。腹側迷走神経系の体験を味わう

ために シフティングを使うことは、感覚、イメージ、感情、思考を共にもたらし、望むときにいつでも感じることができるリソースを作り出します。
パット・オグデン（2015）は、自身のセンサリーモーター・サイコセラピーのモデルで、「今の瞬間を体験する五つの基礎的要素」（思考、感情、動き、身体感覚、五感）を使い、肯定的な体験をマインドフルに見つめる習慣を醸成します。この回想行為は、腹側迷走神経系の瞬間をリソース化するもので、次のシフト・エクササイズも同じような原理に基づいています。

シフトを作り出す

シフト・エクササイズの中では、身体感覚、イメージ、感情的な感覚、思考の四つの要素が絶妙に重なり合い、腹側迷走神経優位な、生理的、心理的体験を統合します。シフト・エクササイズに適した体験を選ぶには、二つの方法があります。一つは、セッションのなかで、安全とつながりを感じられたときのこと尋ね、シフトを感じるための瞬間を選びます。二つ目は、シフト・エクササイズを行う、ということをまず決めて、腹側迷走神経系の記憶をクライアントに積極的に思い出してもらい、ある体験を取り上げてシフト・エクササイズに使います。

・まず、シフト・エクササイズのために取り上げる体験を選んだら、クライアントにその体験について思い出すように伝え、その物語を語ってもらいます。そして、シフト・エクササイズを行うのに適した、最も生き生きしてアクセスしやすいと感じる要素（感覚、イメージ、感情、思考）を探します。どの感覚からシフトのプロセスを始めてもかまいません。出発点が特定されたら、その要素を感じるように、クライアントに繰り返しそのときの状態を思い出してもらいます。それから、次の要素を取り上げ、そのプロセスを繰り返し、すべての要素についてシフト・エクササイズを行います。

・クライアントが、ある特定の要素を選び、その様子を言葉に出して伝えてきたら、クライアントがその体験をさらに味わえるように、セラピストはクライアントの言葉をオウム返しにします。一つずつ層を加えていき、シフトの層を作っていきます。第一層ができて、第二層に進むときは、第一層と第二層の両方について繰り返します。このようにして、層を加えるたびに、もう一回すべての層の体験について繰り返します。こうしてクライアントとシフトの層を一緒に加えていきます。そして、クライアントがそれぞれの層について豊かな表現を行うたびに、セラピストもそれを声に出してオウム返しをし、一連のシフトのプロセスを通して、クライアントが腹側迷走神経優位な体験を積み上げていくことをサポートします。

・四つの層が完成したら、クライアントのために、もう一度シフトのすべてを言葉に出して語り、クライアントに完成したシフトの中で休むよう誘います。クライアントは、身体と心にシフトの体験を満たします。

・クライアントが、セッションが終わった後も必要なときにその新しいリソースとまた簡単につながれるように、シフトの体験に名前を付けてもらいます。そして、クライアントが家に持って帰れるように、カードにシフトの名前と、層の説明を書きます。

海辺

S：足の下の温かい砂の感覚
I：柔らかい波がある長く続く海辺
F：幸せ
T：家にいる

安全

S：胸の中の呼吸する空間
I：陽の光を浴びて立っている
F：開いている
T：大丈夫

一つのシフトが完成したら、次は、それをテストして、リソースとしての有効性を強化することが必要です。ピーター・ラヴィーン（2010）は、活性化と安らぎの間を安全かつ意図的に動く方法として、ペンデュレーションという方法を開発しました。ペンデュレーションとは、振り子のように行ったり来たりするという意味です。シフトを強化し、ヴェーガル・ブレーキを鍛えるために、ペンデュレーションを使いましょう。クライアントは、無意識のうちにシフトの要素の一つに注目しがちです。ですから、それを一番やりやすい要素として選び、そこでペンデュレーションを試します。クライアントが再びシフトを作るとき、四つの層のどれを一番はじめに選ぶかを観察すると、クライアントにとって取り組みやすい層がわかります。

・四つの要素を語ってもらい、クライアントがシフトを生き生きとしたものにするのをサポートします。

・次に、ヴェーガル・ブレーキを鍛えるためのエクササイズをします。クライアントに、神経系にとって扱うのが大変だった体験を思い出してもらいます。クライアントは、大変だったことや辛かったことについて、内容を語りたがるかもしれませんが、ここでは詳細については話してもらいません。このエクササイズの目的は、ヴェーガル・ブレーキを鍛えることです。ですから、腹側迷走神経系の柔軟さを増すために、神経系にとって難しいと感じられた状況を思い出してもらいます。このエクササイズでは、ごく小さな自律神経系の調整不全をもたらすものを選びます。小さな刺激で十分だからです。

・クライアントが、シフトが起きている腹側迷走神経優位の状態から、交感神経系か背側迷走神経系の影響を強く受ける状態へと移行したら、いつ自律神経系の状態移行を感じたか、話してもらいます。

・クライアントが状態移行を確認したら、すぐにシフトを思い出してもらいます。そうすることで、ヴェーガル・ブレーキが再び踏み込まれ、腹側迷走神経優位の調整が取れた状態に戻るよう助けます。

クライアントが最も簡単な経路として選んだ要素から始め、それから、次の層を加えていきます。そして完全なシフトが作り直され、クライアントが腹側迷走神経優位な調整が取れた状態に戻るのを確認します。

・また、別の体験を用いてペンデュレーションのプロセスを繰り返します。刺激については、同程度のものか、次回は少し強めのものにするかは、クライアントの反応によって決めます。クライアントが交感神経系の可動化状態か背側迷走神経系の崩壊に、完全に入っていかないように注意することが大切です。このエクササイズの目的は、ヴェーガル・ブレーキから足を放し、そしてもう一度ヴェーガル・ブレーキを踏み込むことを実体験し、クライアントが、ちゃんと自分でヴェーガル・ブレーキを調整することができることを身体で感じ、調整の取れた状態に戻る力があると自信を持つことです。

・クライアントが自身のシフトによる調整が取れた状態に戻るのが難しいようなら、社会交流システムを使って、強力な安全の合図を送ります。韻律豊かな声で話しかけたり、近づいたり、顔の表情を増したりしましょう。

・エクササイズの最後に、シフトとペンデュレーションの体験を振り返り、クライアントがうまくヴェーガル・ブレーキを操作して、状態間をうまく移行することができたことを明快に伝えます。

シフトは、辛い体験をなかったことにはできませんが、クライアントが今後辛いと感じる状況に出くわしたとしても、上手に腹側迷走神経系による調整の取れた状態に戻れるようにすることができます。クライアントは、セッションを通して、たくさんのシフトを作ることができます。それぞれのシフトの名前をカードに書くことで、クライアントは、自身のシフト・リソースを思い出し、再びつながることができます。私は、このエクササイズを多くのクライアントと重ねる中で、蛍光色の索引カードを使うと効果的であることを発見しました。このような色鮮やかなカードは、クライアントにとっては、色あせない、彩り豊かな目印になるようです。クライアントには、このカードが私からのプレゼントであることを伝えます。そして、私の腹側迷走神経系のエネルギーを添えて、クライアントのシフト体験をカードに書き、手渡します。

EXERCISE　三つの新しい方法

腹側迷走神経優位の状態にいるときは、好奇心が湧いてきます。そして、反射的なボトムアッププロセスを通して、私たちはまわりを探求したり、人と関わったり、意味を作り出したりします。また、私たちは自分の意思を用いて、トップダウンで好奇心を掻き立て、新しい体験を探求することもできます(Kashcan, Sherma, Yarbro, & Funder, 2013)。好奇心が芽生えるためには、私たちは、新しい情報を得ることは役に立ち、自分はその新しい情報を使いこなすことができるという自信が必要です（Kashdan et al., 2013）。自律神経系から考えると、私たちのニューロセプションが安全を感じ取っているときには、好奇心が湧いてきます。多くのクライアントにとって、新しいものはすべて危険であると解釈されます。好奇心を持つためには、柔軟に反応できることが必要ですが、そのエネルギーはすべて、適応的な生き残り反応に使われてしまいます。クライアントに、新しい情報を探してみるように誘うエクササイズは、十分滴定しなくてはなりません。自律神経系が防衛的な生き残り反応を取らない範囲に留まり、好奇心が発動するように腹側迷走神経優位な状態を持続するためには、滴定が必要です。

クライアントが自分の自律神経系の反応パターンを再形成し始めたときは小さな変化を見つけることが大切です。考え方を変え、行動を変容させるには、あまり極端ではうまくいかず、かといって変わり映えしないようでも効果がありません（Berger, 2016）。ゴルディロックスの原理からいっても、あまりに違いすぎるものは恐怖を呼び起こしますし、普段と変わらないものは、「変化した」と認識する必要が生じません。ちょうどよいと知覚されるということは、言い換えれば、接近しても安心だということでもあります。変化が継続して起こっているときは、小さな違いを強調することが重要です（Berger, 2016）。よく見てあげないと、クライアントは精妙な変化が起きた瞬間に気づかず、その代わりに、慣れ親しんだ習慣的な反応にはよく気づきます。クライアントがいつも調整不全の状態にいる場合、自律神経系がほんの少しでも調整を起こしたときの瞬間を、安全に感じられるようになっていかなくてはなりません。そういう意味で、「三つの新しい方法」は、クライアントが毎日練習できるエクササイズになっています。

判断を下し、予測するのに、三という数字は重要です（Carlson & Shu, 2007）。「三の法則」といわれるものがあります。三回同じ出来事が繰り返されたら、それはパターンになります（Carlson & Shu, 2007）。クライアントは、「習慣的な反応パターン」という列車に乗っています。ですから新しいパターンを知覚することは難しいのですが、非常に重要でもあります。「三の法則」のエクササイズでは、クライアントに、一日の終わりに時間を取ってもらい、自分の自律神経系の反応を振り返ってもらいます。自分の反応が今までとまったく同じではないときがありましたか？　わずかに違うやり方で反応したのはいつですか？　自律神経系が激しく反応していないと感じられたのはいつですか？　物語がほんの少し変化したのはいつでしょう？　こうした瞬間こそ、慣れ親しんだ古い反応パターンが途切れているときなのです。このほんのわずかの瞬間に、変化が起きています。「三つの新しい方法」の記録を毎日取り続けることで、クライアントは、自分の自律神経系の状態の変化と、それに伴う物語の変化をトラッキングすることになります。私はよく、クライアントにどんな三つの新しい方法を体験したか聞きます。あるクライアントは、こんなふうに言いました。「まだ大きな喜びの瞬間といえるものは体験できないけれど、そこそこ楽しい感じは味わえます」。こうした状態になっていくと、やがて、新しいパターンが定着し始めます。よい感覚が例外ではなくなり、こういうよい感じが、毎日少しずつ味わえて、それでよいのだと信じられるようになっていきます。

EXERCISE

スペクトラム

生きるべきか死ぬべきか。——ウィリアム・シェイクスピア

私たちは物事を分類するとともに、スペクトラムで考えます。分類をもとに考えるときは、人や出来事を分類し、白か黒かで判断し、それに対して湧いてくる感情をもとに他者との関わり方を決定します(Satpute, et al., 2016)。それに対して、連続的な思考は、反応の段階的な変化に目を止め、微妙なニュアンスや感覚に注意を向けます(Master, Markman, & Dweck, 2012)。トラウマを有する人は、物事をカテゴリーに分類する傾向があります。つまり、ゼロか百かの思考で、中間の場所がありません。327ページにある「スペクトラム・エクササイズ」では、クライアントは、二つの両極端の間で起こる、緩やかな移行を探求します。クライアントは、調整が取れている点と、取れていない点の両極端の間で、ニュアンスを体験します。彼らがあまり体験したことがない、よく調整の取れた領域はどのようなものか。さらに、慣れ親しんだ防衛体制の状態と、馴染みのない人とつながっている状態の間には、どのような体験がちりばめられているのか、味わいます。

・クライアントに、自分が習慣的にやっていることや、凝り固まった信念を選んでもらい、それを取り

上げてエクササイズします。両極端の端に、それぞれ名前を付けてもらいます。クライアントにとって、スペクトラムの一つの端は、よく知っている領域です。そして、その領域の正反対の部分は、クライアントにとっては想像もできない領域です。その領域に名前を付けてもらうだけでも、クライアントは深い気づきを体験することがあります。「害する─関わる」、「顧みられない─つながる」、「荒廃─平和」など、さまざまな組み合わせが考えられます。

・スペクトラムを作ったら、クライアントに、両極端の間にある部分を体験してもらいます。スペクトラムに沿って行きつ戻りつするときに、何が起きるでしょう？　彼らの自律神経系の状態は、どのように移行するでしょう？　物語はどう変わるでしょう？　移行の途中で何に気づくでしょうか？

・クライアントがスペクトラムの中間地点に名前を付け、それを書き記すのを助けます。片方の端から始め、もうひとつの端に向かってゆっくり動きます。クライアントがところどころで休み、自律神経系の体験を感じ、その物語を話してもらうように誘いましょう。

EXERCISE

状態を通して見る

一つの体験を、三つの自律神経系の状態から解釈すると、三通りの反応が明らかになっていきます。三つの自律神経系が、それぞれ働き合って、感情が生まれ、行動を取ったり、抑制したりして、さまざまなニュアンスの物語が生まれてきます。腹側迷走神経系の物語は、安全といたわりを表します。交感神経系は、不安、怒り、行動の物語になるでしょう。背側迷走神経系は、崩壊と、希望の喪失の物語です。それぞれの自律神経系の状態をもとに体験を理解すると、クライアントは、自分の物語が自律神経系の働きによって描かれていることをよく理解できるようになります。

・取り上げてみたい体験を選びます。
・その体験の内容について簡単な説明を作ります。
・三つの自律神経系が、まるでそれぞれの言葉で話しているように、その体験を語ります。同じ言葉が、神経系によってまるで違って聞こえ、違う意味合いをもたらします。
・音、感情、物語に気づき、三つの体験を比べます。

つながったり、つながりが絶たれたりする体験は、日常の中でもよく起きることなので、それを取り上げてみるとよいでしょう。たとえば、つながりを絶つ体験を表す簡単な言葉は、「終わった」であったとします。背側迷走神経系で「終わった」というときは、まわりから色が失せて、挫折の中へと引き込まれるように感じられ、つながりは二度と見つけられないだろうと感じられるかもしれません。交感神経系が「終わった」というときは、言葉は鋭く荒く聞こえ、拒絶するように感じ、怒ってその場を歩み去る物語になるでしょう。腹側迷走神経系で「終わった」というときは、言葉は優しさに満ち、共感にあふれ、ハッピーエンドの物語になるでしょう。

つながりについては、「同意します」という言葉を取り上げてみましょう。背側迷走神経系では、その言葉は活気がなく、ただ服従するような感じで、どうでもよいので無気力に従うという物語になるかもしれません。交感神経系では、言葉はかん高く聞こえ、攻撃的に感じ、いやいや譲歩する物語になるでしょう。腹側迷走神経系では、この言葉は仲間になることを意味し、喜びの感情があふれるつながりの物語となるでしょう。

間にいる

ここに来るために通った道は押し流され、先への道はまだ隠されている。

——ジョン・オドノヒュウ

神経系を積極的に再パターン化する体験は、変容の一つです。過去は本当にあったとは思えず、未来については想像もつきません。クライアントは、新しい自律神経系の状態が、自分の古い物語にはもう合わないと感じ始めます。このように、自分の自律神経系の状態と、自分の物語がうまくマッチしない感覚があるときは、どのように他者と関わり、どのように日々の生活を生きたらよいのか、確信が持てず、雲をつかむような感覚の中にいます。クライアントが腹側迷走神経系の調整に向けて変容を試みる様子は、空中ブランコのようです。自分がつかまっている空中ブランコから手を放し、次のブランコに向かって飛ぼうとするときは、不安が湧いてきます。次につかまるブランコはちゃんとこちらに飛んでくるだろうか？　自分はそれをつかむことができるだろうか？　セラピストは、それを確固たる成功体験にするためにクライアントに寄り添います。セラピストは、自律神経系のレンズを通して働きかけ、クライアントが、一つの空中ブランコから手を放し、もう一つの空中ブランコをつかもうとする、その冒険の瞬間をしっかりとサポートし、クライアントの新しい物語が姿を現すための時間と空間を与えながら、リソースにあふれた新しい状態へとクライアントを導きます。

第14章　絡み合った状態

私たちは、自律神経系の三つの回路に導かれ、つながりと防衛の状態の間を行き来しながら、安全を探します。自律神経系の反応は、基本的には腹側迷走神経系のつながり、交感神経系の可動化、背側迷走神経系の不動化であると考えてよいでしょう。しかし、複数の自律神経系が絡み合った複雑な相互作用に巻き込まれることもあります。多くのクライアントにとって、こうした複雑な反応に対処することは、神経系が無理なく扱える範囲を超えていると感じられます。このように、神経系が複雑に絡み合っている状態をうまく繰る能力が限られていると、クライアントは、あそびの豊かさ、親密性の優しさ、畏敬と高揚感を味わうことができません。

あそびの魔法

あそび方を知っていることは、幸せな才能である。
――ラルフ・ウォルド・エマーソン

あそびは、子ども時代を表す代表的な言葉であると考えられています。しかし、多くのクライアントは、無心にあそんだ体験がありません。私たちはあそびを楽しむ本能をもって生まれますが、「あそびは、人が安全で安心でよい気分のときにのみに可能であり、そのためあそびは、すべての悪いものの非常に繊細な尺度となる」ともいえるのです(Panksepp & Biven, 2012, p.355)。あそびは、子どもの健康と幸せのカギを握るものとして大変重要視されており、すべての子どもの権利として「子どもの権利に関する国際連合条約」にもうたわれています。あそびを奪われた子どもたちは、レジリエンスに乏しく、友達を作ることが難しく、自律神経系による感情調整がうまくできません(Milteer & Ginsberg, 2012)。あそびは、子どもの専売特許ではありません。あそびは、子ども時代で終わるわけではなく、成人後も私たちの脳と身体を形成し続けます。あそぶ機会がない大人は、好奇心と想像力に乏しく、日々の暮らしに楽しく関わる感覚が鈍磨します(Brown & Vaughn, 2009)。

あそびは、活動と落ち着きの間を柔軟に移行する能力を強化する神経エクササイズです(Porges, 2015b)。しかし、多くの人々はあそぼうと思っても、腹側迷走神経系による喜びを味わうことができず、生き残り反応が起きてきて、調整不全のエネルギーを感じてしまいます。あそびは、つながりから防衛までのスペクトラムに沿って起きてきます。社会交流システムを刺激することもありますが、場合によっては防衛反応を引き出します。人があそびをどう捉えるか、その自律神経系の反応は、その人のあそびの歴史によって形成されます。トラウマ・サヴァイヴァーにとって、予測不能で、思いもよらない体験は、危険の合図をもたらします。あそびは自発的で柔軟なものです。ですから、トラウマ・サヴァイヴァーにとっては、自律神経系の調整を維持し、互恵的な体験に携わり、安全につながり続ける能力が求められることは、なかなか難しいのです（Panksepp & Biven, 2012）。多くのクライアントはあそびを避け、あそんでみようと決心しても、即座に楽しみから恐怖へと移行してしまいます。あそびは、腹側迷走神経系の社会交流と交感神経系の可動化が共に働いている状態で、二つの自律神経系の状態が絡み合っているときに起こります（Porges, 2009b）。ヴェーガル・ブレーキは解放されて、あそびの交感神経系の可動化を許し、それから、可動化があそびから防衛に変る前に、ヴェーガル・ブレーキが再び踏み込まれます。これら二つのシステムが手をつなぐのを想像してみましょう。このシステムをつないだ手が離れてしまうと、あそびの興奮は、安全から危険にすばやく変わります。

ポリヴェーガルのあそびは、「社会交流システムを可動化行動の『調整者』として使う、互恵的で同期した相互作用」を必要とします（Porges, 2015b, p.5）。ポリヴェーガルの概念では、あそびは、顔と顔を合わせた、今この瞬間の体験で、その間、自律神経系は、交感神経系の影響の増加と、ヴェーガル・ブレーキを介した積極的な抑制の間を動きます。クライアントが、「他人とはうまくあそべない」

というとき、彼が相互作用的なあそびが生来持つ協働調整の体験に携わろうと試みても、ニューロセプションが、ヴェーガル・ブレーキの能力を圧倒するほどの危険の合図をもたらしていると解釈してよいでしょう。

あそびの実践

安全で相互作用的なあそびは、神経系を整えます。あそびの体験を繰り返すことで、反応を調整する社会交流システムの能力が強化されます。あそびをマスターすると、ストレスに直面したとき、より自律神経的に調整され、レジリエンスを持って対処できるようになります。あそびは、大人のセラピーでは見過ごされがちですが、相互作用的なあそびが神経系をよい状態に再形成していることを考えると、あそびの要素をクライアントの人生に加える価値は大きいといえるでしょう。

EXERCISE

あそびの歴史を探求する

あそびのための国立研究所（The National Institute for Play / www.nifplay.org）は、あそびの七つのパターンを定義しています。どのあそびのパターンも、互恵的で同期的なものですが、同調あそびと社会的あそびは、つねに相互作用が必要です。そういう意味で、この二つが特にポリヴェーガル的なあそびの体験となります。
・同調あそび（幼児と母親が見つめ合う最初のあそび体験、視線と視線を合わせて共鳴する継続的な体験）
・身体と動きのあそび（動きのあるあそび）
・物であそぶ（物を操作する初期体験、青年や大人の一般的なあそびで、テクノロジーを用いる）
・社会的、あるいは相互作用的あそび（社会交流システムを用いて、二人かそれ以上の人で行う）
・想像的、あるいはごっこあそび（あたかも違う物語の中や、違う場所にいるかのような感覚を作り出す）
・物語、あるいはナラティブのあそび（個人的な物語を聞き、話す）
・創造的、あるいは空想のあそび（現実を変容させる：概念を形成したり再形成するために空想を使う）

「あそびのパターン」のワークシート（328ページのテンプレート）を使って、クライアントと、それぞれのあそびのパターンに関する体験を探求します。クライアントは子どものときにはどの遊びのパターンを体験し、どのパターンは欠如していたでしょうか？　そして今は、どのパターンがあり、どのパターンが欠如しているでしょうか？　それは何を意味しているでしょうか？

EXERCISE

「あそびのパーソナル・プロフィール」を作る

クライアントはどんなあそびを好みますか？　それぞれのあそびに関連した安全と危険の合図は何ですか？　あそびにまつわる自律神経系の体験に関して、彼らはどんな信念を持っていますか？「あそびのパーソナル・プロフィール」は、社会交流システムも使いながら、交感神経系のエネルギーを可動化するために必要なものとして、クライアントが決める「あそびの規則」です。クライアントは、あそびを試しながら、活性化と落ち着きの間を行き来し、次第にうまく自分の状態を調整することができるようになっていきます。そうすると、彼らの「あそびの規則」も変化していくでしょう。ときどき、クライアントと一緒に「あそびの規則」を見直しましょう。自分の変化をトラッキングし、必要なら「あそびのパーソナル・プロフィール」を変更します。

「あそびのパーソナル・プロフィール」ワークシート（330ページのテンプレート）を使って、さまざまなあそびの分類について、クライアントがそれに関連した安全と危険の合図に気づくのをサポートしましょう。環境的な合図と関係的な合図の両方を考えてみましょう。クライアントはどんなあそびを選びますか？　危険を感じることなく、あそびを楽しいと感じられるぎりぎりの活性度をもたらすのは、どんなあそびでしょうか？

あそびながら試す

クライアントの子どものころのあそびの記憶をたどり、あそびのプロフィールを作ると、クライアントがどのようにあそびに取り組んできたのかに関する気づきをもたらすことができます。これがわかると、クライアントは、安心してあそびを試してみることができます。はじめに、ポリヴェーガル的なあそびを想像してみることもおすすめです。クライアントに、声に出して言ってもらってもいいですし、心の中で想像してもらうだけでもかまいません。退屈もせず、かといって圧倒もされず、ちょうどよい神経系の刺激を感じながら、あそんでいる様子をイメージします。これには、自律神経系のマップが役に立ちます。

セッションにあそび心を持ち込みましょう。軽い冗談のやり取りを試したり、笑いを共有できるような体験を振り返ってみましょう。あそんでいるところを想像するより、実際に一緒にあそぶほうが、クライアントはより活性化します。あなたがそこにいて相互作用をしながらあそびに積極的に関わっていると、クライアントは限界に挑戦できます。楽しみから危険を感じる状態に変わり始める、ぎりぎりのところまで探求できます。クライアントが自分の自律神経系の状態移行をトラッキングしている間、セラピストは、クライアントが防衛を解いて、あそびの中に留まるのに役立つように、社会交流システムを使って安全の合図を送りましょう。

治療プロセスに相互作用的なあそびを加えることで、クライアントに、神経系を整える効果的な神経エクササイズを提供できます。ポリヴェーガル的なあそびを繰り返すと、社会交流システムは強化され、クライアントは、交感神経系の可動化をすばやく効果的に下方修正する能力を増していきます。幼いときから、死ぬまで、私たちはあそびを求めます。スクリーンを通したものではなく、ひとりの人の自律神経系が相手の自律神経系と共鳴し、つながりの中であそぶことで、私たちは健全さを取り戻します。

静けさの優しさ

静けさと共に、平安の祝福がやって来る。

——エックハルト・トール

私たちは、生き残るためにお互い頼り合います。まず、生まれてすぐに、養育者からの世話を受けなくてはなりません。その後は、親密なつながりの時間を継続するために、私たちは防衛を解除し、安全な不動化の共有体験に入る必要があります。どうしたらシャットダウンを起こすことなく静けさに入っていくことができるでしょう？　ポリヴェーガルの理解では、古代の背側迷走神経回路と新しい腹側迷走神経回路が共に働くとき、このような静けさを味わうことが可能になります。この二つの神経支配の状態が混ざり合うことによって、怖れのない不動化の体験が起こります。不動化システムは、進化の過程を経て、親密性の必要をサポートするために修正されてきました（Porges, 2009b）。背側迷走神経回路は、静けさを必要とする社会的な行動をサポートすることができます。不動化の行動が、つながりの感覚、つまり防衛を引き出さない感覚と結ばれるとき、怖れのない不動化が可能になります（Devereaux, 2017）。

怖れのない不動化の体験は、さまざまな形をとります。お互いの間の空間を言葉で埋める必要を感じずに、誰かと黙って座っているという行為は、静けさの中で安全を感じていることを表しています。また、自分を振り返るには、静かに内面を見つめる必要があります。より大きなシステムと相互作用するためには、私たちは日々、何かをすることを止めて、可動化から静けさへと移ることが必要です。しかし、ある人の神経系は、ほんの少し不動化の始まりを察知しただけで、危険を感じてしまいます。こういう状態の人は、こうした穏やかさの体験はなかなか手に入りません。怖れのない不動化が、手を握る、抱き合う、パートナーの腕の中で踊る、性的親密さを味わうといった身体的な接触を含むとき、さらにこれは難しくなります。愛する人の隣で眠ることさえ、怖れのない不動化能力があるかどうか、試されます。安全に静けさの中に入ることは、腹側迷走神経系が交感神経系にとってかわられないように抑制しつつ、防衛的な解離の動きも禁じ、背側迷走神経系にほどよく関わってもらうことが必要になります。

多くのクライアントにとって、安全に静けさを味わうことは、自律神経系にとっては大きな挑戦です。他者が、社会交流システムを用いて協働調整してくれて、十分な安全の合図を送ってくれ、自分でも、ヴェーガル・ブレーキを通して自分の状態を調整できる自信がないと、自律神経系は、すばやくつながりから離れ、崩壊と解離に移行します。怖れのない不動化のほんのわずかな瞬間を体験できるように作られた自律神経系のエクササイズを通して、安全な状態を保ちながら親密なつながりを持てるように、自律神経系の反応パターンを組み替えていくことができます。

EXERCISE 静けさの物語を探求する

言語化する

言葉は、自律神経系にとって、新しい世界の冒険に乗り出すときの、安心できる入り口になります。このトップダウンの静けさの体験は、クライアントにとって安全な出発点になるでしょう。

・安全に不動化する体験を表す、さまざまな言葉を味わってもらいましょう。たとえば、じっとした、静かな、動かない、休む、抱き合う、抱えるといった言葉を聞いたとき、クライアントはどう反応するでしょうか？　クライアントが、それぞれの言葉に対して起きてくる自分の自律神経系の反応と、その状態に伴う信念に気づくようにします。クライアントに、静けさの体験が安全であると感じられるような言葉を見つけてもらいます。

観察する

イメージを使いながら状態を観察すると、新しい冒険がもたらす刺激がうまく抑制され、タイトレーションされます。

・クライアントに静けさのイメージの絵を描いてもらいます。安全に不動化しているときは、どのような状態でしょうか？　彼らは絵を見ながら、安全であるという感覚を保てますか？　体験を根づかすことができる言葉は何でしょう？

イメージする

イメージを描くことで、さまざまな感覚を味わい、体験を生き生きしたものにし、怖れのない不動化の状態を身体に落とし込むことができます。実験してみましょう。

・クライアントに、安全に不動化する感覚について、豊かで詳細なイメージを作ってもらいます。イメージしながら、身体感覚を味わって身体に落とし込みます。最初は、ほんのわずかな瞬間だけイメージに浸るのが、クライアントにとっては「ちょうどよい」体験かもしれません。クライアントに、ほんの一瞬、安全にじっとしている体験を繰り返し味わってもらいます。そして、じっとしていても大丈夫な時間を長くしていく練習をします。

体験する

セッションという安全の場で、クライアントが協働調整を練習してみることは有効です。そして、防衛反応を起こすことなく背側迷走神経系の働きによる不動化を体験してもらいましょう。

・クライアントに、身体的な静けさを味わってもらい、その体験を探求してもらいます。自律神経系の状態移行をトラッキングしながら、ゆっくりと、可動化から休息へと移行します。自律神経系の状態の移行は、強烈に感じられることもあれば、ごく精妙な変化かもしれません。ですから、時々刻々と移り変わる状態をトラッキングします。クライアントに自律神経系に今何が起きているか説明してもらい、クライアントと一緒にトラッキングしましょう。

・セッションの中で、話をせずに黙って一緒に座ることを試してみてください。まず、セラピストが自分の腹側迷走神経回路と背側迷走神経回路を結びつけることで、静けさの中に入ります。そしてクライアントに、あなたの静けさが送っている安全の合図に気づくよう、励まします。そして、クライアントが自分の自律神経系の状態の変化をトラッキングするのをサポートします。クライアントが、生命の危機を感じずに沈黙のつながりを感じるのに役立つのは、どんな合図でしょう？　精妙な変化とあそび、状態移行とそれに伴う物語をトラッキングします。

・もし、あなたがセッションの中で握手や手を握ることを実践しているなら、そうした身体接触を用いて、クライアントが怖れのない不動化を探求するサポートをすることもできます。

実験する

クライアントには、日常生活の中でも安全な不動化を探求してみてもらいましょう。セッションの時間以外でも、クライアントに練習をしてもらいます。そうすることで、クライアントは、こまめにごく小さな体験を積み重ねながら、自分の自律神経系の反応パターンを組み替えていくことができます。

・クライアントに、次のセッションまでに試してみるちょっとした実験のリストを作ってもらいます。これは、公共の場や仕事の場で静けさを実践する時間を持つことも含みます。短い調整を試してみる計画を作ります。たとえば、人との会話の中で、沈黙の時間が流れるのを味わうこと、人のそばで静かに座っていること、手を握ったりハグすることを含め、身体的な接触を試してみることかもしれません。それを試してみることができる安全な人を見つけてもらいます。

恐怖反応を引き起こすことなく不動化する能力は、自律神経系の最も古い部分と最も新しい部分が力を合わせることから生まれます。腹側迷走神経系と社会交流システムによって与えられる安全の物語の中では、背側迷走神経系は、静けさという素晴らしい贈り物をもたらすことができます。

畏怖

人生の美しさの中に住みなさい。星を眺め、自分が星と共に走るのを見なさい。

——マルクス・アウレリウス

畏怖は、驚異の感覚をもたらします。畏怖は、「より高い喜びへの到達の中、恐怖との境界線上」に横たわります（Keltner & Haidt, 2003, p.297）。私たちは、畏怖の瞬間に、自分の存在を小さく感じ、同時に、自分よりずっと大きな何かとつながります。このつながりの感覚は、私たちを、分け合い思いやる喜びへと導きます（Piff, Dietze, Feinberg, Stancato, & Keltner, 2015）。畏怖は、物質的な物や社会的相互作用を通してというよりは、むしろ、自然、芸術、音楽の中にある豊かな体験を通して、私たちを祝福へと導きます（Shiota, Keltner, & Mossman, 2009）。山、嵐、海、寄せては返す波、そして自然のパターンの中に、私たちは畏怖を感じます（Keltner & Haidt, 2003）。

畏怖は、私たちの通常の思考方法に変化を求めます。畏怖がもたらされるとき、私たちは、いつもの日常と、その日常的な生き方をひとたびはずれます。畏怖体験は、社会的な交流というよりは、むしろ孤独で、時間が遅くなるように感じる静けさの瞬間の中にあると思われます（Rudd, Vohs, & Asker, 2012）。それとともに畏怖体験の名残りは、人々を好奇心ある状態、他者とつながり同調する方向へ動かします。

畏怖体験は、身体的には炎症を抑えることが明らかにされています（Stellar, Cohen, Oveis, & Keltner, 2015）。そして、日々小さな畏怖の体験を持つ人は、将来、健やかな時を過ごすことが明らかにされています（Keltner に引用された Gordon, 2016）。私は、この畏怖を体験するために、毎朝早く外に出て、星空の下に立ち、自分が何か偉大なものの一部であることを感じます。そのときには、言葉はありません。そして北斗七星を探し、その大きなひしゃくから豊かさが世界中に注がれるのをイメージします。

畏怖は、非日常的な時間にも、ありきたりの日常的体験の中にも見つけることができます。小さな畏怖の瞬間を体験する機会は、いつも身のまわりにあるのです。しかし、人は畏怖の体験を忘れがちです。畏怖は孤独の中で体験されることが多いので、安定した社会的サポートがなく、孤独がちなクライアントであっても、リソースになる畏怖体験とつながれます。人々は、畏怖を体験した環境に立ち戻ることを望みます（Shiota, Keltner, & Mossman, 2009）。ですから、クライアントが、畏怖を感じた過去の環境に再び戻るように励ますことで、畏怖を思い出し、日常の中でも畏怖を味わうことができるように導きましょう。小さな畏怖の瞬間を味わうことを積み重ねることで、畏怖体験がもたらす豊かさが増していき、やがてクライアントは腹側迷走神経系の能力を築いていくでしょう。これは、味わい深い処方箋です。

ペースを落とすことは、畏怖を味わうための必要条件です。しかし、たとえ毎日忙しくて畏怖を体験できそうになくても、大きな畏怖体験を持つこともあり、そのようなときは、私たちは畏怖の念に打たれたまま、何もできなくなることもあります。音楽と芸術は共に、畏怖を体験できる手軽で安全な方法です。また自然は、その雄大さと繰り返しのパターンによって、間違いなく人々に畏怖の感覚をもたらします。広々とした視野、自分より大きな何かにつながれた感覚は、クライアントに安心の感覚をもたらします。

EXERCISE　畏怖とつながる

クライアントと畏怖の恵みについて話し合い、非日常的に起こる場合と日常体験として起こる場合について、それぞれ話し合ってみましょう。彼らが日常体験の中で畏怖体験を探し、日々、畏怖を味わう習慣作りをサポートをしましょう。

・日々、畏怖を感じる時間を一つ見つけると決めます。

・自然界につながり、自然のパターンの中で小さな畏怖の時間を探します。これは、自然の中にいることで、あるいは、自然界のイメージを眺めることで、実行できます。
・戸外に立ち、惑星の広大さの中に織り込まれた、ひとりの小さな人間だという体験を取り込む練習をします。
・音楽を鑑賞し、驚異、驚嘆、崇敬をもたらす楽曲を見つけます。
・私たちは、畏怖を体験した場所に戻りたいと感じ、引きつけられます。畏怖の日誌を書き続けることは、こうした場所を覚えておくためのよい方法です。簡単に訪ねられ、畏怖の念を味わうことができる場所はどこですか？　畏怖を感じる、非日常的な場所はどこですか？

高揚

信仰とは、親切のことである。　——ダライ・ラマ一四世

畏怖と高揚は、感情のなかでも同じような性質を持っています。トーマス・ジェファーソンは、高揚をこのように語っています。「慈善を施す姿を見た高揚感は、自分もまた慈善を施したいという強い願いを喚起する」(Algoe & Haidt, 2009)。ハイトは、高揚について次のように述べています。「人間の善良さ、優しさ、勇気、共感を予期せず目撃したとき、人は温かさを感じ、さらに向上したいという

熱意が湧いてくる。その体験は、人に、他者を助けたい、自分がより良い人間になりたい、と切望させる」(Keltner & Haidt, 2003, p.305)。よい行いを目撃した人が、今度は自分がよい行いの実践者になるとき、高揚は、社会的な意味合いを持ち、世界に優しさの波紋を送ります(Haidt, 2000)。自律神経的には、交感神経回路と腹側迷走神経回路が共に活性化されたとき、高揚感を覚えます(Piper, Saslow, & Saturn, 2015)。そして、目に涙がにじみ、胸が熱くなり、鳥肌が立ちます(Algoe & Haidt, 2009)。

善行についての物語を聞いたり、利他的な行為を収めたビデオを見ることは、高揚体験を生じさせます。ジェファーソンが提案するように、もし高揚が「高潔な性質を身につけ、それによって自分をより強くする」方法であるとしたら、高揚体験は、神経系を整える助けになります(Algoe & Haidt が引用した Jefferson, 2009)。

クライアントの人生は、あそび、静けさ、畏怖、高揚の体験で豊かになります。これらは大切な体験でありながら、多くのクライアントにとっては、こうした体験は神経系にとっては耐えられない刺激になってしまいます。そのため、こうした人生に潤いをもたらすつながりが、彼らの日常生活から失われていきます。あそぶこと、安全を感じながら静けさの中にいること、日々に畏怖体験を味わうこと、高揚感を味わい、鼓舞されることがないと、日常生活の活気が失せてしまいます。これらの体験は、複雑な自律神経経路の働きを必要とします。これらの体験を少しずつ味わうことによって、クライアントの神経系は整っていき、よく生き、よく愛する人生を歩むことができるようになっていきます。

第Ⅳ部　まとめ

幸せとは、強烈な体験のことではなく、バランスと秩序とリズムと調和がとれていることである。
——トマス・マートン

自律神経系は、協働調整と自己調整の両方を可能にする複雑なシステムです。私たちは、まず人とつながることで調整しようと試みます。しかし安全なつながりがなかったり、頼りにならなかった場合は、自律神経系は、自己調整へと向きを変えます。クライアントは、つながりから離れ、防衛に向かうように形取られた神経系と共に、セラピーにやって来きます。多くのクライアントにとって、協働調整は馴染みがなく、恐ろしく、避けたいものであり、彼らの自己調整の方法は、交感神経系か背側迷走神経系の生き残り反応に基づいています。

セラピストであるあなたは、ポリヴェーガル理論に導かれ、クライアントが、今まで習慣的に反復してきた反応を再形成するために、自律神経系の積極的な働きを持つ経路を使えるようにサポートできます。第IV部では、クライアントが自分の自律神経経路のパターンを再形成するために、クライアントに働きかける方法を説明しました。こうしたアプローチは、セラピストとクライアントの共同作業であるとともに、クライアントの状態を見極めてそれに合わせて微調整する必要があります。クライアントは、自分の自律神経系を再形成し始めると、自分の協働調整する能力に自信を取り戻します。やがてクライアントは、腹側迷走神経優位な状態に基づいて、自己調整し始めるでしょう。協働調整や自己調整が、楽にできるようになってくると、クライアントは、今までの防衛を解除し、つながりの中に喜びを見つける方法を身体に落とし込んでいきます。

結論

科学の基盤となる概念はほとんど、本質的に単純で、概して、誰にでも理解できる言語で表現されるだろう。

——アルベルト・アインシュタイン

共通言語とは、強力なコミュニケーションの基盤を互いに提供します。これは理解可能な参照、視点、体験、相互作用のセットから成り、共に働くパートナーが共同で開発していくものです（世界辞典：IGI Global Dictionary）。私たちの神経系は、つながることを望むように配線されています。そして、私たちがつながる方法の一つとしてコミュニケーションがあります。共通言語を使うことは、理解を築き、相互作用のための参照の枠組みとなります（Thomas & McDonagh, 2013）。私たちは、「同じページの上にいる」安心を感じます。「ポリヴェーガル理論」は、自律神経系の言語です。この共通言語を発達させ、育むことによって、私たちはつながりを養うコミュニケーションの基盤を作り出します。共通言語を作り出すことは時間がかかりますし、意思が必要です（Thomas & McDonagh, 2013）。セッションに自律神経的な基盤を加えると決めたら、ポリヴェーガル理論の言語に熟達しようという熱意と、クライアントにもそれを教えようという決意が必要です。最初はこの本のエクササイズを自分で試し、次にそれをセッションで試してみてください。そうすれば、この方法論がしっかりと身につくでしょう。

ポリヴェーガル・インフォームド・セラピーでは、私たちの生理学的体験と心理的物語を形成する自律神経系の役割を尊重し、調整リズムを戦略的に用いて、クライアントに変化を起こさせます。自律神経系の適応性は、時間をかければ高めていけることが明らかにされています（Kok & Fredrikson, 2010）。また、自律神経系のバランスを取ることは、神経伝達物質の放出を調整する効果的な方法である可能性があると報告されています（Jerath, Crawford, Barnes, & Harden, 2015）。「愛と慈悲の瞑想（Loving Kindness Meditation）」に関する興味深い研究があります。この瞑想を行うと、瞑想者の自律神経系の状態が変化するだけでなく、同じ部屋の中にいる人は、自分に四つの愛と慈悲の思いを送られたとは気づかなくても、副交感神経優位な調整に向かい、幸福感が増すことが明らかにされました（Shalrout, Tooze, Rosenberger, & Kemper, 2012）。腹側迷走神経系のエネルギーは、強力な波及効果を作り出す力を持っています。

クライアントに「ポリヴェーガル理論を教えること」は、共通言語を作り出すプロセスをはじめ、自律神経系の基盤から働きかけるための舞台を設定します。最初に行う一連のマッピングは、行動を通して言葉を身体に落とし込む作業です。そのほかのマッピングとトラッキングの技術の習得を行うことで、クライアントの好みに合わせたアプローチができるようになります。ポリヴェーガル理論の言語を共有することは、セッションに携わる方法を変えます。より深いところを体感することによって、自律神経系の「はしご」を上がる方法を学びます。自律神経系の階層の枠組みを使うことで、クライアントが、落ちてもまた上れるようになるのを助けます。

次の短い体験談は、実際のセッションで本理論がどのように具現化されるかを理解していただくために記します。最初の「ラモーナの物語」は、この中に出てくるクライアントが、バーバリー・クレアリーの子ども向けの本の中の元気で勇ましいラモーナを彷彿とさせるので、この物語にちなんで名づけました。これは、私の同僚が、創造的なマッピングを提供することで、見られ、理解されるための道を見つけた子どもの物語です。二番目の「ポリヴェーガルの成功物語」は、気まぐれで不安定な養育者のために、早期の愛着の問題を抱え、自分でも理解できない感情の高ぶりに悩まされていたクライアントに働きかけた、もう一人の同僚の体験です。この二つの体験談は、自律神経系の調整能力が、変化の力強い仲介者となる様子を見せてくれます。三番目の「複雑性トラウマへのポリヴェーガル理論によるアプローチ」は、他の多くの方法を試してもうまくいかなかった、複雑性トラウマを持つクライアントに働きかけた、私自身の物語です。

ラモーナの物語

ラモーナは、私の九歳のクライアントです。ラモーナは、予期せず爆発する怒りと欲求不満と闘っており、カウンセリングを受けにやってきました。ラモーナは、自分の怒りを乱暴な行為や言葉にして年下の兄弟に向かってぶつけていました。また、学校やそのほかの集まりで一緒になる仲間にも、かんしゃくを爆発させていました。ラモーナは、こうしてかんしゃくを起こした後、崩れ落ちて動けなくなりました。彼女は、こうした自律神経系の調整不全が、なぜ起きるのか、何がきっかけになるのか、自分でもわからない状態でした。

私のカウンセリングルームで、ラモーナはＩＦＳ（内的家族システム）のセッションを受けました。粘土で自身の「パーツ〔訳註：自分の中にいる副人格〕」を彫刻したり、絵を描いたり、箱庭で、さまざまなパーツの物語を作りました。ラモーナは、自身のパーツたちに何が起こっているかを理解することで、気分がよくなったり、怒りが収まってきており、こうしたセッションが助けになっている、と私に語りました。それでも彼女は、怒りで崩壊し、家の内でも外でも、泣きながら爆発し続け、何が起こっているかを母親や私にうまく説明することができませんでした。

私は、白いホワイトボードに黒いマジックペンではしごを描き、自律神経系の三つの状態を描写して、ポリヴェーガル理論をラモーナに紹介しました。彼女は即座に理解しました。彼女に自身の「はしご」を作りたいかと尋ねると、彼女はホワイトボードを私から受け取り、私が作ったはしごを消して、色マジックペンを使って、自分のはしごを描き始めました。てっぺんは緑、真ん中は赤、底は青で、見事にうねっていました。彼女は、自身のはしごの区切りを作るために、直観的に色を使いました。彼女は状態間の移行に興味を持ち、状態の間を描こうとして、ちょうどよい影を作るために、くず紙の上でクレヨンを混ぜました。

次に私たちは、自律神経系の概念に基づいて、彼女の一日のマップを作りました。彼女はホワイトボードを自律神経系の領域に分け、自分がトラッキングしようと決めたある一日の様子を時系列に描きました。彼女は、自分の一日のさまざまな時間をトラッキングするために、色付きのウレタン・フォームのブロックを使いました。つながりが本当に正しいか納得するまで、彼女は何回も、とても注意深く赤と青と緑のブロックを並べ替えました。そのとき、私は彼女が深く集中しているのがわかりました。ラモーナに、とても重要な気づきが訪れました。彼女は、腹側迷走神経系から交感神経系へ移行し、そのあとまた背側迷走神経系へ行き、さらに交感神経系に戻り、背側迷走神経系に戻る様子を図解しました。それは、学校で起きた出来事でした。

その日は、ほとんどの時間が腹側迷走神経優位の、緑色のブロックで占められていました。しかし、そのなかで、交感神経系を表す赤のブロックと、背側迷走神経系の青のブロックを置きました。彼女が、自律神経系の状態が移行したことにはっきりと気づくために、その日の丸一日の体験をトラッキングし終えるまで、私は待ちました。その日には、多くの状態移行が起きていました。私は、何が起こったのか話せるか尋ねました。そしてラモーナは初めて、母親が私に語った自律神経系の調整不全の崩壊の出来事について話すことができました。一連のカラーブロックを使うことで、ラモーナは、外から見て起こった出来事と、自分の内側で何が起きていたかを、私に話す言語を見つけることができました。これによって、私は初めて、その時点までに、彼女の中で言葉では表しがたい、恐ろしい、孤独な体験が積み重なっていったことを知りました。私は初めて、彼女の中で何が起きているのかを知り、その物語の中に、彼女と一緒に留まることができました。

騒音や仲間や、その他の多くの刺激に対して、ラモーナの自律神経系が反応を起こしていたのです。私は、ラモーナが自分の神経系の状態をトラッキングするのを助けるためにポリヴェーガル理論を使いました。それによって私は、彼女がたったひとりで苦しんでいた自律神経系の状態を理解し、それを見て、感じて、聴くことができました。

ポリヴェーガルの成功物語

新しいクライアントがセラピーを受けにやってきました。私は、彼に何を求めてセラピーに来たのか尋ねました。彼は、あらゆることに過敏に反応してしまうのをなんとかしたいと言いました。私はちょうどポリヴェーガル理論のトレーニングを終えたところで、この方法論が人々の人生をすばやく変化させることができ、信じられないほど役に立つと知ったばかりでした。そこで、さっそくポリヴェーガル理論を使うことにしました。私は、クライアントに理論の基礎を教え、一緒にマッピングを始めました。私たちは「パーソナル・プロフィール・マップ」を描きました。はしごの上にいるときはどんなときか一緒に検証するために、過去一週間を振り返りました。仕事場、家庭、パートナーと一緒のとき、彼の六歳の子どもと一緒のときには、それぞれどんな感じか思い出してもらいました。彼は、自分の自律神経系の状態を簡単に特定できました。彼は、自分がどのようなときに崩壊したり、可動化するのか、いつ調整不全になるかを認識する方法をすばやく学び、それらの状態を引き起こすトリガーが何なのかに興味を持ちました。私たちは「トリガーと微光のマップ」を作成してみました。すると彼は、自分がパートナーや子どもと一緒にいるとき、どんな微光を感じるか、気づき始めました。さらに、「調整のリソースのマップ」を作成しました。これはセッション中に行いましたが、お互いによい相互作用を味わうことができました。その中で彼は、さまざまな神経系の状態を移行する方法があることを知って喜びました。セッションでは、私はいつも何も書かれていないはしごのマップを用意しました。私たちは毎週、彼の自律神経系のレンズを使いながら、自分と他者との関わりを吟味し、探求していきました。物語に足をとられて全体像を見失わないように、自分が体験していることを神経系の状態として理解し、調整に戻っていくさまざまな方法を試してみることができるようになりました。彼は、自分の状態が移行していくことを理解し、自分の生理学的な合図を感じ取れるようになっていきました。「その信念ははしごのどこに属しますか？」という質問が、とても役に立ちました。

彼が行き詰まったとき、私たちは彼の子どものころの体験を振り返りました。そこでは協働調整が欠けていて、それによってつながりと防衛のパターンが作られていきました。彼は、時として交感神経系と背側迷走神経系のループにしつこくはまってしまうことがありました。彼は、そのループを活性化させる物語を特定することができました。私たちは安全に背側迷走神経系の体験を探求し、はしごの一番下にいるときには、何が見えているのか一緒に探りました。彼は、物語に引っかかることなしに、すばやく階層を上がって調整できることを知りました。それが可能であることがわかったので、私たちは一緒に、彼の背側迷走神経系の崩壊の物語に入っていきました。そして、次に交感神経系の可動化に移り、そして再び腹側迷走神経系へと調整される体験をたどってみました。そして、物語がどう変わっていくかを探りました。

彼は、すぐにいら立つことが減ったと教えてくれました。彼は初めて、穏やかな人間関係がどのようなものかを味わうことができたのです。八カ月もかからずに目標に到達し、そのあとは、セッションの間をあけるようにして、自律神経系の調整を維持する能力をサポートすることへと移っていきました。彼は、こんなに短い期間で、自分が何を感じるかを根本的に変えることができたことに心底驚いていました。クライアントも自分の変化に大喜びでしたが、私も、ポリヴェーガル・インフォームド・セラピーを初めて試してみて、大成功したことに驚き、うれしく思いました。

複雑性トラウマへのポリヴェーガル理論によるアプローチ

どんな進歩を遂げたか、と聞くのですね？　私は自分の友人になり始めました。

——ヘカト

　これは、複雑性トラウマを持つクライアントとの四年にわたる物語です。このクライアントは、すでにさまざまなセラピストから、多様な方法論に基づくセッションを複数受けていました。彼女は、そのセッションのたびに、誰よりもがんばったと思うのですが、はかばかしい結果が出ず、なぜなのかいぶかしく思っていました。彼女は、底なしの無力感と怖れと不安の中で生きている、と語りました。彼女の苦しみを終わらせる治療には、出会うことができなかった、と私に言いました。彼女には、自分の苦しみについて話す言葉はたくさんありましたが、そこから安心を見つける能力はありませんでした。瞑想と心理療法は、ただ、彼女の苦しみをさらに深くし、恥をいっそう掻き立て、絶望を深くするだけでした。少しでもトラウマの歴史を探求しようとすると、それは彼女を「トラウマの再体験へと真っ逆さまに突き落とし」ました。彼女は、安定にあこがれていましたが、決して見つけられませんでした。他者と一緒でも、自分ひとりでも、身体の中にも、それを見つけることはできませんでした。日々の暮らしの中に、安全は存在しませんでした。私がポリヴェーガル理論を紹介したとき、彼女は、またこれもうまくいかなかったらどうしようと不安を持ったようでしたが、それでも、彼女の「治りたい」という不屈の闘志が不安に打ち勝ちました。

セッションという共同作業のはじめから、このクライアントは、「起こらなかったこと」を特定することがプロセスの重要な部分になる、ということを発見しました。私は、幼いときに協働調整を体験すると、人とつながる神経系が育っていくというポリヴェーガル理論の基礎について教え、こうした体験を持つことができると、自分を許し、いつくしむことができるようになるということを説明しました。さらに、彼女にはその人生の初期の協働調整が欠けていたのだ、ということを伝えました。彼女は、協働調整についてさっぱり学んでいなかったので、調整するのは簡単ではないということを理解しました。ポリヴェーガル理論によると、子ども時代に協働調整を学び、その後自己調整を学ぶ機会があれば理想的だったわけですが、彼女はそうではなかったこと、しかし、まだ神経系は組み替えが可能であることを伝えました。

セッションで私たちは、協働調整を積極的に試すことにしました。彼女は、子どものときには協働調整できなかったが、今、目の前にいる、よく調整のとれた信頼できる人とのつながりの中で、再度協働調整を体験することで、得られなかったことを得ることができるということを理解してくれました。彼女には、一貫性と継続性が最も重要だということがわかりました。私は、彼女に予測可能で、安定した腹側迷走神経系の協働調整の機会を提供しました。数カ月たつと、かつてはすぐに過敏に反応していた彼女の神経系は、セッションの間静かになり始め、さらに好奇心が現れてきました。こうしたやり取りの中で、私自身も、調整不全を感じたことがありました。そこで私は、クライアントのために、自分が何を体験しているかを明らかにし、言語化しました。これはとても重要でした。私自身の神経系を追跡し、私自身の調整不全の瞬間を明らかにすることは、彼女の役に立ちました。そうすることで彼女は、自分が感じているもの、自分のニューロセプションは正しく、自分は安全であると確信を持つことができたのです。

こうして私たちは、彼女に起こらなかったこと、つまり、協働調整がなかったことを通して、セッションを進めていきました。これにはもう一つよいことがありました。彼女は、さまざまな辛い体験の物語を持っていましたが、神経系として理解しようとすれば、こうした物語に深入りしなくて済んだということです。ポリヴェーガルの概念を使って、私たちは、物語ではない、もう一つの道筋をたどりました。彼女は、自分の自律神経系の反応を、彼女の辛い物語と切り離すことを学びました。彼女は、気づき、言語化し、自分の反応に向きあうことを実践しました。彼女は、「奈落の底へと落ちていく体験」を繰り返す傾向がありましたが、それは、適応的な生き残り反応で、基本的な性格の欠陥ではないということを理解し、自分を尊重することを学びました。彼女は、「奈落の底へと落ちていく」ことが繰り返しあっても、それは恥ではないということを理解しました。恥の感覚を蓄積していくことから離れて、彼女は、こうした反応は、かつては生き残るために絶対的に必要だったことを理解し、さらに、今やそうした反応がどれだけ生きることを難しくしているかを認識しました。

トラウマから生き残った多くの人たちと同様、このクライアントは、彼女がいうところの「希望アレルギー」を持っていました。彼女は、ポリヴェーガル理論が、ただ盲目的に希望を持つことに頼らず、科学に基づいているところを気に入りました。彼女はポリヴェーガル理論の基礎を学び、自分にもちゃんと自律神経系の階層があることを知り、自分のシステムは調整に向かうはしごを上に向かって上っていく力を備えていることを理解しました。子ども時代のトラウマのために、彼女の神経系には異なった軌道ができていました。さらに、大人になってからのトラウマ的な出来事によって、防衛パターンが固められていきました。しかし彼女は、ポリヴェーガル理論によれば、自分の神経系も、ちゃんと機会を与えられれば、新しい作用を学習することができると信じる意志がありました。

彼女は私たちの共同作業を、「腹側迷走神経系に向かう微光を堅実に味わうこと」と表現しました。私たちは、この作業を一緒に紡いでいるのでした。腹側迷走神経優位の安全な時間が、ほんの一瞬立ち現れるのに気づくようになっていきました。このわずかな時間は、今までの彼女の生き残りをかけた古い反応とは一致しません。こうして、わずかな微光を味わうことで、彼女の物語はほんの少しずつ変化し始めました。彼女は、安全の可能性と新しい物語を少しずつ体験し始めました。取り散らかった時間を、前よりひるまないで受け入れられるようになりました。そして、かつて自分は本質的に防衛的なのだと思っていたが、これは自分の本性の問題ではなく、誰もが同じ状況に置かれたら当然示す自律神経系の反応だったのだ、と理解できるようになっていきました。

自身の自律神経系の状態を、マッピングし、トラッキングして、人と一緒に、あるいは自分ひとりで調整を試すことができるようになると、彼女はついに、身体に落とし込んだ安全の感覚を味わうことができるようになりました。信頼とは、世話されることを切望し、依存するという意味ではなくて、レジリエンスを意味するのだ、ということがはっきりわかったと彼女は言いました。ポリヴェーガル理論は、彼女に調整段階をトラッキングする技術を与えました。それは正しいか間違いかではなく、生き残りと希望の二者択一でもないのだということを、彼女ははっきり理解しました。

セッションでは、彼女は自分のことをいろいろと話します。かつては周期的に自殺願望がありましたが、それがなくなり、身体で安全を感じるようになってきたといいます。自律神経系の状態移行をトラッキングすることができるようになったからといって、永遠の平安が約束されるわけではありません。しかし、彼女は言います。「これは、調整不全に耐える間違いない方法です。私の強烈な時間を生き、気づき、言語化し、そして、私のシステムはやがてちゃんと調整を取るだろう、と確信することができます」。

彼女は、最近になって、今まで受けてきたセラピーについても振り返るようになりました。彼女は、ありとあらゆることを試したといいます。これらの方法論は効果的だったかもしれないが、ポリヴェーガルの基盤がなくては、どれも治癒をもたらさなかったといいます。私と彼女の間には、安全な基盤ができあがりました。このおかげで、未解決のトラウマに働きかけるほかの方法論を安全にセッションで試すことができるのです。何かほかのトラウマ療法を使うときも、彼女の自律神経系の状態につねに気を配り、ちょうどよい量の神経的な刺激に留めるようにしています。そうすることで、彼女のポリヴェーガル的な神経系の基盤の上で最大限の成果を生み出すことができます。彼女は、協働調整と自己調整の力を持ち、神経系についてのポリヴェーガル的な理解を持っているので、トラウマを処理していくうえで欠かせない安全のニューロセプションを獲得することができました。

ポリヴェーガルのレンズを通して

私は可能性の中に住む。 ――エミリー・ディキンソン

ポリヴェーガルの概念を通したトラウマへのアプローチは、まず神経系と仲良くなることから始まります。クライアントはしばしば、自身の自律神経系と闘っているように感じ、自身の調整不全のパターンに裏切られたと感じています。臨床的な診断を超えて自分の状態を理解することで、クライアントは、自分が取っている行動や信念を、生き残りに貢献する適応的な反応として見ることができるようになっていきます。ポリヴェーガルのアプローチは、クライアントを恥の苦しみから解放します。

クライアントは、マッピングを通して、まず人間の普遍的な自律神経系の反応について理解し、さらに、それに基づいて自分のユニークな反応を理解します。そうすることで、つねに「到底自分には扱いきれない」と感じることから解放されます。とても人恋しくて狂おしいとか、感情が高ぶっているとか、不安定で、不安で、じっとしていられない、といった感覚を持つのではなく、自分の中には、とても敏感な危険探知機があるのだ、という見方をするようになります。気づき、言語化し、恥じることなく自身の反応に向きあうことで、新しい方法でナビゲートするための学びのプロセスを始めま

す。クライアントが内なる世界を認識するにつれ、彼らは、より微細な状態移行に気づくようになります。そして新しい調整方法を身に着け、柔軟な尺度で自律神経系のトリガーを管理し始めます。

私たちは、協働調整する必要と能力によって定義されます。『ポリヴェーガル理論』は……個人から文脈の中での個人へと注意を移させる」とあります（Porges, 2016, p.5）。セラピーにおけるポリヴェーガル理論は、協働調整が自己調整に先立って必要であり、トラウマの歴史は、安全体験の欠如と、予測可能な協働調整の体験の喪失と共に神経系に埋め込まれている、ということを明らかにしています。協働調整は、依存関係を作り出しません。むしろクライアントの自己調整とレジリエンスを築く基礎になります。私たちはこれを心に留めて、セッションでは協働調整のための予測可能な機会を頻繁に提供するように心がけます。

ニューロセプションは、絶えず情報をキャッチし続けます。この合図は、この人とのつながりが安全だと伝えていますか？　あるいは、危険の合図があるので、つながりを絶つ必要がありますか？　私たちが自分の反応に気づくずっと前から、私たちの自律神経系は反応してきました。そして、それが繰り返されるにつれて、習慣的な反応パターンが形作られます。私たちは、ポリヴェーガルのレンズを通して、これらの生理学的状態が心理的物語を作り出す、ということを理解しています。自分自身について、他者について、関係性についてのクライアントの物語は、彼らの自律神経系の状態に支えられます。自律神経系の状態の調整が取れているとき初めて、クライアントは、柔軟で壮大で、創造的で、スピリチュアルな思考を持つことができます（Porges, 2016）。

クライアントがトラウマの歴史を通って、幸福な人生へと入っていくのに役立つポリヴェーガル理論が約束していることは、自律神経系の科学に根差しています。セラピーの中にポリヴェーガル理論を持ち込むことは、芸術的な作業です。この芸術とは、自律神経系の内なる叡智に敬意を払い、防衛パターンを作り直し、つながりのパターンをリソースとして再形成するのにちょうどよい量の神経系への刺激を与える方法を探すことです。

腹側迷走神経系による安全とつながりの状態こそが、変化を可能にします。私たちはセラピストとして、まず自分がその状態に入り、次にクライアントがその安全の場所に入るのを助けることが必要です。クライアントの防衛パターンの下には、つながりのパターンがあり、表に出たがっています。「この瞬間、安全へとはしごを上るために、自律神経系は何を必要としているか？」という質問が、私たちの仕事を導きます。

クライアントが、取り散らかった状態がずっと続いていると話すとき、私は彼らに、「まだ」を付け加えられることを思い出させ、調整に向かう道を進み続けるよう、自律神経系に誘いの言葉をかけます。「つながりの中の安全を見つけられないのです」「まだ見つけられないのですね」「うまく調整できないのです」「まだ調整できないのですね」「協働調整できるような信頼できる相手を見つけられないのです」「まだ見つけられないのですね」といった具合です。「まだ」は、腹側迷走神経系の力強い言葉であり、変化の先触れです。

この本は、自律神経系をマップ化し、ナビゲートし、再形成するたくさんの道を提供するとともに、創造性への招待状でもあります。ポリヴェーガル理論を、認知的に頭で理解することから一歩進んで、身体に落とし込むと、調整のリズムとあそぶ方法は無限に広がることでしょう。

〈付録〉自律神経系の瞑想

瞑想は、以下の記述リストの後にあります。

古い迷走神経：この瞑想は、迷走神経のイメージに焦点を当て、目を開いたまま行う瞑想です。身体を通して迷走神経経路を感じるために、誘導と共にイメージに焦点を当てることで、聴き手が自身の自律神経系とのつながりに入っていく安全な方法を提供します。

ヴェーガル・ブレーキを讃える：この瞑想は、ヴェーガル・ブレーキの役割に気づきをもたらします。瞑想は、ヴェーガル・ブレーキが踏み込まれたり、緩められたりする動きを、潮の満ち干にたとえて味わいます。聴き手はヴェーガル・ブレーキの働きを味わう体験をすることができます。

統合されたシステム：この瞑想は、ホメオスタシス（恒常性）の中での自律神経系への旅へと、聴き手を連れ出します。瞑想は、自律神経系の三つの神経枝がそれぞれもっている健康を増進する役割を強調します。各神経枝が、良くない方向に単純に反応するのではなく、統合されたシステムとして働いている感覚への気づきをもたらします。

自律神経系のナビゲーション：この瞑想は、「腹側迷走神経系の大地に、自分の旗を立てる」体験を作り出し、腹側迷走神経系が活発な状態を支えとして使い、交感神経系の可動化と背側迷走神経系の崩壊の状態に安全につながります。

顔と心臓のつながりを感じる：この瞑想は、タッチとイメージで、人生に、顔と心臓のつながりをもたらします。

マッピングし、トラッキングし、讃え、育む：この瞑想は、自律神経系のマップに生命を吹き込み、一日の神経系の動きに沿って旅するよう、聴き手を誘います。

安全に静止する：この瞑想は、静けさへの安全をもたらすために、迷走神経の神経枝が加わって迷走神経経路を旅し、聴き手を、休息をもたらす静かで安全な体験へと誘います。

博愛：この瞑想は、治癒に役立つ、腹側迷走神経系の生き生きと持続するエネルギーの使い方に、気づきをもたらします。

古い迷走神経

第X脳神経であり、最も長い中枢神経、それにふさわしく放浪者と名づけられた迷走神経をイメージしましょう……

あなたの頭蓋底から内臓の奥深くへと根を伸ばす、迷走神経の経路を追います……

これらの神経線維の枝の中を感じていきます……

迷走神経系の高速道路を上り下りするエネルギーの流れを感じます……

この身体に落とし込まれた懐かしい「家」を味わいます……

ヴェーガル・ブレーキを讃える

心地よいと感じられるなら、目を閉じてください。あるいは、内側につながるために視線を和らげます。あなたのつながりの能力をサポートするために働いている、ヴェーガル・ブレーキの動きを探索し始めましょう。自転車のブレーキのように、より早く走るために解放され、勢いを緩めるために再び携わって働く、あなたのヴェーガル・ブレーキを想像します。しばらくそのイメージとあそびます。加速し、スローダウンするのを感じます……加速し、スローダウンする……

あなたのヴェーガル・ブレーキは、エネルギーと体験の満ち干を導いています。息を吸って、加速の微かな兆候を感じます。息を吐いて、スローダウンし、拡がりを感じます。息を吸って、エネルギーが増すのを感じます。息を吐いて、安心へと戻るのを感じます。

あなたのヴェーガル・ブレーキが、リラックスして放たれるのを想像します。喜び、興奮、情熱、驚き、興味、活発な関わりが立ち昇るのを体験しましょう……そのエネルギーであなたを満たします。

今度は、あなたのヴェーガル・ブレーキが、再び携わるのを想像します。落ち着いて、安心し、リラックスする体験と、それがもたらす根源的な幸せの中に入っていきます。

少し自分を探求しましょう。あなたのヴェーガル・ブレーキに導かれた、エネルギーの上り下りを感じます。あなたのヴェーガル・ブレーキの働きを、心の目で見ます……リラックスして戻り、解放されて再び携わる。その体験であなたを満たします。

外とのつながりに戻る準備をしながら、最後に、あなたのヴェーガル・ブレーキの動きを讃える時間を持ちましょう。

統合されたシステム

外へ向かう気づきから、内側の体験へと視線の方向を変えることから始めましょう。心地よいと感じられるなら目を閉じます。あるいは、ただ視線を緩めます。自身が世界と周辺からつながりを絶ち、内側につながるのを許し、統合された自律神経系の質を探索し始めます。これは、バランスを取るシステムで、そこでは、自律神経系の体験の三つの流れが、協力して働くためにエネルギーを合わせ、健康、成長、回復をもたらします。これらの調整するエネルギーと、さらにつながります……

古い背側迷走神経枝から始めます……横隔膜より下にある、あなたの自律神経系の一部分。胸を腹から分ける、肋骨の底の筋肉、あなたの横隔膜を心に描きます。次に、消化管を追って、ゆっくり下に移ります。お腹、腸の中へと感じていきます……あなたを養うために栄養物を運ぶ、消化のプロセスを感じます。これが、背側迷走神経系の領域です……ゆったりして、気が長く、慎重です。この古い拍動を感じる時間を取ります。

では、次は上に向かって、交感神経枝を旅し、動きとエネルギーを見つけましょう。脊髄を感じ、次に背中の真ん中を感じていきます。あなたの交感神経系が血液を循環させ、心拍に影響を与え、時々刻々と体温を調整するのを感じます。ここにあるリズムが、あなたを目覚めさせます。扇動するエネルギーを感じます。動きに向かうこの誘いに浸ります……

そして今度は、最も新しい枝、腹側迷走神経系を見つけるために、横隔膜に戻り、心臓、肺、喉へと上がります。これは、呼吸、拍動、音のシステムです。安心のため息を感じてください。心臓のリズム……喉の中の振動を感じます。続けて、顔、目、耳へと昇ります。関わりのエネルギーを見つけましょう……つながりへと引き込まれます。そのエネルギーが築かれ、あなたを満たすのに任せます。

この場所から、腹側迷走神経系があなたのシステム全体を見守り、交感神経枝と背側迷走神経枝がそれぞれの仕事をするのを許しながら、調整のエネルギーをもたらしている、その優しいやり方に同調します。このホメオスタシスの体験を浴びます。

自律神経系のナビゲーション

探検家が旗を立てて新しい領土を宣言するように、あなたの腹側迷走神経系の状態の領域に「旗を立て」ましょう。あなた自身が、このシステムが提供する安全のエネルギーの中に根を下ろしているのを感じます。呼吸が満ちています。息を吐くたびに、あなたは安全とつながりをサポートする経路に沿って動きます。そこには、あなたの心拍のリズムがあります。拍動が健康をもたらします。あなたは、自律神経系の安全の回路に抱かれています。あなたの身体から脳への経路は、安定のメッセージを送り、脳から身体へ戻る経路は、安全の物語を作り出します。あなたの旗が腹側迷走神経系にしっかりと立っているのを感じて、この安全の基盤から、交感神経系と背側迷走神経系の反応を探索する旅を始めることができます。

あなたの交感神経系の可動化のエネルギーに入ります。呼吸が変わります。心拍は加速します。動きたくなります。思考は渦を巻き始めます。ここから、可動化したあなたのシステムを活動へと動かす、交感神経系の海とそのエネルギーを想像してください。おそらくあなたは、風が吹き、海にはうねりが生じ、波が巻いて砕け、完全な泡になるのを感じることができるでしょう。この交感神経系の嵐を、安全に航海《ナビゲート》できることに気づきます。あなたは安全の回路につながれています。あなたの旗が、しっかりと立ち、あなたの錨が、腹側迷走神経系の調整の確かな大地に深く突き立てられているのを思い出しましょう。

旗が立っている場所に戻ります。呼吸と心拍を調整するエネルギーを感じましょう。胸の中の温かい流れを感じます。足元にしっかりとした大地を感じ、あなたの腹側迷走神経系が安全の合図を送るのを感じます。

さて、背側迷走神経系の状態へと、ゆっくり降り始めましょう。これは、あなたを「今・ここ」への気づきから麻痺へと連れ去る、背側迷走神経系の状態に飛び込むわけではありません。つながりを絶たれる感覚に、足先を浸す実験です。エネルギーがあなたの身体から引き始め、すべての物がスローダウンし始めます。動きが制限されるのを感じます。あなたの腹側迷走神経系の状態、そう、あなたが最初に旗を立てた場所とのつながりを積極的に思い出しながら、この体験をタイトレーションします。その調整のエネルギーが、背側迷走神経系への下降の深さやスピードを制御するのを感じましょう。あなたは空間にまっすぐ落ちるのではなく、傾斜に沿って動いています。腹側迷走神経系の場所に、あなたの旗が立っているので安心です。腹側迷走神経系の調整の中にあなたの居場所を保ち、あなたが安全に背側迷走神経系の体験を探索するようにします。

では、はじめに戻りましょう。腹側迷走神経系の調整の中へと戻ります。もう一度、あなたが旗を立てた場所へと戻ってみましょう。自律神経系の安全の回路に導かれて、交感神経系と背側迷走神経系の反応と仲良くなることができた、その感覚を味わいます。

顔と心臓のつながりを感じる

目を閉じても安全だと感じられるなら、目を閉じます。あるいは、ただ視線を和らげます。両手を頭蓋底に置きましょう。脳幹の中のここが、あなたの社会交流システムの進化の起源です。脳幹が脊髄と出会う場所、五つの脳神経が集まって、あなたの顔と心臓のつながりの経路を形作る空間に注意を集中します。ここは、あなたの社会交流システムの中枢です。ここでしばらく休みましょう。つながりへの探求の始まりを感じます。

では、片手を顔の横に、もう片手を心臓の上へと置き直します。両手の間をエネルギーの流れが動き、顔から心臓へ、心臓から顔へと旅するのを感じましょう。この両方向の経路を追います。

あなたの顔と心臓のつながりが、つながりを求め、安全を合図する方法を探求します。このシステムが、安全を求めて世界の中へ手を伸ばし、歓迎の声を聴き、親しみある顔を探すために、首を回したり頭を傾けてみて、安全が感じられるかどうかやってみましょう。心臓も安全の探求に加わるのを感じます。

そして今、あなたのシステムが安全の合図を発しているのを感じましょう……あなたの目、声、頭の動きが、他者をつながりへと誘っています。あなたの心臓も、他者を歓迎する合図を送っています。合図を送ることと受け取ること、二つの体験の間を動きます。合図を発し、相手からの合図を受け取ります。

あなたの顔と心臓のつながりの経路を味わう時間を取ります。

マッピングし、トラッキングし、讃え、育む

目を閉じるか、ただ視線を和らげ、あなたの自律神経系の心地よい気づきへと落ち着きます。あなたの自律神経系のマップに、生命をもたらしましょう。心の目でマップを見、その中のあなたの場所を探します。

領域を探索します。自律神経系の旅は、今日、あなたをどこへ連れて行ったでしょう？　あなたが旅した道を引き返します。記録されている瞬間を、一つ一つ、道に沿って見てみます。

それらの体験を振り返る時間を取ります。あなたの道筋の形……あなたの自律神経系の経路が、あ

なたを連れて行った方向に気づきます。

急な角度で記された、規模の大きい状態の変化を見ます。

柔らかい曲線に見いだされる、微妙な移行に気づきます。

あなたの神経系が、あなたの安全のために取った道を讃えます。あなたを「今・ここ」に連れてきた道筋、ここはあなたのマップの特別な場所です。

あなたのマップが語っている自律神経系の物語に、耳を傾ける時間を取りましょう。

安全に静止する

目を閉じるか、視線を和らげます。あなたが心地よく感じられるほうを選んでください。内側へと動き始めるにつれ、静けさの感覚を探求し、静止している時間を安全に体験するよう意図します。

あなたの迷走神経とのつながりに入っていきます。古い不動化のエネルギーと新しいつながりのエネルギーが共に動き、一つの神経の二つの神経枝が、怖れのない静けさの体験を作り出すために一緒になるのを感じます。

あなたが動きから静けさへと動き始めるにつれ、これら二つの迷走神経経路の神経線維が、共に旅するのを感じます。機敏に社会交流を司る腹側迷走神経系が、あなたの古い防衛的な迷走神経に、この瞬間、静かになるのは安全だ、と保障するのを感じましょう。あなたのシステムが、怖れのない静けさへと入り始めるのを感じます。

しばらく、あるいはほんの一瞬、静けさの中で止まります。二つの迷走神経回路が混ざり合うのを感じます。あなたの腹側迷走神経系の安全の物語の中で、あなたの背側迷走神経系は静けさをもたらしています。そして、静止していても安全なこの場所から、あなたは内省へと心を開き、沈黙の中で座る準備ができて、親密なつながりを味わいます。

博愛

目を閉じるか、ただ視線を和らげます。身体の中に、腹側迷走神経系のエネルギーが動いていると感じる場所を見つけます。心臓、胸、顔、目の後ろかもしれないし、あなたのシステム独特のどこかかもしれません。優しさのエネルギーが生まれる場所を感じます。その場所にしばらく落ち着きます。

腹側迷走神経系のエネルギーがあなたの身体中を動くとき、その流れに加わります。おそらく、温かさが拡がる感覚があります。おそらく、心臓は拡がっていくように感じるでしょう。あるいは胸が満ちていくのを感じるかもしれません。目がチクチクしたり、喉が緊張するかもしれません。迷走神経のこの流れの、あなた自身の個人的な体験を味わうために時間を取ります。この状態に止まって、味わいます。

では、このエネルギーを、癒しのために積極的に使うことを想像しましょう。この状態の力が、気遣いと共感で、他の人、他のシステムを包むのを感じます。

世界を形作るためにこの状態を積極的に使える、たくさんの方法を思い浮かべます。

あなたは、愛する人を、あなたの腹側迷走神経系のエネルギーの流れの中で抱きしめ、その人の苦しみを和らげているでしょう。

あるいは、あなたは、調整不全のさなかにいる人を調整し、元気づけることができる腹側迷走神経系を持った人なのかもしれません。

あなたの腹側迷走神経系の存在を必要とする、人生で出会った人々や、世界の中のある場所を思い出すために時間を取りましょう。あなたの豊かな腹側迷走神経系の状態から、こうしたつながりへと入っていくのを想像します。

腹側迷走神経系のエネルギーを積極的に、継続的に、意図的に提供することで、あなたは、優しさ、寛大さ、善良さ、共感、友情、人間性を示す灯台となります。

博愛をあまねく発していく意図を持つことをイメージしましょう。

謝辞

私は、この本を書く旅に出てすぐに気づいたことがあります。本を書くためには日常の生活の流れから出る必要がある、ということです。そこで夫と私は、一カ月間、フランスのサント・マリー・デュ・モンにある古い石の家に滞在することになりました。そこで私は、書くリズムを見つけました。それは、通りを挟んだ向かい側の聖堂の、一一世紀から変わることなく時の流れを刻んでいる鐘の響きに調和した動きでした。鐘の音は、言葉が向こうからやって来て、ページを埋めていくときに唱えられるマントラとなり、こうして本の最初の部分が作られました。残りの部分は、メイン州ケネバンクの、森のはずれにあり、海にほど近い私の家で書かれました。ぴったりとした言葉を見つけることができず、圧倒されそうになると、木々と海が確かなプレゼンスを提供し、私を調整へと導きました。

書くことは孤独な作業ですが、この本を書く過程で、私は孤独だとは感じませんでした。「ポリヴェーガル理論」を、毎日の臨床に応用する方法を、私は、家族、友人、そして仲間に語りました。彼らはみな、辛抱強く聴いてくれました。この本は、彼らが、私の仕事、そして書くことを通してその仕事を共有しようとする私の可能性を、ゆるぎない信頼をもって支えてくれたことによって完成しました。昔、リンダ・グラハムが、自身の仕事について書きたいという私の夢を認めて、「未来の作家」という言葉と共にブローチをくれました。それはいまだに私の机の上にあります。私がこの本を書いている何カ月もの間、リンダは、成功した作家として、深い知恵を惜しみなく分け与えてくれました。まさに、信頼できるガイドでした。ティナ・ゾルガーは、十年以上私のトレーニング仲間で、「調整リズム・トレーニング・シリーズ」で、私と見事に共鳴する貴重なアシスタントとなってくれました。彼女は私の成功を祝い、私の洞察を深めるために、重要な質問をしてくれました。デヴ・グラントは、「ポリヴェーガル・プレイラボ（あそび実験室）」を創る際、私のパートナーになってくれ、私に「ポリヴェーガル理論」と「あそぶ」場所を提供し、この本の中心にある調整リズムを作り出すためのインスピレーションを与えてくれました。最初の三つの「調整リズム・トレーニング・シリーズ」で、喜んで私の技法を試してくれたセラピストたちに、特に感謝します。彼らは、自身の自律神経系の物語を発見し、臨床的実践の新しい方法を実験する、という課題を引き受けてくれました。また、私のクライアントに、深く感謝します。未知の海に私と共に飛び込み、自律神経系のレンズを通して、世界がどのように見えるかを共に探求することに同意してくれる彼らの勇気がなかったら、この本は生まれなかったでしょう。

ステファン・ポージェスの著作、『ポリヴェーガル理論』を読んで、私の人生は変わりました。世界がまったく新しく見え、すべてが腑に落ちました。スティーブ〔訳注：ポージェスの愛称〕に会ったとき、再び私の人生は変わりました。聡明さと思いやりという資質のうち、一つでもあれば素晴らしいのに、スティーブは、なんとその両方の資質を備えた驚きの人物です。スティーブは、彼の世界に私を招き入れ、彼の仕事を臨床応用するに当たって私をサポートしてくれました。ポリヴェーガル的観点から人生を生きることに役立つ彼の卓越した知見は、各章に織り込まれています。

そして、いつもながら私は、私を信じ、旅のどの段階においても私をサポートしてくれた夫のボブに、大きな愛と共に感謝したいと思います。彼は、私が一区切りついてほっとしていると私のために喜んでくれ、私が行き詰まったときは、ゆるぎないプレゼンスで支えてくれました。おかげで私はこの本を書くことができました。ボブは、言葉はちゃんとそこにあることを私に思い出させてくれ、きっと私はそれを見つけることができると、私に確信させてくれました。

私がこの本を世界に送り出すことを励ましてくれた、素晴らしい本の助産師、カロライン・ピンカスと、『セラピーのためのポリヴェーガル理論』を書くことはできるかという私の問いに「はい」と答え、その後、どの段階でも私を導いてくれた、驚くべきノートンの編集者、デボラ・マルムッドがいなかったら、この本は実現しなかったでしょう。ノートンの彼女のチームと共に働くことは、喜びでした。

作家としての旅の間に私の人生にやって来た数知れない人々によって、私の日々は祝福されていました。そのすべての人に、深い感謝の礼を捧げます。

訳者あとがき

二〇一九年一一月、本書の著者のデブ・デイナ氏とは、オンラインでお話させていただく機会に恵まれた。穏やかで温かく、懐の深さを感じる方だった。本書の最大の魅力は、セラピストによって書かれた、セラピストのための手引書であることだろう。現場の大変さをよく知っているデイナ氏が、我々セラピストがぶつかる壁を十分に理解した上で、現場で使えるポリヴェーガル理論ベースのエクササイズをたくさん紹介してくれている。本書の魅力は多岐にわたるが、そのことについて語る前に、日本におけるポリヴェーガル理論について記しておきたい。

二〇一八年に春秋社より日本で初めてのポリヴェーガル理論の解説書である『ポリヴェーガル理論入門――心身に変革を起こす「安全」と「絆」』（S・W・ポージェス著）が翻訳出版された。日本で精神医学や心理学に携わる専門家、そして一般読者からも、『ポリヴェーガル理論入門』は大いに歓迎され、版を重ねてきた。翻訳者としてもうれしい限りである。二〇二〇年には、ポリヴェーガル理論の提唱者であるポージェス博士と、夫人で世界的なオキシトシン学者のスー・カーター博士夫妻の来日ワークショップが予定されていた。新型コロナウイルスによるパンデミックのため、来日は果たせなかったが、オンラインで親しく日本のセラピストの皆様にお話をしていただく機会に恵まれた。御夫妻が、仲良く微笑みながら時々見つめ合い、ジョークも交えて、ポリヴェーガル理論の基礎と、臨床応用について語っていただいたことで、ポリヴェーガル理論、ポージェス博士と日本の関係は、ぐっと近くなったといえよう。

ポリヴェーガル理論は、もともと非常に学際的かつ複雑なもので、まだ解明されていない脳や神経系の働きや、その関係性も含めた壮大な理論だといえる。それを、トラウマを引き起こす神経系の機序を中心に概説したものが、二〇一八年に出版された『ポリヴェーガル理論入門』である。この翻訳書が出版されたことで、トラウマとそれにまつわる神経系の機序がわかりやすく説明された。臨床家にとって、必携の書であるといえる。

トラウマを被った人の多くは、幾重にも及ぶ「恥」を感じている。トラウマを被ったときに、戦うことも、逃げることもできずに被害を受けたこと、それ以来、身体が重く、恐怖や焦燥感に駆られて、生産的な活動ができないことに、強い恥と絶望を感じている。彼らは、こうした状態であることを「ダメな自分」として捉えている。しかしポリヴェーガル理論を理解すると、こうした認識が一変するのである。ともすれば、被害を受けたことが恥であり、それ以来の非生産的ともいえる状態は、「根性がない」、「甘えている」といった個人の資質の問題であると思われてしまうことが多い。しかしポリヴェーガル理論は、神経系の機序の理解という科学の力をもってして、トラウマに苦しむ人々をこうした無理解から解放するのである。

そこで今もっとも求められているのは、現場のセラピストに向けた、ポリヴェーガル理論の原理を実際の臨床現場で応用する方法である。本書『セラピーのためのポリヴェーガル理論——調整のリズムとあそぶ』を翻訳したのは、まさにその現場の声に応えるためである。

トラウマを抱えるクライアント、特に、幼少期に長期にわたる虐待や不適切養育を体験し、発達性トラウマを抱えるクライアントのためにセラピーを行うことは、なかなか難しい。堅牢な神経系の土台がない発達性トラウマの場合は、クライアントが「安全である」という感覚を知らず、セラピストが出す安全の合図でさえ危険であると感じてしまう状態であるために、セラピーは困難を極める。

自罰の泥沼をのたうち回っているクライアントと向かい合うことは、セラピストにとっても大変な作業である。クライアントの苦しみを目の当たりにしつつも、思うようにセラピーが進んでいかないことに、セラピストも懊悩する。

本書の著者であるデイナ氏は、そこのところを知り尽くしている。そして、そういう難しいクライアントと一緒に作業できる、ポリヴェーガル理論にのっとった価値あるエクササイズを惜しみなく伝授してくれている。本書に紹介されたポリヴェーガルベースのエクササイズは、一つずつ積み上げていくこともできるし、必要に応じて、使えそうなものを臨機応変に臨床に活かすこともできる。少しの刺激でも活性化してしまい、状態が悪化する難しいクライアントについても、本書のエクササイズを少しずつ導入することで、まさに彼らが必要としている調整の取れた神経系の土台を一緒に作っていくことができるのである。

また、デイナ氏が考案したエクササイズの根底に、学際的な裏付けがなされていることもセラピストとしては安心である。さらに、本書にはデイナ氏の豊かな感性があふれており、時に抒情的な表現に感動すら覚える。トラウマを扱う本は、読み進めるのが辛いこともある。しかし本書は、読んでいる人の神経系が癒され、穏やかになっていくような流れになっている。どのエクササイズも、まず自分が試してみようと思えるような、穏やかで明るいエネルギーに満ちている。これも、トラウマの臨床と、ポリヴェーガル理論の両方を熟知しているデイナ氏だからこそ、創り上げることのできた世界であるように思う。

トラウマは、過去の出来事の中にあるのではなく、身体に刻まれている。だからこそ、神経系の調整を行うことで、心身に変革を起こす必要がある。本書は、そのやり方について詳しく論じている。現場で大いに活用されていくことを心から祈る。

最後に、身体心理学の立場から常に貴重なご指導をくださる桜美林大学リベラルアーツ学群教授山口創氏に感謝する。また、下訳を引き受けてくれた翻訳家の松本くら氏に感謝する。的確な訳のおかげで、読みやすい日本語に仕上げていく作業を迅速に行うことができた。さらに、ポリヴェーガル理論の価値をいち早く認め、日本に黎明をもたらした春秋社に感謝するとともに、常に鋭い指摘で訳を磨いてくださった編集者の手島朋子氏に感謝する。手島氏の理解と協力なしには、本書の出版はなしえなかった。

ともに学び研鑽を積むセラピスト仲間にも感謝する。彼らはいつも私のリソースになってくれている。そして、席の温まる暇もない私を待っていてくれ、私にインスピレーションを与えてくれるクライアントさんたちにも心から感謝する。最後に、公私ともにあらゆる面に気配りし、すべての業務を引き受け、私が翻訳に専念するのを可能にしてくれた、パートナーの山田岳氏に感謝する。私という花の咲くその下には、彼の支えが常にある。また、私をいつも応援してくれる娘に感謝する。

本書は、二〇二〇年の世界的なパンデミックの渦中に翻訳出版された。世界人類、そして生きとし生けるものの平和と安寧を心から祈念し、訳者あとがきとしたい。

花丘ちぐさ

二〇二〇年一一月吉日

ワークシート

英文のワークシートは下記でご覧いただけます
www.rhythmofregulation.com/Worksheets.php

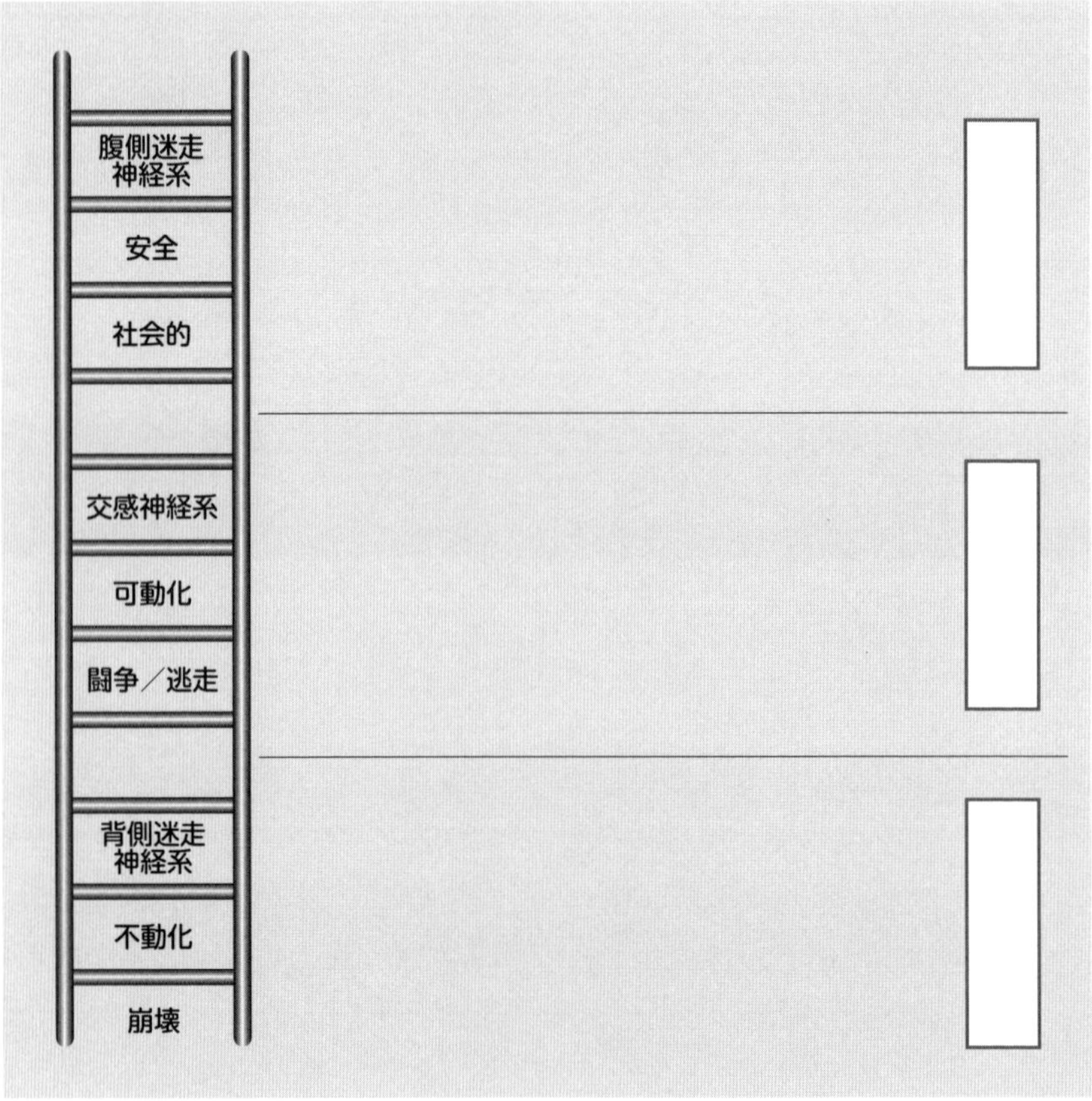

パーソナル・プロフィール・マップ

©Deb Dana. From Dana, D. (2018). *The polyvagal theory in therapy: Engaging the rhythm of regulation.* New York: W. W. Norton.

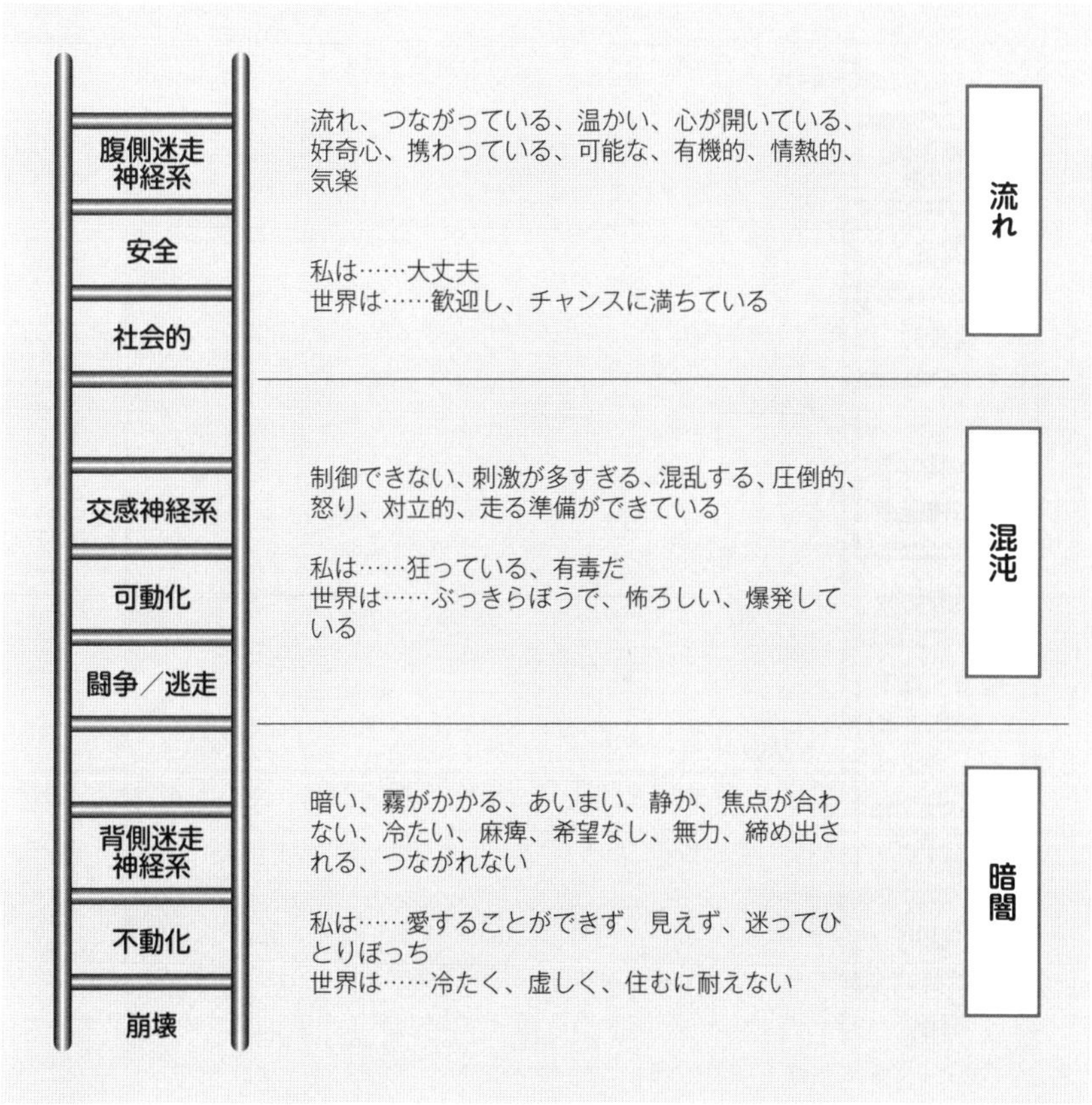

パーソナル・プロフィール・マップ　例

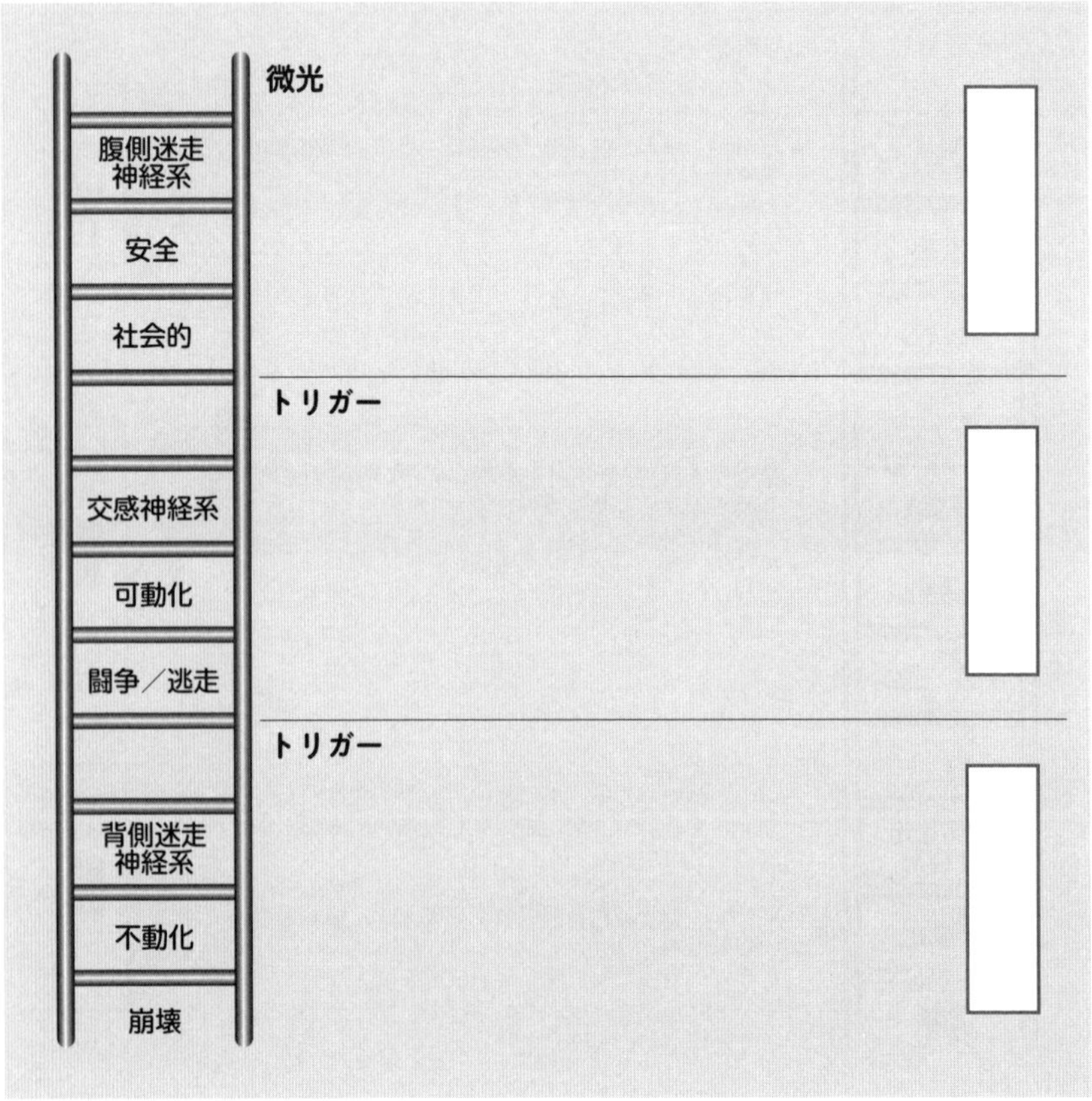

トリガーと微光のマップ

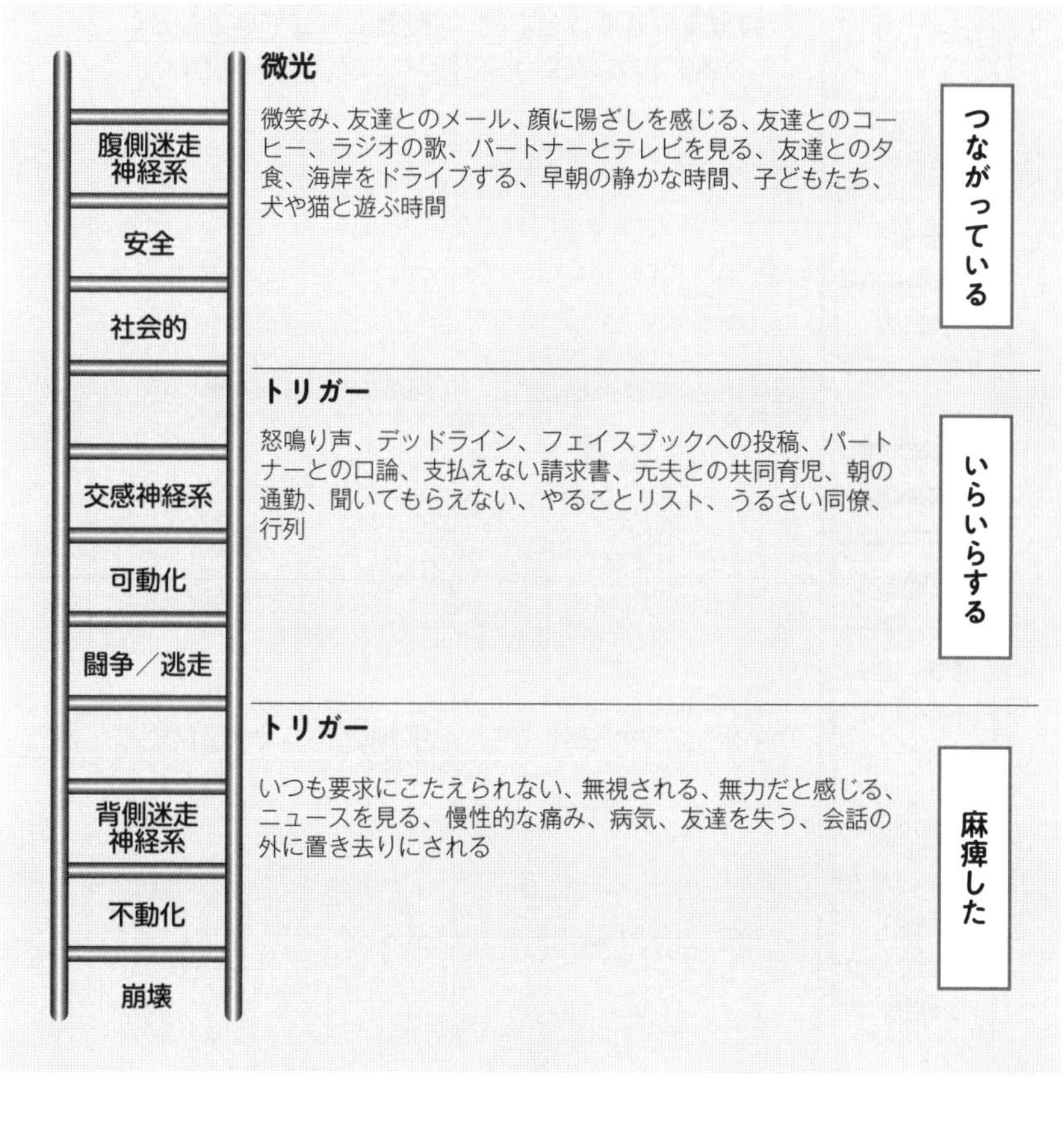

トリガーと微光のマップ　例

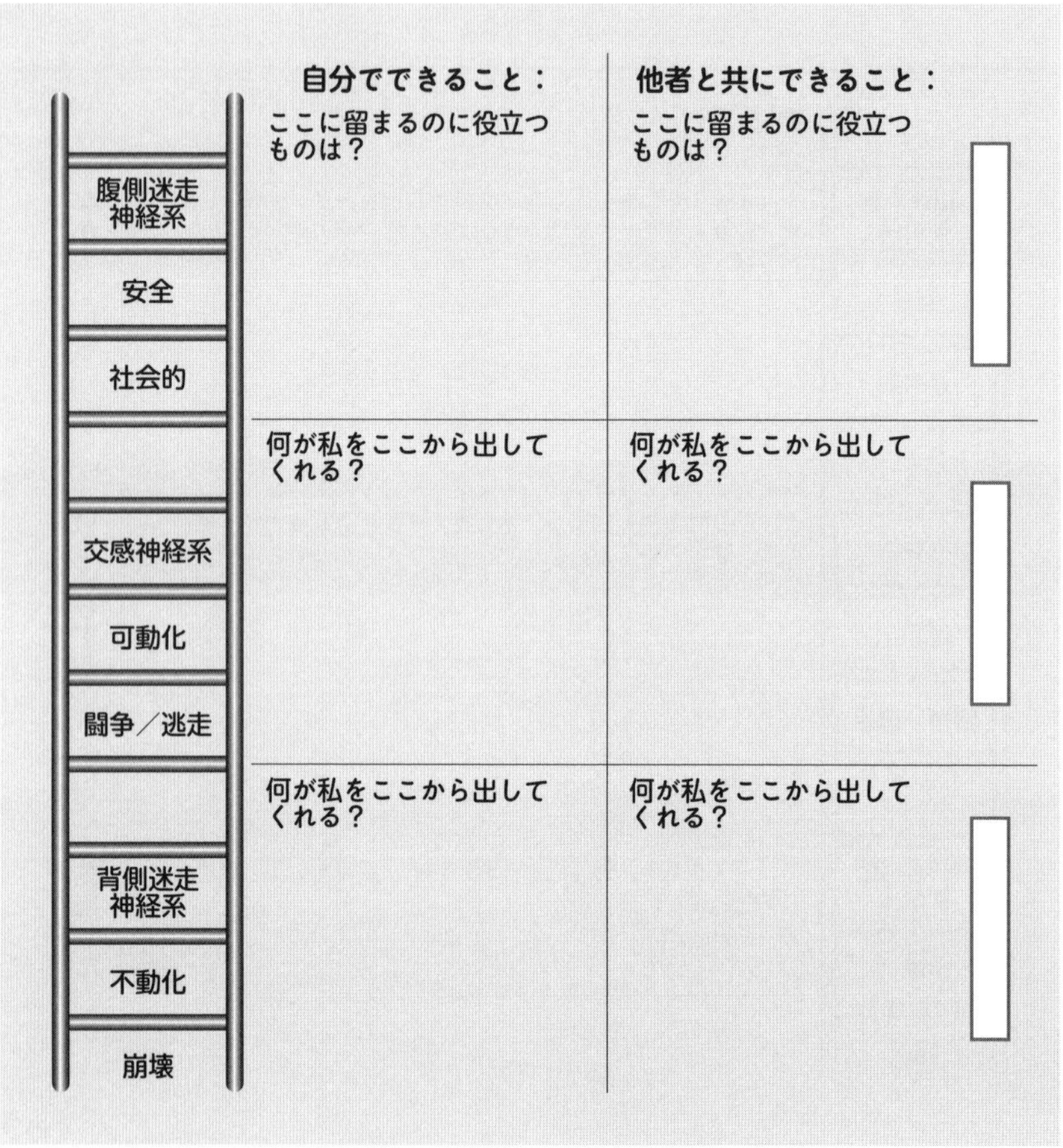

調整のリソースのマップ

©Deb Dana. From Dana, D. (2018). *The polyvagal theory in therapy: Engaging the rhythm of regulation.* New York: W. W. Norton.

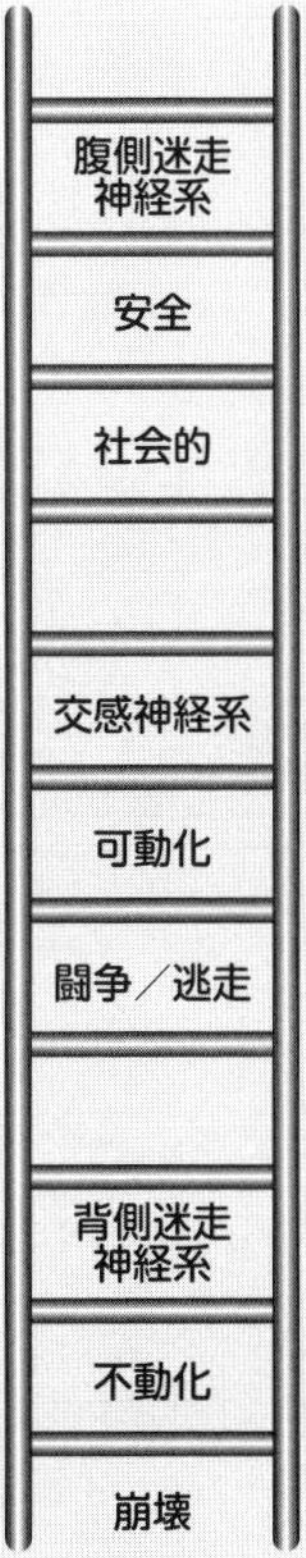

自分でできること：	他者と共にできること：	
ここに留まるのに役立つものは？ 散歩、顔に陽ざしを感じる、浜辺に行く、ドライブする、朝のひとりの時間、陽ざしの中で座ってコーヒーを飲む、音楽を聴く、庭、料理、意図的に呼吸する	**ここに留まるのに役立つものは？** 友達と散歩する、友達と会ってコーヒーを飲む、ハグしたりハグされたり、家族や友人とのスカイプ、パートナーとの夜の外出、家族との夕食、夜のゲーム	明るい
何が私をここから出してくれる？ 掃除、片付け、台所でのダンス、大音量の音楽にあわせて歌う、大声で叫んで自分に宣誓する、エクササイズ──散歩かランニング、クローゼットを整理する、やることリストを作る、シャワーを浴びる	**何が私をここから出してくれる？** 友達に思いを吐き出す、しゃべるかテキストメッセージを送る、友達と散歩するか走る、ジムのクラスに行く、ヨガのクラスに行く、アドバイスせずただ私のことを聴いてくれるよう誰かに頼む	熱狂的
何が私をここから出してくれる？ 眠る、祈る、泣く、自然、過去に大丈夫と感じた瞬間を思い出す、一緒にいて安心を感じる誰かの傍にいると想像する、ラジオかテレビをつける、瞑想、温かいお茶、熱いお風呂かシャワー	**何が私をここから出してくれる？** ハグしてもらう、誰かに私の横に座ってもらう、友達とメールする、話さずに散歩する、人々が楽しそうに何か活動している場所で座る	空虚な

調整のリソースのマップ　例

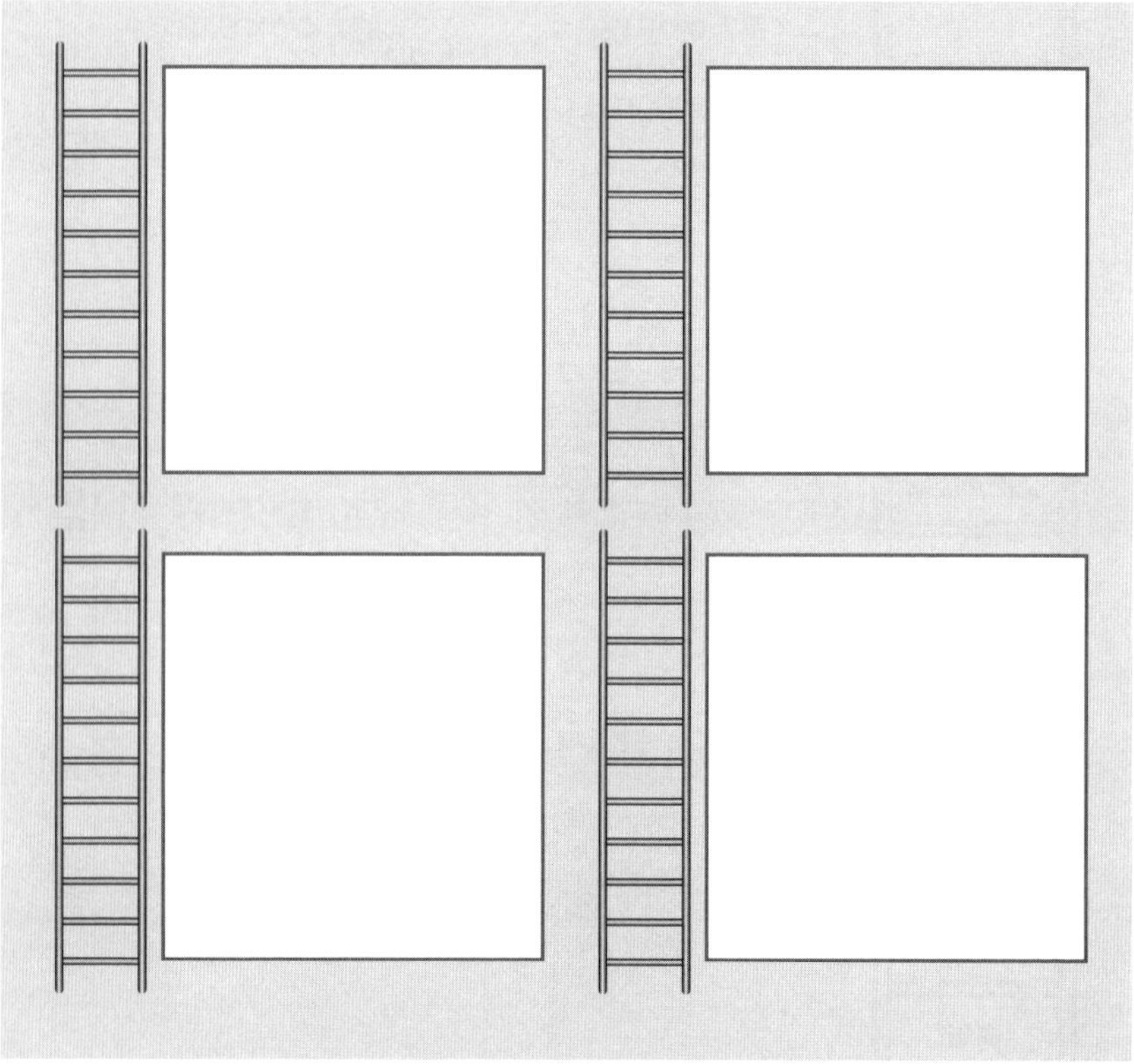

四つのマップのトラッキング

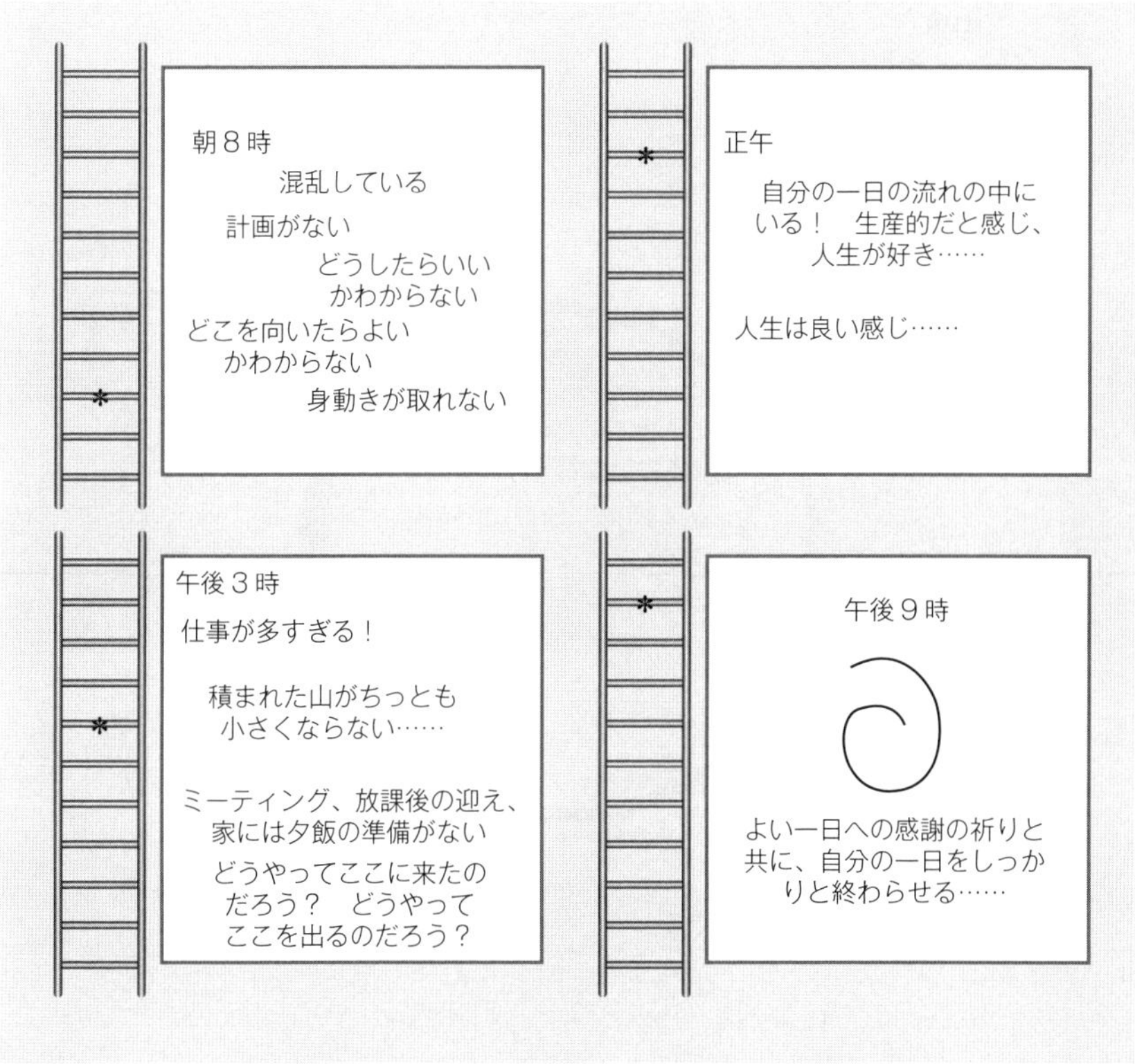
朝８時
混乱している
計画がない
どうしたらいい
かわからない
どこを向いたらよい
かわからない
身動きが取れない
正午
自分の一日の流れの中に
いる！　生産的だと感じ、
人生が好き……
人生は良い感じ……
午後３時
仕事が多すぎる！
積まれた山がちっとも
小さくならない……
ミーティング、放課後の迎え、
家には夕飯の準備がない
どうやってここに来たの
だろう？　どうやって
ここを出るのだろう？
午後９時
よい一日への感謝の祈りと
共に、自分の一日をしっか
りと終わらせる……

四つのマップのトラッキング　例

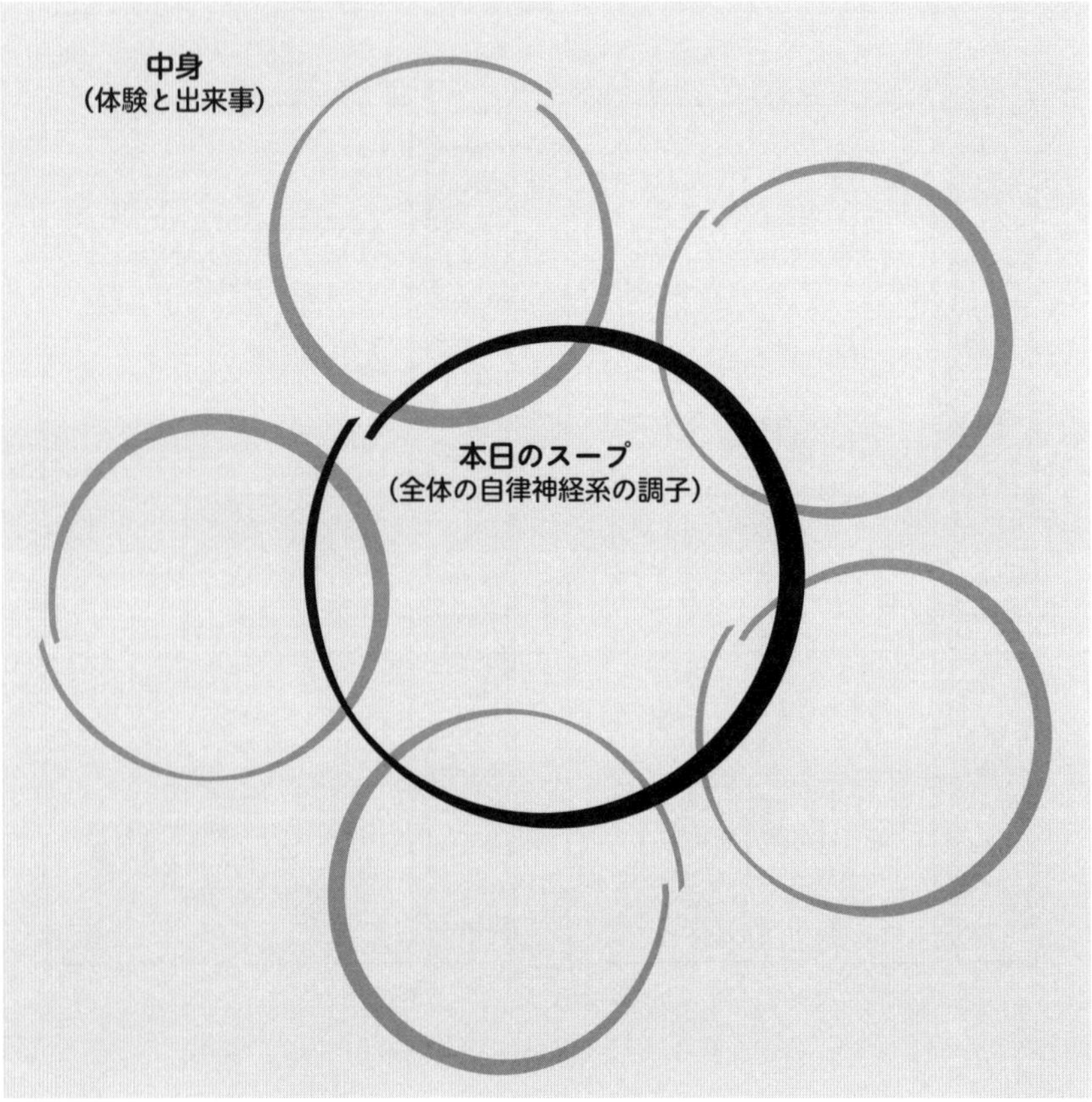

本日のスープ

©Deb Dana. From Dana, D. (2018). *The polyvagal theory in therapy: Engaging the rhythm of regulation.* New York: W. W. Norton.

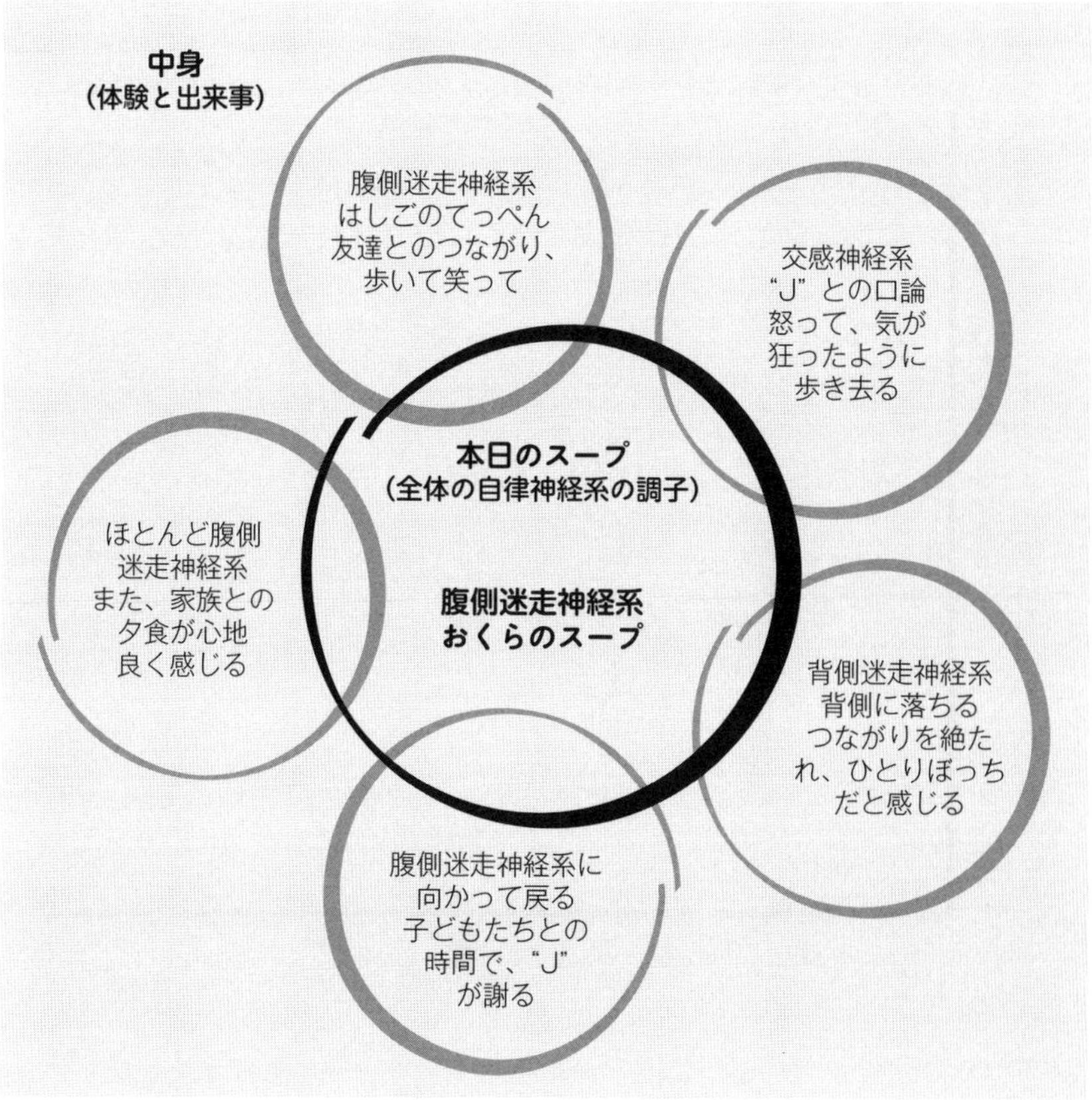

本日のスープ　例

©Deb Dana. From Dana, D. (2018). *The polyvagal theory in therapy: Engaging the rhythm of regulation.* New York: W. W. Norton.

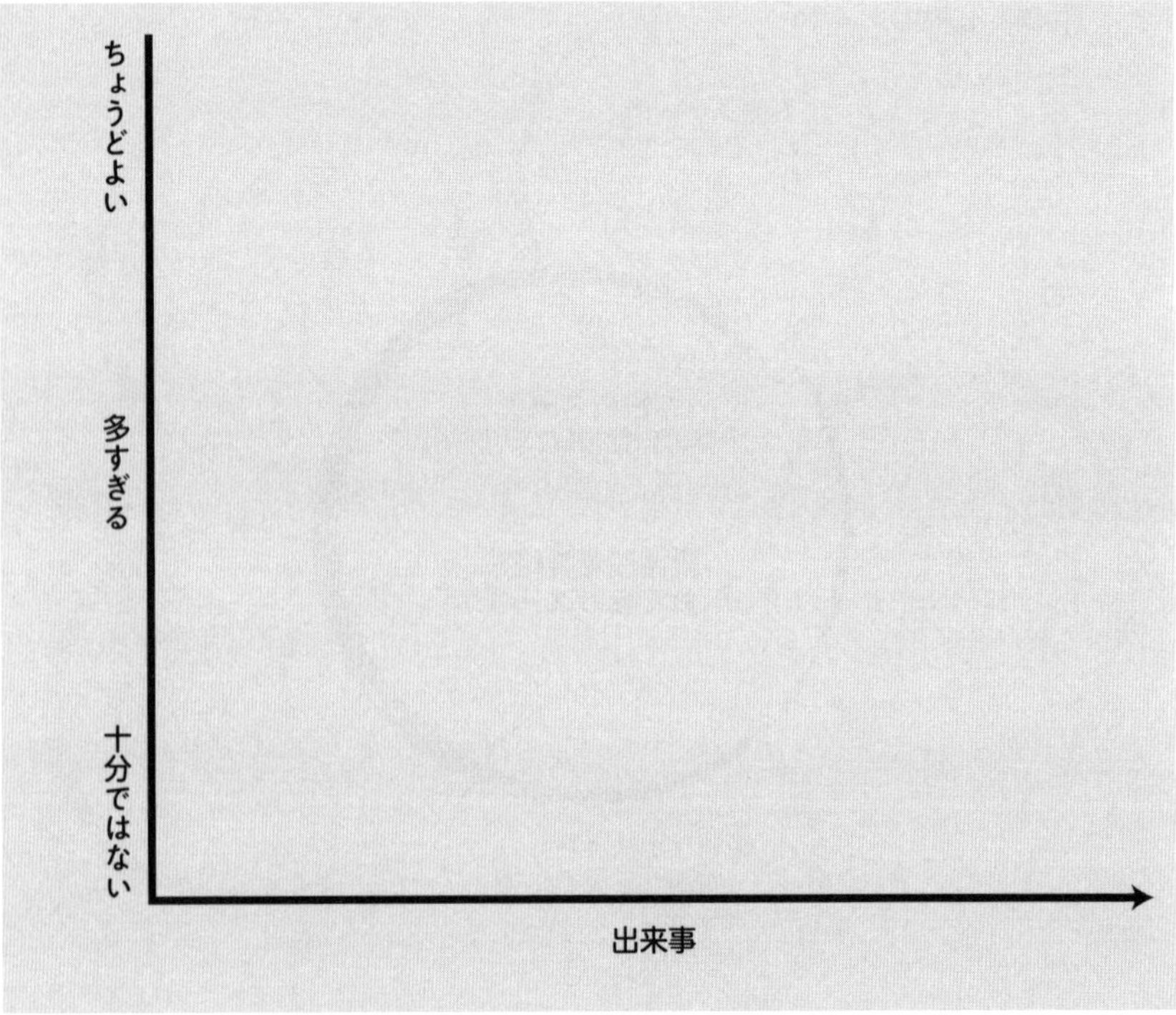

ゴルディロックスのグラフ

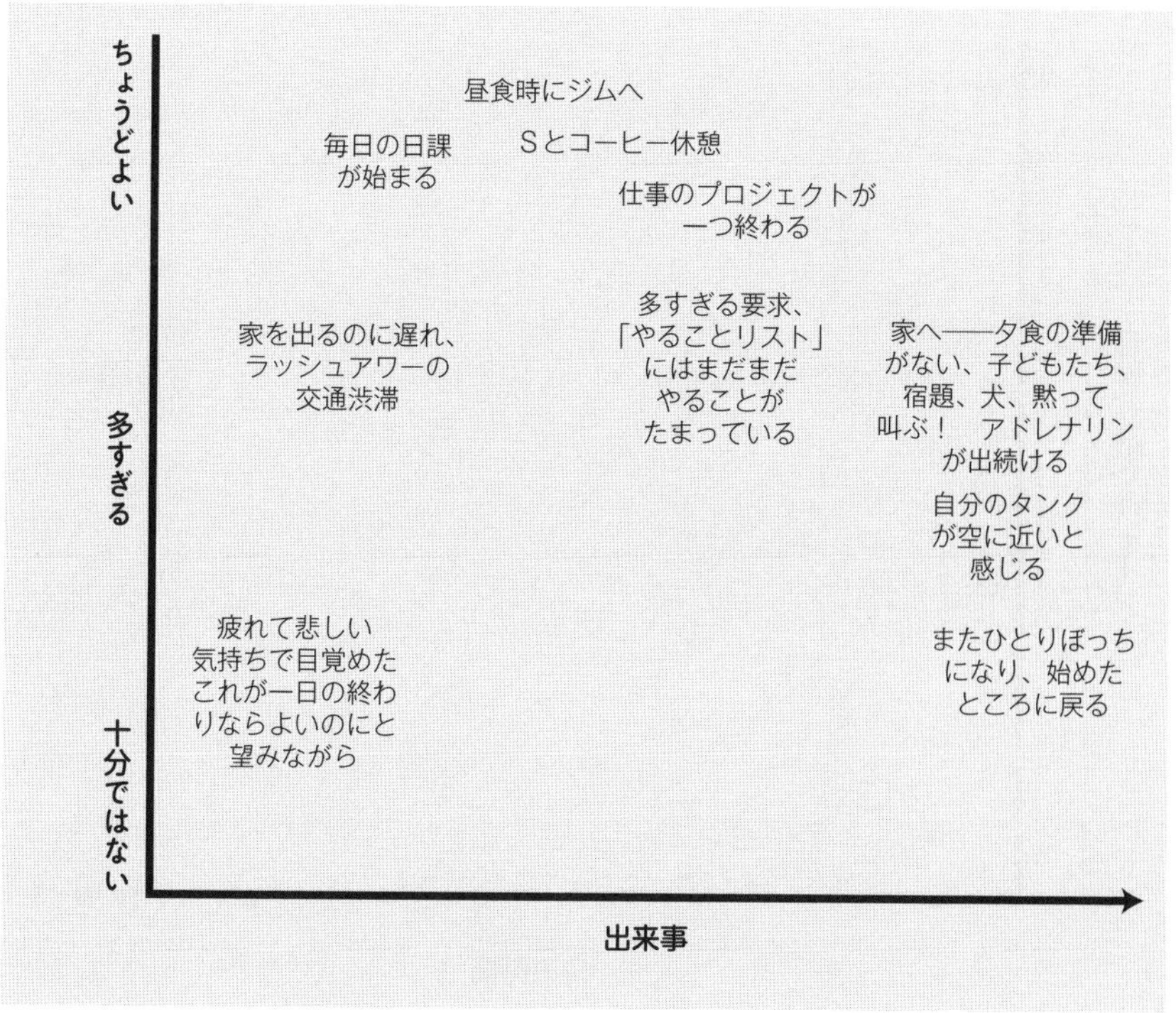

ゴルディロックスのグラフ　例

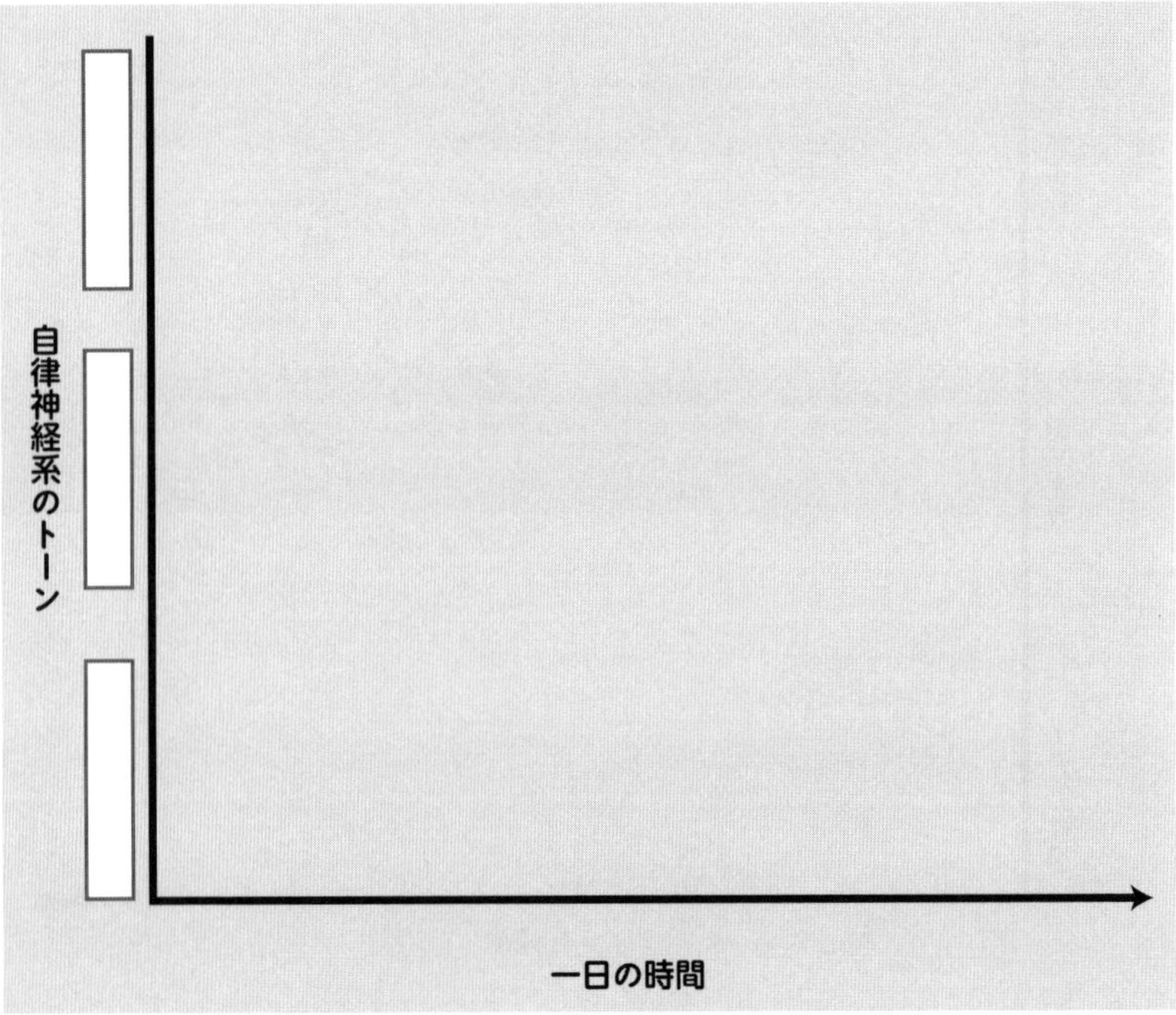

時間とトーンのグラフ

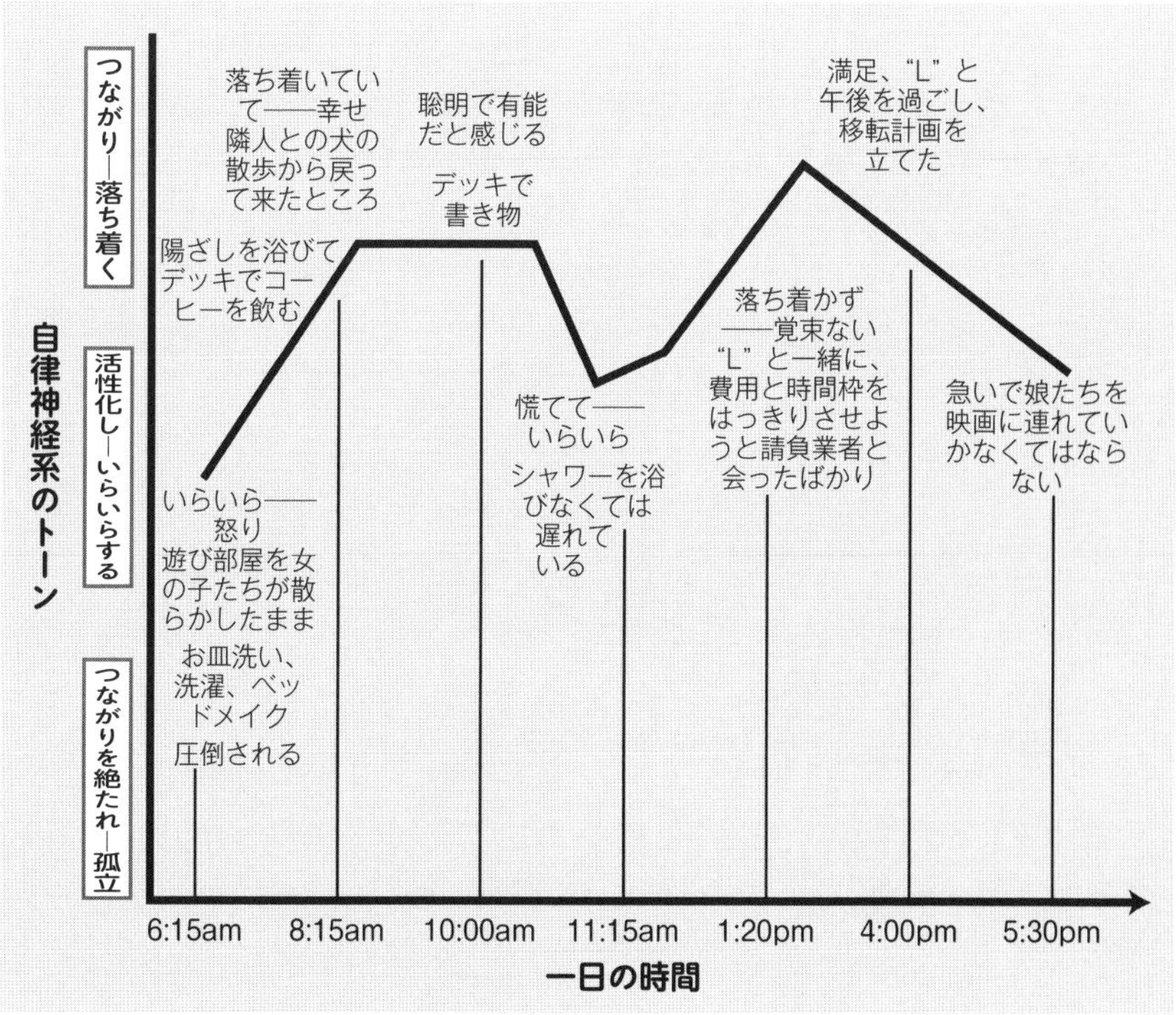

時間とトーンのグラフ　例

©Deb Dana. From Dana, D. (2018). *The polyvagal theory in therapy: Engaging the rhythm of regulation.* New York: W. W. Norton.

何が起きたか？
出来事の詳細と自律神経系の反応を含め、体験を簡単に記す。

「危険」の合図に気づき、名づける
環境の中の危険の合図は何か？　身体の中は？
「社会交流システム」を通して感じると？

「安全」の合図に気づき、名づける
環境の中の安全の合図は何か？　身体の中は？
「社会交流システム」を通して感じると？

合図シート　１ページ目

どうやって、危険の合図を**解決する？**（環境、身体、社会交流システム）

どうやって、安全の合図を**招き入れる？**（環境、身体、社会交流システム）

合図シート　2ページ目

何が起きたか？
出来事の詳細と自律神経系の反応を含め、体験を簡単に記す。

長く疎遠だった後、久しぶりにその人に会う。思いがけず出くわす。

身体内に微かな分離を感じた――解離が始まる感覚。
胸の重さ、息の浅さ、熱い感じに気づいた。

「危険」の合図に気づき、名づける
環境の中の危険の合図は何か？　身体の中は？
「社会交流システム」を通して感じると？

たくさんの記憶を持つ場所に戻った――そこでは、どこに行っても記憶を呼び覚ますものがある。
予想外にこの人物と会い、心の準備ができていなかった。

強烈な身体反応――解離する前に逃走。

彼女の目を見、声を聴くことが危険だと感じた。
彼女と同じ部屋にいることが怖いと感じた。

「安全」の合図に気づき、名づける
環境の中の安全の合図は何か？　身体の中は？
「社会交流システム」を通して感じると？

海の音を聴き、海を見ることは、いつも私を落ち着かせる。この場所は水に囲まれ、水は私を囲む。そのことに気づく必要がある。

いまや私は、解離の始まりを追跡し、そのプロセスを遮る技術を持っている。
身体を動かし続けることで、私は「今」にいられる。
呼吸は私を崩壊から遠ざけ続ける。

思い起こすと、周りに他の人々がいた――見ると安全を感じる顔があり、友達がしゃべったり笑ったりする安全な物音が聞こえる。

合図シート　１ページ目　例

どうやって、危険の合図を**解決する？**（環境、身体、社会交流システム）

最もトリガーになる場所から離れる。
動き続けられる場所にいる——いつも、出口の近く。
先に計画を立てる——予測し制限できるよう、接触を制御しようとする。

自分がはしごのどこにいて、使えるリソースは何かを知るために、瞬間的な自律神経系の反応を追跡する。

物理的に安全な距離を保つことで、解離することなく、つながりを絶つ。

呼吸に注意を払う。


自分ができること、言えることを実践する——信頼できる友人とそれを試す。

一緒にいて安全だと感じる他の人々がいることを確信する。


どうやって、安全の合図を**招き入れる？**（環境、身体、社会交流システム）

海の景色、音、匂いとつながり続ける。海がまわりにあるので、当たり前のことだと思っているが、海を積極的に感じるように意図すると「今·ここ」の自分を感じていられる。

海とつながるとき、感謝を感じ、自分は強いと感じる。

お守りとして、縞の入った海辺の石を持とう。

具体的な「原動力を上げる」計画を作る。それをメモしてポケットに入れて持ち歩く。


呼吸とつながることを思い出そう。呼吸は、私を調整する予測可能な方法になった。

何が安全で、いつ動き、いつつながるかを教えてくれる自分の自律神経系を信頼しよう。


親しい顔を見つけるために部屋を見回そう——このグループの中にいつも親切な目があることを、私は知っている。

微光を見つけ、それを味わう瞬間を持とう。

私の姉妹が、私のためにそこにいつもいることを、思い出そう——望むときはいつでも、彼らと話せる。

合図シート　2ページ目　例

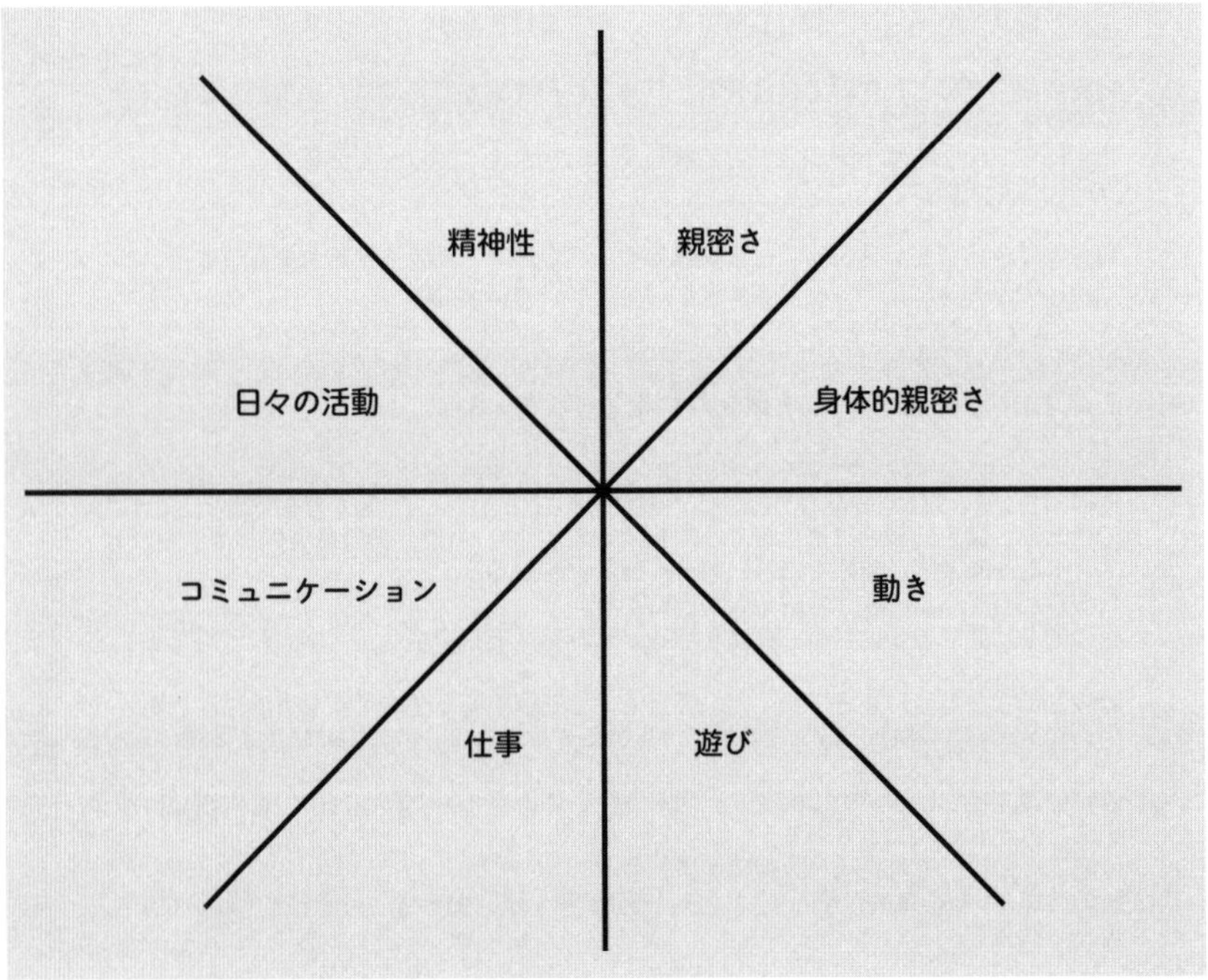

パターンとテンポ

©Deb Dana. From Dana, D. (2018). *The polyvagal theory in therapy: Engaging the rhythm of regulation.* New York: W. W. Norton.

スペクトラムの二つの端を特定します。その言葉を記載するために図の箱を使います。それから、二つの定義の間の「中間の」場所を徐々に動きます。新しく定義された場所のそれぞれについて、短い解説を書くために、スペクトラムの下の空間を使います

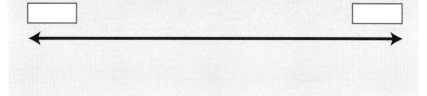

スペクトラム・エクササイズ

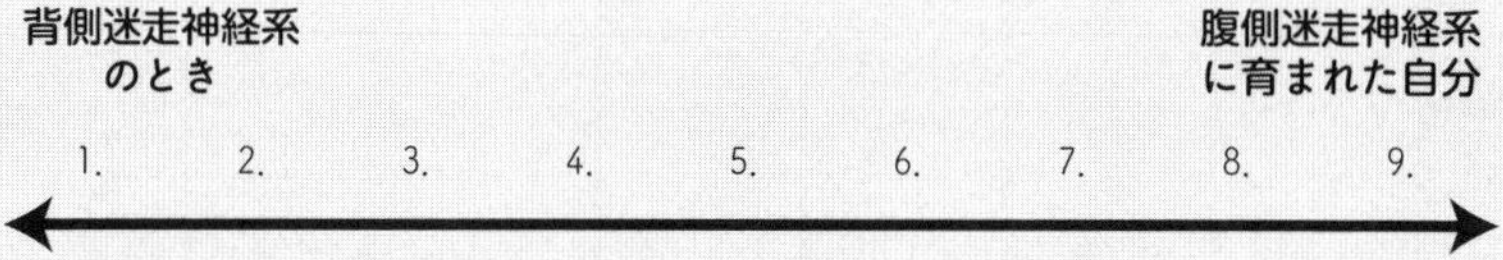

1. 枯渇、空虚
2. 混沌とした状態から、また次の混沌に移る。グルグル回って止められない！
3. 呼吸する。「私は今ここにいる」。私を「今・ここ」にいさせるために、ヴェーガル・ブレーキが解放される
4. 次の瞬間へと疾走する必要があって、混沌の中に戻る。交感神経系のチャージ！
5. また枯渇した感じ。やり残したことが多すぎる。見ることに圧倒される。背側迷走神経系へと戻り、潜る
6. スローダウンして呼吸する。ヴェーガル・ブレーキが解放されたので、いくつかの選択を見ることができる。腹側迷走神経系のエネルギーを感じる
7. 安全の合図を探す
8. 私が認め、調整するのを助けるための腹側迷走神経系のエネルギー。「何が問題？」と自分に尋ねる
9. 私を調整させ続ける光を感じる。腹側迷走神経系の育み

スペクトラム・エクササイズ　例

	同調	身体・動き	物	社会的・相互作用的	想像的・〜ごっこ	物語・ナラティブ	創造的・空想
現在							
過去							

あそびのパターン：それぞれの分類で、あなたのあそんできた方法の一覧表を作ります。過去のあそび体験と現在のあそび体験を特定します。

あそびのパターン

	同調	身体・動き	物	社会的・相互作用的	想像的・～ごっこ	物語・ナラティブ	創造的・空想
現在	親しい友達を見つけるのが困難 また置き去りにされる恐怖	ヨガ――逆立ちポーズ、なぜなら、逆さまになるのが大好きだから…… ダイビングで感じた喜びと自由を思い出させる	子ども時代の毛布（たくさんの思い出） 特別な人々と共に、特別な場所で見つけた、三つの石でできたネックレス 私は決してはずさない それなしでは喪失を感じるだろう	ヨットクラブの一員になる	物事があまりに難しくなると、違う結末を想像するのが好きだ どんなふうに感じるか知るために、誰かになった振りをするのは楽しい	面白いプライベートな話をしてみて相手の反応を確かめる 困ったときに一緒に笑うことができる友達が必要だ	風変わりな場所へ旅行する ここから遠く離れた場所で暮し働くことについて考える 抜け出すために未だに空想を使う
過去	5年生まで最高の友達を持っていた……それから彼女は新しい友達を見つけた	ローラースケート 泳ぐこととダイビング 一日中プールにいるのが好きだった	“フィジー”という人形 名付け親が私に作った毛布	友達と近所に出かけた 家を出て家族から離れた 友達の家に行き、午後の間「普通の」家族の一員になった	“オー夫人”という想像上の友達 彼女は安全で頼もしかった	私は物語の中に住んでいた 私自身や家族の面白い話をして、人々がそれ以上家庭内に注意を向けないようにした	世界中を旅する有名なアスリートになることを夢見た 私の空想はいつも、家族と家から逃げることを含んでいた

あそびのパターン：それぞれの分類で、あなたのあそんできた方法の一覧表を作ります。過去のあそび体験と現在のあそび体験を特定します。

あそびのパターン　例

あそびのパーソナル・プロフィール

同調	
身体・動き	
物	
社会的・相互作用的	
想像的・～ごっこ	
物語・ナラティブ	
創造的・空想	

あなたの「あそびの規則」は何ですか？　それぞれの分類で、どんな危険の合図があそびをシャットダウンするか、どんな安全の合図があそび体験を安全にサポートするか、どんな信念がそれぞれの分類に関係しているか、を特定します。

あそびのパーソナル・プロフィール

あそびのパーソナル・プロフィール

同調	**危険**：予期しない人、混乱する合図、うるさい空間、予想外の不調和 **信念**：この人は私には大変すぎる、強烈過ぎる **安全**：ユーモアを共有する、耳を傾ける人 **信念**：私は面白いことが好きで、この関係性にそれを持ち込める
身体・動き	**危険**：私の身体と同調しない、私の限界を無視する、苦痛を感じる **信念**：私は統制がとれていない **安全**：流れを感じる、自覚的ではない、他の人と同調して動く **信念**：私は、自分の身体の動き方を信じることができる
物	**危険**：あそぶときに使う好きな物を失うことが心配 **信念**：物事を整理できない **安全**：私を微笑ませる、取って置ける物、特別な思い出が加わった物 **信念**：楽しむために特別な物は必要ない。それを持っているのは好きだが、なくても OK だ
社会的・相互作用的	**危険**：疲れを感じる、ためらっている、リラックスできない、人が多すぎる、部屋の中で起こっている出来事が多すぎる **信念**：これ以上どうしたらよいかわからない、楽しみ方を忘れた **安全**：楽しい人に囲まれている、気楽／陽気に感じる **信念**：私は、私と一緒にいる人々に楽しさをもたらす 私はあそびを始め、加わるよう他の人々を誘える

あそびのパーソナル・プロフィール　例　1ページ目

想像的・～ごっこ	**危険**：疲れを感じる、不安だ、リラックスして陽気になれない、頭の固い人々 **信念**：これ以上どうしたらよいかわからない **安全**：陽気な感じ、陽気な人々 **信念**：何でも可能だ
物語・ナラティブ	**危険**：私の物語は作り物で本物ではないと感じる 陰気でいつも深刻な人々 **信念**：私はあなたに何かをさせるためや、自分がしたことの責任を取らないようにするための話をしている **安全**：拡がる感じ、創造的、自分自身を笑うことができる人々に囲まれている **信念**：私は、他の人たちに微笑みをもたらすようなよい物語の語り方を知っている
創造的・空想	**危険**：自分はほかの人と比べて、退屈でやる気がないと感じる 想像力がない人々に囲まれている **信念**：私は、夢をかなえることなどは決してできないだろう だったらそんな夢は見ないほうがいい **安全**：夢を見る、一緒に夢見る誰かがいる **信念**：何でも可能だ

あなたの「あそびの規則」は何ですか？　それぞれの分類で、どんな危険の合図があそびをシャットダウンするか、どんな安全の合図があそび体験を安全にサポートするか、どんな信念がそれぞれの分類に関係しているか、を特定します。

あそびのパーソナル・プロフィール　例　2ページ目

索引

あ

か

さ

た

な

は

ま

や

ら

わ

欧文

参考文献

Algoe, S. B., & Haidt, J. (2009). Witnessing excellence in action: The "otherpraising" emotions of elevation, gratitude, and admiration. *Journal of Positive Psychology*, 4(2), 105–127. doi:10.1080/17439760802650519

Al horr, Y., Arif, M., Katafygiotou, M., Mazroei, A., Kaushik, A., & Elsarrag, E. (2016). Impact of indoor environmental quality on occupant well- being and comfort: A review of the literature. *International Journal of Sustainable Built Environment*, 5(1), 1–11. https://doi.org/10.1016/j.ijsbe.2016.03.006

Anthwal, N., Joshi, L., & Tucker, A. (2013). Evolution of the mammalian middle ear and jaw: Adaptations and novel structures. *Journal of Anatomy*, 222(1), 147–160. doi:10.1111/j.1469-7580.2012.01526.x

Apicella, F., Chericoni, N., Costanzo, V., Baldini, S., Billeci, L., Cohen, D., & Muratori, F. (2013). Reciprocity in interaction: A window on the first year of life in autism. *Autism Research and Treatment, 2013*, 705895. doi:10.1155/2013/705895

Beetz, A., Uvnas- Moberg, K., Julius, H., & Kotrschal, K. (2012). Psychosocial and psychophysiological effects of human- animal interactions: The possible role of oxytocin. *Frontiers in Psychology*, 3, 234. http://doi.org/10.3389/fpsyg.2012.00234

Belyk, M., & Brown, S. (2016). Pitch underlies activation of the vocal system during affective vocalization. *Social Cognitive and Affective Neuroscience*, 11(7), 1078–1088. doi:10.1093/scan/nsv074

Berger, J. (2016, July 7). The goldilocks theory of product success. *Harvard Business Review*. Retrieved from https://hbr.org/2016/07/the-goldilocks-theory-of-product-success

Bezemer, J., & Kress, G. (2014). Touch: A resource for meaning making. *Australian Journal of Language and Literacy*, 37(2), 77–85.

Blaut, J., Stea, D., Spencer, C., & Blades, M. (2003). Mapping as a cultural and cognitive universal. *Annals of the Association of American Geographers*, 93(1), 165–185.

Bloch- Atefi, A., & Smith, J. (2014). *The effectiveness of body-oriented psychotherapy: A review of the literature*. Melbourne, Australia: PACFA.

Bolwerk, A., Mack-Andrick, J., Lang, F. R., Dorfler, A., & Maihofner, C. (2014). How art changes your brain: Differential effects of visual art production and cognitive art evaluation on functional brain connectivity. *PLOS ONE*, 9(7), e101035. doi:10.1371/journal.pone.0101035

Brown, R. P., & Gerbarg, P. L. (2005). Sudarshan kriya yogic breathing in the treatment of stress, anxiety, and depression: Part I— neurophysiologic model. *Journal of Alternative and Complementary Medicine*, 11(1), 189–201. doi:10.1089/acm.2005.11.189

Brown, S., & Vaughn, C. (2009). *Play: How it shapes the brain, opens the imagination, and shapes the soul.* New York, NY: Penguin Books. [スチュアート・ブラウン，クリストファー・ヴォーン（2013）『遊びスイッチ、オン！——脳を活性化させ、そうぞう力を育む「遊び」の効果』足立理英子他訳、バベルプレス]

Brown, D. K., Barton, J. L., & Gladwell, V. F. (2013). Viewing nature scenes positively affects recovery of autonomic function following acute- mental stress. *Environmental Science & Technology*, 47(11). doi:10.1021/es305019p

Bryant, F. B., Chadwick, E. D., & Kluwe, K. (2011). Understanding the processes that regulate positive emotional experience: Unsolved problems and future directions for theory and research on savoring. *International Journal of Wellbeing*, 1(1), 107–126. doi:10.5502/ijw.v1i1.18

Cacioppo, J. (2011, January 25). Psychologist John Cacioppo explains why loneliness is bad for your health. Retrieved from http://www.igsb.org/news/psychologist-john-cacioppo-explains-why-loneliness-isbad-for-your-health

Cacioppo, J. T., & Cacioppo, S. (2014). Social relationships and health: The toxic effects of perceived social isolation. *Social and Personality Psychology Compass*, 8(2), 58–72. http://doi.org/10.1111/spc3.12087

Carlson, K., & Shu, S. (2007). The rule of three: How the third event signals the emergence of a streak. *Organizational Behavior and Human Decision Processes*, 104(1), 113–121. https://doi.org/10.1016/j.obhdp.2007.03.004 doi:10.1111/eci.12256

Chanda, M. L., & Levitin, D. J. (2013). The neurochemistry of music. *Trends in Cognitive Sciences*, 17(4), 179–193. doi:10.1016/j.tics.2013.02.007

Charite–Universitatsmedizin Berlin. (2011, May 16). How a person remembers a touch. *ScienceDaily*. Retrieved from http://www.sciencedaily.com/releases/2011/05/110510101048.htm

Chelnokova, O., Laeng, B., Loseth, G., Eikemo, M., Willoch, F., & Leknes, S. (2016). The μ-opioid system promotes visual attention to faces and eyes. *Social Cognitive and Affective Neuroscience*, 11(12), 1902–1909. http://doi.org/10.1093/scan/nsw116

Chinagudi, S., Badami, S., Herur, A., Patil, S., Shashikala, G. V., & Annkad, R. (2014). Immediate effect of short duration of slow deep breathing on heart rate variability in healthy adults. *National Journal of Physiology, Pharmacy, & Pharmacology*, 4(3), 233–235. doi:10.5455/njppp.2014.4.060520141

Copland, A. (1998). *What to listen for in music.* New York, NY: McGraw-Hill. [アーロン・コープランド（1965）『作曲家から聴衆へ——音楽入門』塚谷晃弘訳、音楽之友社（原書初版に基づく邦訳）]

Craig, A. D. (2009a). How do you feel— now? The anterior insula and human awareness. *Nature Reviews Neuroscience*, 10, 59–70. doi:10.1038/nrn2555

Craig, A. D. (2009b). Emotional moments across time: A possible neural basis for time perception in the anterior insula. *Philosophical Transactions of the Royal Society B: Biological Sciences*, 364(1525), 1933–1942. http://doi.org/10.1098/rstb.2009.0008

Damasio, A. (2005). *Descartes' error: Emotion, reason and the human brain*. New York, NY: Penguin Books. [アントニオ・R・ダマシオ (2010)『デカルトの誤り——情動、理性、人間の脳』田中三彦訳、筑摩書房]

Delong, T. J. (2011). The comparing trap. *Harvard Business Review*. Retrieved from https://hbr.org/2011/06/the-comparing- trap.html

Denworth, L. (2015, July 1). The secret social power of touch. *Scientific American Mind*. Retrieved from https://www.scientificamerican.com/article/touch-s-social-significance-could-be-explained-by-uniquenerve-fibers/

Devereaux, C. (2017). An interview with Dr. Stephen W. Porges. *American Journal of Dance Therapy*, 39(27). doi:10.1007/s10465-017-9252-6

Diego, M., & Field, T. (2009). Moderate pressure massage elicits a parasympathetic nervous system response. *International Journal of Neuroscience*, 119(5), 630–638. doi:10.1080/00207450802329605

Doidge, N. (2015). *The brain's way of healing*. New York, NY: Penguin Books. [ノーマン・ドイジ (2016)『脳はいかに治癒をもたらすか——神経可塑性研究の最前線』高橋洋訳、紀伊國屋書店]

Dolcos, S., Sung, K., Argo, J. J., Flor-Henry, S., & Dolcos, F. (2012). The power of a handshake: Neural correlates of evaluative judgments in observed social interactions. *Journal of Cognitive Neuroscience*, 24(12), 2292–2305. doi:10.1162/jocn_a_00295

Domes, G., Steiner, A., Porges, S. W., & Heinrichs, M. (2012). Oxytocin differentially modulates eye gaze to naturalistic social signals of happiness and anger. *Psychoneuroendocrinology*, 38(7). doi:10.1016/j.psyneuen.2012.10.002

Dutton, D. (2010, February). A Darwinian theory of beauty [Video file]. Retrieved from https://www.ted.com/talks/denis_dutton_a_darwinian_theory_of_beauty?language=en

Eisenberger, N. I. (2012). The neural bases of social pain: Evidence for shared representations with physical pain. *Psychosomatic Medicine*, 74(2), 126–135. http://doi.org/10.1097/PSY.0b013e3182464dd1

Eisenberger, N. I., Lieberman, M. D., & Williams, K. D. (2003). Does rejection hurt? An fMRI study of social exclusion. *Science*, 302(5643), 290–292. doi:10.1126/science.1089134

Ewert, A., Klaunig, J., Wang, Z., & Chang, Y. (2016). Reducing levels of stress through natural environments: Take a park; not a pill. *International Journal of Health, Wellness, and Society*, 6(1). doi:10.18848/2156–8960/CGP/v06i01/35–43

Feldman, R., Singer, M., & Zagoory, O. (2010). Touch attenuates infants' physiological reactivity to stress. *Developmental Science*, 13(2), 271–278. doi:10.1111/j.1467-7687.2009.00890.x

Festinger, L. (1954). A theory of social comparison processes. *Human Relations*, 7, 117–140.

Field, T. (2014). *Touch*. Cambridge, MA: MIT Press. [ティファニー・フィールド (2008)『タッチ=Touch』佐久間徹訳、二瓶社]

Filippi, P. (2016). Emotional and interactional prosody across animal communication systems: A comparative approach to the emergence of language. *Frontiers in Psychology*, 7, 1393. http://doi.org/10.3389/fpsyg.2016.01393

Fiske, S. T. (2010). Envy up, scorn down: How comparison divides us. *American Psychologist*, 65(8), 10.1037/0003–066X.65.8.698. http://doi.org/10.1037/0003-066X.65.8.698

Fiske, S. T., Cuddy, A. J. C., & Glick, P. (2007). Universal dimensions of social cognition: Warmth and competence. *Trends in Cognitive Sciences*, 11(2), 77–83. https://doi.org/10.1016/j.tics.2006.11.005

Fosha, D. (2001). The dyadic regulation of affect. *Journal of Clinical Psychology/In Session*, 57(2), 227–42. doi:10.1002/1097-4679(200102)57:23.0.CO;2-1

Fuchs, T., & Koch, S. C. (2014). Embodied affectivity: On moving and being moved. *Frontiers in Psychology*, 5, 508. http://doi.org/10.3389/fpsyg.2014.00508

Gallace, A., & Spence, C. (2010). The science of interpersonal touch: An overview. *Neuroscience & Biobehavioral Reviews*, 34(2), 246–259. https://doi.org/10.1016/j.neubiorev.2008.10.004

Garland, E., Gaylord, S., & Park, J. (2009). The role of mindfulness in positive reappraisal. *Explore (New York, N.Y.)*, 5(1), 37–44. http://doi.org/10.1016/j.explore.2008.10.001

Geller, S. M., & Porges, S. W. (2014). Therapeutic presence: Neurophysiological mechanisms mediating feeling safe in therapeutic relationships. *Journal of Psychotherapy Integration*, 24(3), 178–192. http://dx.doi.org/10.1037/a0037511

Gerbarg, P. L., & Brown, R. P. (2016, November 30). Neurobiology and neurophysiology of breath practices in psychiatric care. *Psychiatric Times*. Retrieved from http://www.psychiatrictimes.com/specialreports/neurobiology-and-neurophysiology-breath-practices-psychiatric-care

Golembiewski, J. (2017). Architecture, the urban environment and severe psychosis: Aetiology. *Journal of Urban Design and Mental Health*, 2(1). Retrieved from http://www.urbandesignmentalhealth.com/journal2-psychosis.html

Graham, L. T., Gosling, S. D., & Travis, C. K. (2015). The psychology of home environments: A call for research on residential space. *Perspectives on Psychological Science*, 10(3), 346–356. doi:10.1177/1745691615576761

Grinde, B., & Patil, G. G. (2009). Biophilia: Does visual contact with nature impact on health and well-being? *International Journal of Environmental Research and Public Health*,

2009(6), 2332–2343. doi:10.3390/ijerph6092332

Haidt, J. (2000). The positive emotion of elevation. *Prevention and Treatment*, 3(3). doi:10.1037/1522-3736.3.1.33c

Hall, S. E., Schubert, E., & Wilson, S. J. (2016). The role of trait and state absorption in the enjoyment of music. *PLOS ONE*, 11(11), e0164029. http://doi.org/10.1371/journal.pone.0164029

Hanson, Rick. (2009). *Buddha's brain: The practical neuroscience of happiness, love, & wisdom*. Oakland, CA: New Harbinger. [リック・ハンソン，リチャード・メンディウス (2011)『ブッダの脳——心と脳を変え人生を変える実践的瞑想の科学』菅靖彦訳、草思社]

Hawkley, L., & Cacioppo, J. (2010). Loneliness matters: A theoretical and empirical review of consequences and mechanisms. *Annals of Behavioral Medicine*, 40(2), 218–227. doi:10.1007/s12160-010-9210-8

Hyde, M. (2013, July 5). The revolution is over: The rude phone users have won. *Guardian*. Retrieved from https://www.theguardian.com/commentisfree/2013/jul/05/revolutio in-rude-mobile-phone-users-won

Inagaki, T.K., & Eisenberger, N. I. (2013). Shared neural mechanisms underlying social warmth and physical warmth. *Psychological Science*, 24(11), 2272–2280. doi:10.1177/0956797613492773

Ijzerman, H., Gallucci, M., Pouw, W. T., Weisgerber, S. C., Van Doesum, N. J., & Williams, K. D. (2012). Cold-blooded loneliness: Social exclusion leads to lower skin temperatures. *Acta Psychologica*, 140(3), 283–238. doi:10.1016/j.actpsy.2012.05.002

Jamieson, J., Mendes, W., & Nock, M. (2012). Improving acute stress responses: The power of reappraisal. Current Directions in Psychological Science, 22(1), 51–56. doi:10.1177/0963721412461500

Jerath, R., Crawford, M. W., Barnes, V. A., & Harden, K. (2015). Selfregulation of breathing as a primary treatment for anxiety. *Applied Psychophysiology and Biofeedback*, 40(2), 107–115. doi:10.1007/s10484-015-9279-8

Jordan, A. H., Monin, B., Dweck, C. S., Lovett, B. J., John, O. P., & Gross, J. J. (2011). Misery has more company than people think: Underestimating the prevalence of others' negative emotions. *Personality & Social Psychology Bulletin*, 37(1), 120–135. http://doi.org/10.1177/0146167210390822

Jose, P. E., Lim, B. T., & Bryant, F. B. (2012). Does savoring increase happiness? A daily diary study. *Journal of Positive Psychology*, 7(3), 176–187. http://dx.doi.org/10.1080/17439760.2012.671345

Kahn, P. H., Severson, R. L., & Ruckert, J. H. (2009). The human relation with nature and technological nature. *Current Directions in Psychological Science*, 18(1). doi:10.1111/j.1467-8721.2009.01602.x

Kalyani, B. G., Venkatasubramanian, G., Arasappa, R., Rao, N. P., Kalmady, S. V., Behere, R. V., . . . Gangadhar, B. N. (2011). Neurohemodynamic correlates of "OM" chanting: A pilot functional magnetic resonance imaging study. *International Journal of Yoga*, 4(1), 3–6. http://doi.org/10.4103/0973-6131.78171

Kashdan, T. B., Sherman, R. A., Yarbro, J., & Funder, D. C. (2013). How are curious people viewed and how do they behave in social situations? From the perspectives of self, friends, parents, and unacquainted observers. *Journal of Personality*, 81(2), 142–154. http://doi.org/10.1111/j.1467-6494.2012.00796.x

Keltner, D. (2012, July 31). The compassionate species. Retrieved from http://greatergood.berkeley.edu/article/item/the_compassionate_species

Keltner, D. (2016, May 10). Why do we feel awe? Retrieved from http://greatergood.berkeley.edu/article/item/why_do_we_feel_awe

Keltner, D., & Haidt, J. (2003). Approaching awe, a moral, spiritual, and aesthetic emotion. *Cognition and Emotion*, 17(2), 297–314. doi:10.1080/02699930302297

Kidd, C., Piantadosi, S. T., & Aslin, R. N. (2012). The Goldilocks effect: Human infants allocate attention to visual sequences that are neither too simple nor too complex. *PLOS ONE*, 7(5), e36399. http://doi.org/10.1371/journal.pone.0036399

Kidd, C., Piantadosi, S. T., & Aslin, R. N. (2014). The Goldilocks effect in infant auditory attention. *Child Development*, 85(5), 1795–1804. http://doi.org/10.1111/cdev.12263

Klarer, M., Arnold, M., Gunther, L., Winter, C., Langhans, W., & Meyer, U. (2014). Gut vagal afferents differentially modulate innate anxiety and learned fear. *Journal of Neuroscience*, 34(21), 7067–7076. doi:10.1523/JNEUROSCI.0252-14.2014

Kogan, A., Oveis, C., Carr, E. W., Gruber, J., Mauss, I. B., Shallcross, A., . . . Keltner, D. (2014). Vagal activity is quadratically related to prosocial traits, prosocial emotions, and observer perceptions of prosociality. *Journal of Personality and Social Psychology*, 107(6), 1051–1106. doi:10.1037/a0037509

Kok, B. E., & Fredrickson, B. L. (2010). Upward spirals of the heart: Autonomic flexibility, as indexed by vagal tone, reciprocally and prospectively predicts positive emotions and social connectedness. *Biological Psychology*, 85(3), 432–436. doi:10.1016/j.biopsycho.2010.09.005

Kok, B. E., Coffey, K. A., Cohn, M. A., Catalino, L. I., Vacharkulksemsuk, T., Algoe, S. B., . . . Fredrickson, B. L. (2013). How positive emotions build physical health: Perceived positive social connections account for the upward spiral between positive emotions and vagal tone. *Psychological Science*, 24(7), 1123–1132. doi:10.1177/0956797612470827

Krcmarova, J. (2009). E. O. Wilson's concept of biophilia and the environmental movement in the USA. *Klaudyan: Internet Journal of Historical Geography and Environmental History*. Retrieved from http://www.klaudyan.cz/dwnl/200901/01_Krcmarova_pdf.pdf

Levine, P. (2010). *In an unspoken voice: How the body releases trauma and restores goodness*. Berkeley, CA: North Atlantic Books. [ピーター・A・ラヴィーン (2016)『身体に閉じ込

められたトラウマ——ソマティック・エクスペリエンシングによる最新のトラウマ・ケア』池島良子他訳、星和書店]

Levitin, D. (2016, February 16). Our brains are programmed for music—but is solitary listening keeping us from some of its benefits? *Billboard.* Retrieved from http://www.billboard.com/articles/news/6867464/neuroscientist-daniel-levitin-sonos-listening-study-qa

Li, P., Janczewski, W. A., Yackle, K., Kam, K., Pagliardini, S., Krasnow, M. A., & Feldman, J. L. (2016). The peptidergic control circuit for sighing. *Nature,* 530(7590), 293–297. doi:10.1038/nature16964

Mason, H., Vandoni, M., deBarbieri, G., Codrons, E., Ugargol, V., & Bernardi, L. (2013). Cardiovascular and respiratory effect of yogic slow breathing in the yoga beginner: What is the best approach? *Evidence-Based Complementary and Alternative Medicine,* 2013, 743504. http://dx.doi.org/10.1155/2013/743504

Master, A., Markman, E. M., & Dweck, C. S. (2012). Thinking in categories or along a continuum: Consequences for children's social judgments. *Child Development,* 83(4), 1145–1163. doi:10.1111/j.1467-8624.2012.01774.x

McGarry, L. M. & Russo, F. A. (2011). Mirroring in dance/movement therapy: Potential mechanisms behind empathy enhancement. *Arts in Psychotherapy,* 38(3), 178–184. https://doi.org/10.1016/j.aip.2011.04.005

McRae, A. (2009). The continuing evolution of touch in psychotherapy. *USA Body Therapy Journal,* 8(2), 40–46.

Mehling, W. E., Wrubel, J., Daubenmier, J. J., Price, C. J., Kerr, C. E., Silow, T., . . . Stewart, A. L. (2011). Body awareness: A phenomenological inquiry into the common ground of mind body therapies. *Philosophy, Ethics, and Humanities in Medicine: PEHM,* 6, 6. http://doi.org/10.1186/1747-5341-6-6

Mehta, N. (2011). Mind-body dualism: A critique from a health perspective. *Mens Sana Monographs,* 9(1), 202–209. http://doi.org/10.4103/0973-1229.77436

Milteer, R. M., & Ginsberg, K. R. (2012). The importance of play in promoting healthy child development and maintaining strong parent-child bonds: Focus on children in poverty. *Pediatrics,* 129(1). doi:10.1542/peds.2011-2953

Nichols, W. J., & Cousteau, C. (2014). *Blue mind: The surprising science that shows how being near, in, or under water can make you happier, healthier, more connected, and better at what you do.* New York, NY:Little, Brown.

Nisbet, E., Zelenski, J., & Murphy, S. (2011). Happiness is in our nature: Exploring nature relatedness as a contributor to subjective wellbeing. *Journal of Happiness Studies,* 12(2): 303–322. doi 10.1007/s10902-010-9197-7

Norris, C. J., Larsen, J. T., Crawford, L. E., & Cacioppo, J. T. (2011). Better (or worse) for some than others: Individual differences in the positivity offset and negativity bias. *Journal of Research in Personality,* 45(1), 100–111. https://doi.org/10.1016/j.jrp.2010.12.001

Ogden, P. & Fisher, J. (2015). *Sensorimotor psychotherapy: Interventions for trauma and attachment.* New York, NY: Norton. ［パット・オグデン，ケクニ・ミントン，クレア・ペイン（2012）『トラウマと身体――センサリーモーター・サイコセラピー（SP）の理論と実践：マインドフルネスにもとづくトラウマセラピー』日本ハコミ研究所訳、星和書店］

Owen, N., Sparling, P. B., Healy, G. N., Dunstan, D. W., & Matthews, C. E. (2010). Sedentary behavior: Emerging evidence for a new health risk. *Mayo Clinic Proceedings*, 85(12), 1138–1141. http://doi.org/10.4065/mcp.2010.0444

Panksepp, J., & Biven, L. (2012). *The archaeology of mind: Neuroevolutionary origins of human emotion.* New York, NY: Norton.

Papathanassoglou, E. D., & Mpouzika, M. D. (2012). Interpersonal touch: Physiological effects in critical care. *Biological Research for Nursing*, 14(4), 4310443. doi:10.1177/1099800412451312

Park, G., & Thayer, J. (2014). From the heart to the mind: Cardiac vagal tone modulates top-down and bottom-up visual perception and attention to emotional stimuli. *Frontiers in Psychology*, 5, 278. https://doi.org/10.3389/fpsyg.2014.00278

Payne, P., Levine, P. A., & Crane-Godreau, M. A. (2015). Somatic experiencing: Using interoception and proprioception as core elements of trauma therapy. *Frontiers in Psychology*, 6, 93. http://doi.org/10.3389/fpsyg.2015.00093

Piff, P. K., Dietze, P., Feinberg, M., Stancato, D. M., & Keltner, D. (2015). Awe, the small self, and prosocial behavior. *Journal of Personality and Social Psychology*, 108(6), 883–899. doi:10.1037/pspi0000018

Piper, W. T., Saslow, L. R., & Saturn, S. R. (2015). Autonomic and prefrontal events during moral elevation. *Biological Psychology*, 108, 51–55. https://doi.org/10.1016/j.biopsycho.2015.03.004

Porges, S. W. (n.d.). The polyvagal theory for treating trauma [Webinar]. Retrieved from http://stephenporges.com/images/stephen%20porges%20interview%20nicabm.pdf

Porges, S. W. (1997). Emotion: An evolutionary by-product of the neural regulation of the autonomic nervous system. *Annals of the New York Academy of Sciences*, 807, 62–77. doi:10.1111/j.1749-6632.1997.tb51913.x

Porges, S. W. (2003). The polyvagal theory: Phylogenetic contributions to social behavior. *Physiology & Behavior*, 79, 503–513.

Porges, S. W. (2004, May). Neuroception: A subconscious system for detecting threats and safety. *Washington, DC: Zero to Three.*

Porges, S. W. (2006). How your nervous system sabotages your ability to relate (Ravi Dykema, Interviewer) [Transcript]. Retrieved from http://acusticusneurinom.dk/wp-content/uploads/2015/10/polyvagal_interview_porges.pdf

Porges, S. W. (2009a). The polyvagal theory: New insights into adaptive reactions of the auto-

nomic nervous system. *Cleveland Clinic Journal of Medicine*, 76(Suppl 2), S86–S90. http://doi.org/10.3949/ccjm.76.s2.17

Porges, S. W. (2009b). Reciprocal influences between body and brain in the perception and expression of affect: A polyvagal perspective. In D. Fosha, D. J. Siegel, & M. F. Solomon (Eds.), *The power of emotion: Affective neuroscience, development & clinical practice.* (pp. 27–54) New York, NY: Norton.

Porges, S. W. (2010). Music therapy and trauma: Insights from the polyvagal theory. In K. Stewart (Ed.), *Music therapy and trauma: Bridging theory and clinical practice.* (pp. 3–15) New York, NY: Satchnote Press.

Porges, S. W. (2011a). *The polyvagal theory: Neurophysiological foundations of emotions, attachment, communication, self-regulation.* New York, NY: Norton.

Porges, S. W. (2011b, November). Somatic perspectives on psychotherapy (S. Prengel, Interviewer) [Transcript]. Retrieved from http://stephenporges.com/images/somatic%20perspectives%20interview.pdf

Porges, S. W. (2012). Polyvagal theory: Why this changes everything [Webinar]. In NICABM Trauma Therapy Series. retrieved from: http://www.docucu-archive.com/view/f955e7b912128531339b01a319b1d936/Polyvagal-Theory%3A-Why-This-Changes-Everything.pdf

Porges, S. W. (2013). Beyond the brain: How the vagal system holds the secret to treating trauma [Webinar]. Retrieved from http://stephenporges.com/images/nicabm2.pdf

Porges, S. W. (2015a). Making the world safe for our children: Down-regulating defence and up-regulating social engagement to "optimise" the human experience. *Children Australia*, 40(2), 114–123. doi:10.1017/cha.2015.12

Porges, S. W. (2015b). Play as a neural exercise: Insights from the polyvagal theory. In D. Pearce-McCall (Ed.), *The power of play for mind brain health* (pp. 3–7). Retrieved from http://mindgains.org/

Porges, S. W. (2016, September). Mindfulness and co-regulation [Podcast]. Retrieved from http://activepause.com/porges-mindfulness-regulation/

Porges, S. W. (2017a). *The pocket guide to the polyvagal theory: The transformative power of feeling safe.* New York, NY: Norton. [ステファン・W・ポージェス (2018)『ポリヴェーガル理論入門——心身に変革をおこす「安全」と「絆」』花丘ちぐさ訳、春秋社]

Porges, S. W. (2017b). Vagal pathways: Portals to compassion. In E. M. Seppala, E. Simon-Thomas, S. L. Brown, M. C. Worline, C. D. Cameron, & J. R. Doty (Eds.), *Oxford handbook of compassion science.* (pp. 189–202). New York, NY: Oxford University Press.

Porges S.W, & Carter C. S. (2011). Neurobiology and evolution: Mechanisms, mediators, and adaptive consequences of caregiving. In S. L. Brown, R. M. Brown, and L. A. Penner (Eds.) *Self interest and beyond: Toward a new understanding of human caregiving* (pp. 53–71). New York:Oxford University Press.

Porges, S. W., & Carter, C. S. (2017). Polyvagal theory and the social engagement system:

Neurophysiological bridge between connectedness and health. In P. L. Gerbarg, P. R. Muskin, & R. P. Brown (Eds.), *Complementary and integrative treatments in psychiatric practice.* (pp. 221–240). Arlington, VA: American Psychiatric Association Publishing.

Porges, S. W., & Furman, S. A. (2011). The early development of the autonomic nervous system provides a neural platform for social behaviour: A polyvagal perspective. *Infant and Child Development*, 20(1), 106–118. doi:10.1002/icd.688

Rim, S. Y., Hansen, J., & Trope, Y. (2013). What happens why? Psychological distance and focusing on causes versus consequences of events. *Journal of Personality and Social Psychology*, 104(3), 457–472. doi:10.1037/a0031024

Rudd, M., Vohs, K. D., & Aaker, J. (2012). Awe expands people's perception of time, alters decision making, and enhances well-being. *Psychological Science*, 23(10), 1130–1136. doi:10.1177/0956797612438731

Safran, J. D., Muran, J. C., Samstag, L. W., & Stevens, C. (2001). Repairing alliance ruptures. *Psychotherapy*, 38(4), 406–412. doi:10.1037/a0022140

Satpute, A. J., Nook, E. C., Narayanan, S., Shu, J., Weber, J., & Ochsner, K. (2016). Emotions in "black and white" or shades of gray? How we think about emotion shapes our perception and neural representation of emotion. *Psychological Science*, 27(11), 1428–1442 doi:10.1177/0956797616661555

Scott, M., Yeung, H. H., Gick, B., & Werker, J. F. (2013). Inner speech captures the perception of external speech. *Journal of the Acoustical Society of America*, 133(4), EL286–292. doi:10.1121/1.4794932

Schafer, T., Sedlmeier, P., Stadtler, C., & Huron, D. (2013). The psychological functions of music listening. *Frontiers in Psychology*, 4, 511. http://doi.org/10.3389/fpsyg.2013.00511

Schroder, M. (2003). Experimental study of affect bursts. *Speech Communication*, 40(1–2), 99–116. https://doi.org/10.1016/S0167-6393(02)00078-X

Schwarz, R. (2018). Energy psychology, polyvagal theory, and the treatment of trauma. In S.W. Porges & D. Dana (Eds.), *Clinical applications of the polyvagal theory: The emergence of polyvagal-informed therapies*. New York, NY: Norton.

Seppala, E., Rossomando, T., & Doty, J. (2013). Social connection and compassion: Important predictors of health and well-being. *Social Research*, 80(2), 411–430. doi:10.1353/sor.2013.0027

Shaltout, H. A., Tooze, J. A., Rosenberger, E., & Kemper, K. J. (2012). Time, touch, and compassion: Effects on autonomic nervous system and well-being. *Explore*, 8(3), 177–184. doi:10.1016/j.explore.2012.02.001

Shiota, M. N., Keltner, D., & Mossman, A. (2009). The nature of awe: Elicitors, appraisals, and effects on self-concept. *Cognition and Emotion*, 21(5). doi:10.1080/02699930600923668

Siegel, D. (2010). *Mindsight: The new science of personal transformation*. New York, NY: Bantam

Books. ［ダニエル・J・シーゲル（2013）『脳をみる心、心をみる脳：マインドサイトによる新しいサイコセラピー――自分を変える脳と心のサイエンス』山藤奈穂子，小島美夏訳、星和書店］

Simon-Thomas, E. R., Keltner, D. J., Sauter, D., Sinicropi-Yao, L., & Abramson, A. (2009). The voice conveys specific emotions: Evidence from vocal bursts. *Emotion*, 9(6), 838–846. doi:10.1037/a0017810

Slavich, G. M., & Cole, S. W. (2013). The emerging field of human social genomics. *Clinical Psychological Science*, 1(3), 331–348.

Speer, M. E., Bhanji, J. P., & Delgado, M. R. (2014). Savoring the past: Positive memories evoke value representations in the striatum. *Neuron*, 84(4), 847–856. doi:http://dx.doi.org/10.1016/j.neuron.2014.09.028

Stellar, J. E., Cohen, A., Oveis, C., & Keltner, D. (2015). Affective and physiological responses to the suffering of others: Compassion and vagal activity. *Journal of Personality and Social Psychology*, 108(4). doi:10.1037/pspi0000010

Stillman, T. F., Baumeister, R. F., Lambert, N. M., Crescioni, A. W., DeWall, C. N., & Fincham, F. D. (2009). Alone and without purpose: Life loses meaning following social exclusion. *Journal of Experimental Social Psychology*, 45(4), 686–694. http://doi.org/10.1016/j.jesp.2009.03.007

Sumner, T. (2016, April 30). Thinking outside the Goldilocks zone. *Science News*. retrieved from: https://www.sciencenews.org/article/how-aliencan-planet-be-and-still-support-life. doi:10.1017/S0954579416000456

Thomas, J., & McDonagh, D. (2013). Shared language: Towards more effective communication. *Australian Medical Journal*, 6(1), 46–54. http//dx.doi.org/10.4066/AMJ.2013.1596

Tronick, E. Z. (1989). Emotions and emotional communication in infants. *American Psychologist*, 44(2), 112–119.

Tronick, E., & Reck, C. (2009). Infants of depressed mothers. *Harvard Review of Psychiatry*, 17(2), 147–156. doi:10.1080/10673220902899714

Turkle, S. (2015). *Reclaiming the power of conversation: The power of talk in a digital age*. New York, NY: Penguin Press. ［シェリー・タークル（2017）『一緒にいてもスマホ――SNSとFTF』日暮雅通訳、青土社］

van der Kolk, B. (2014). *The body keeps the score: Brain, mind, and body in the healing of trauma*. New York, NY: Penguin Books. ［ベッセル・ヴァン・デア・コーク（2016）『身体はトラウマを記録する――脳・心・体のつながりと回復のための手法』柴田裕之訳、紀伊國屋書店］

Vickhoff, B., Malmgren, H., Astrom, R., Nyberg, G., Ekstrom, S.R., Engwall, M., . . . Jornsten, R. (2013). Music structure determines heart rate variability of singers. *Frontiers in Psychology*, 4, 334. http://doi.org/10.3389/fpsyg.2013.00334

Vlemincx, E., Van Diest, I., & Van der Bergh, O. (2012). A sigh following sustained attention

and mental stress: Effects on respiratory variability. *Physiology and Behavior*, 107(1), 1–6. https://doi.org/10.1016/j.physbeh.2012.05.013

Vlemincx, E., Taelman, J., Van Diest, I., & Van der Bergh, O. (2010). Take a deep breath: The relief effect of spontaneous and instructed sighs. *Physiology and Behavior*, 101(1), 67–73. https://doi.org/10.1016/j.physbeh.2010.04.015

Watson, N., Wells, T., & Cox, C. (1998). Rocking chair therapy for dementia patients: Its effect in psychosocial well-being and balance. *American Journal of Alzheimer's Disease*, 13, 296–308.

White, M., Smith, A., Humphryes, K., Pahl, S., Snelling, D., & Depledge, M. (2010). Blue space: The importance of water for preference, affect, and restorativeness ratings of natural and built scenes. *Journal of Environmental Psychology*, 30(4), 482–493. https://doi.org/10.1016/j.jenvp.2010.04.004

Williams, L. E., & Bargh, J. A. (2008). Experiencing physical warmth promotes interpersonal warmth. *Science*, 322(5901), 606–607. http://doi.org/10.1126/science.1162548

Williamson, J. B., Porges, E. C., Lamb, D. G., & Porges, S. W. (2015). Maladaptive autonomic regulation in PTSD accelerates physiological aging. *Frontiers in Psychology*, 5, 1571. http://doi.org/10.3389/fpsyg.2014.01571

Yerkes R. M., Dodson J. D. (1908). The relation of strength of stimulus to rapidity of habit-formation. *Journal of Comparative Neurology and Psychology*. 18: 459–482. doi:10.1002/cne.920180503

Yoto, A., Katsuura, T., Iwanaga, K., & Shimomura, Y. (2007). Effects of object color stimuli on human brain activities in perception and attention referred to EEG alpha band response. *Journal of Physiological Anthropology*, 26(3), 373–379. doi:10.2114/jpa2.26.373

■著者紹介
デブ・デイナ　*Deb DANA*
LCSW（認定臨床ソーシャルワーカー）
トラウマからの安全な回復をサポートする臨床家、コンサルタント。ポリヴェーガル理論に基づくトラウマ・サヴァイヴァーのためのセラピー「リズム・オブ・レギュレーション」の開発者で、世界各地で指導を行う。
著書にS・W・ポージェスとの共同編著となる“*Clinical Applications of the Polyvagal Theory: the Emergence of Polyvagal-Informed Therapies*”（Norton, 2018）などがある。

■訳者紹介
花丘ちぐさ　*Chigusa Theresa Hanaoka*
ソマティック・エクスペリエンシング・プラクティショナー（SEP）
早稲田大学教育学部国語国文学科卒業、米国ミシガン州立大学大学院人類学専攻修士課程修了、桜美林大学大学院国際人文社会科学専攻博士課程修了。博士（学術）。公認心理師。社団法人日本健康心理学会公認専門健康心理士。A級英語同時通訳者。
著書に『その生きづらさ、発達性トラウマ？』（春秋社）、『なぜ私は凍りついたのか』（共編著、春秋社）、訳書にS・W・ポージェス『ポリヴェーガル理論入門』、S・ローゼンバーグ『からだのためのポリヴェーガル理論』、P・A・ラヴィーン『トラウマと記憶』（以上、春秋社）、ケイン＆テレール『レジリエンスを育む』、F・G・アンダーソン他『内的家族システム療法スキルトレーニングマニュアル』、S・マコーネル『ソマティックIFSセラピー』（以上、共訳・岩崎学術出版社）がある。
「国際メンタルフィットネス研究所」代表　http://i-mental-fitness.co.jp/

THE POLYVAGAL THEORY IN THERAPY :
Engaging the Rhythm of Regulation
by Deb Dana

セラピーのためのポリヴェーガル理論

調整のリズムとあそぶ

2021年 1 月24日　第 1 刷発行
2022年 6 月30日　第 3 刷発行

著者――――デブ・デイナ
訳者――――花丘ちぐさ
発行者――――神田　明
発行所――――株式会社 **春秋社**
〒101-0021東京都千代田区外神田2-18-6
電話03-3255-9611
振替00180-6-24861
https://www.shunjusha.co.jp/
印刷所――――株式会社 太平印刷社
製本所――――ナショナル製本協同組合
装丁――――鎌内　文

ISBN978-4-393-36561-8　C0011
定価はカバー等に表示してあります